写真でわかる看護技術

日常ケア場面でのポジショニング

編著 田中マキ子

オールカラー

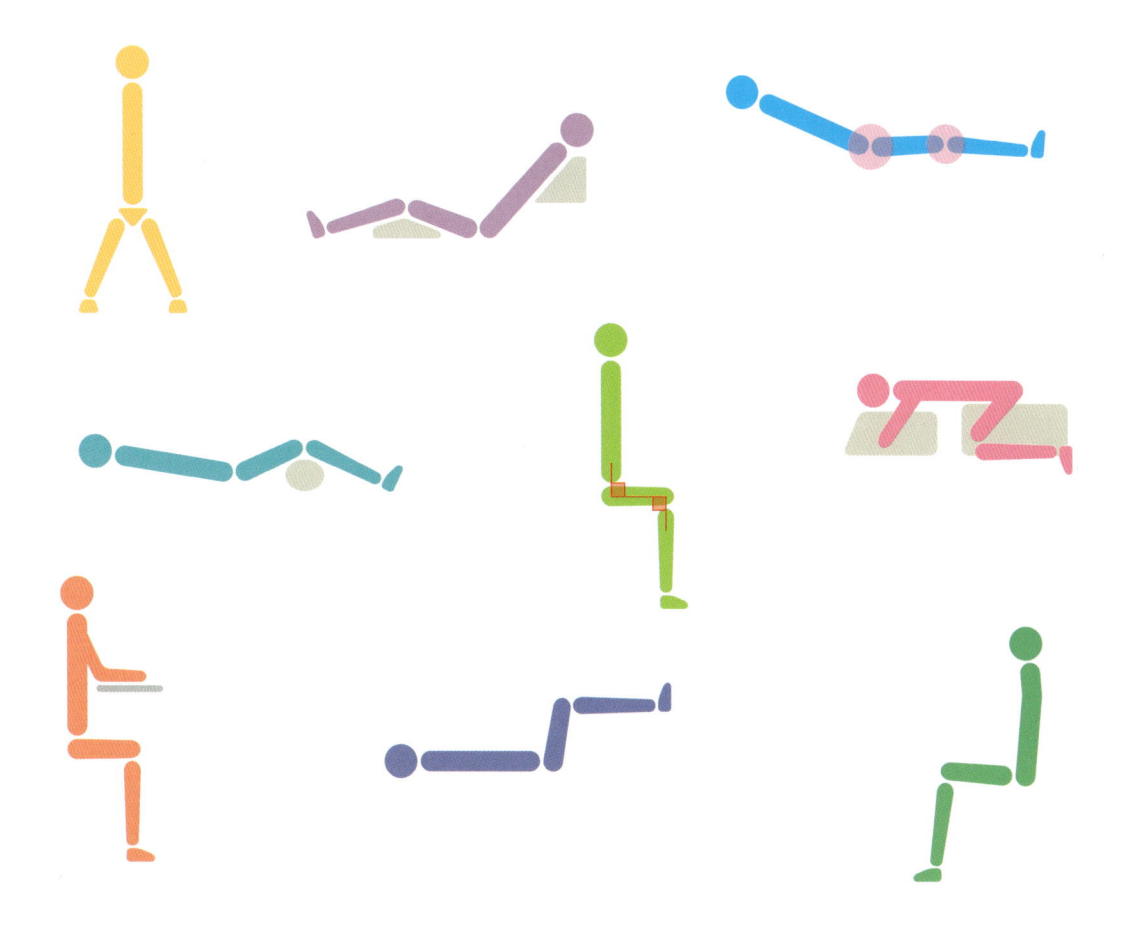

照林社

執筆者一覧

編集

田中マキ子　山口県立大学看護栄養学部教授

執筆（執筆順）

田中マキ子
栁井　幸恵　綜合病院山口赤十字病院／皮膚・排泄ケア認定看護師
江村　真弓　綜合病院山口赤十字病院／皮膚・排泄ケア認定看護師
山中　直樹　綜合病院山口赤十字病院内視鏡外科部長
原田　典子　原田訪問看護センター代表／訪問看護認定看護師
藤田　明美　原田訪問看護センター
原田さをり　原田訪問看護センター／3学会合同呼吸療法認定士
宇田川正子　原田訪問看護センター
田中美代子　原田訪問看護センター
小林美代子　原田訪問看護センター／作業療法士

はじめに

　本書は、患者に対して行われる日常ケア場面において、患者のQOLの向上はもとより、看護者個々が有するケア技術における根拠やコツ、そして合理性を追求するためにポジショニングの観点からアプローチした技術書です。本書を企画したきっかけは、こんな臨床風景からでした。

　あるとき、看護師が患者に洗髪を行う場面に出会いました。一人の経験豊かな看護師は、患者を丸椅子に座らせ、胸と洗髪台の間にタオル1枚をはさみ、首の角度や胸への痛み等を確認しながら体位を決めた後、寝衣やクッションに使ったタオルが濡れないように患者の首に洗髪用ケープを巻き、あっという間にシャンプーを終えました。もう一人の看護師は、専用の洗髪椅子に患者を座らせ、背を倒し、仰向けの体位でシャンプーをしていました。しかし、首が十分に後屈していなかったので、終了して起き上がってみると患者の背中に水が流れ込み、下着・寝衣を交換しなくてはならなくなりました。結局、洗髪の他に寝衣交換までも行うこととなり、患者にさらに負担をかけることになってしまったのです。

　この場面を目にして以来、看護教育の場では、基礎的な技術の根拠と実践を徹底的に訓練されていないのだろうか、そしてその基礎的内容は臨床現場でどのように活かされ、醸成されるのだろうかと考え込むようになりました。

　そこで、看護のプロが行うケアとして、どこにプロフェッショナル性があるのかを考えるなかで、ケア技術の根拠や方法について示す書籍はたくさんあるけれど、体位管理、あるいはピロー等の道具を用いた"ポジショニング"という観点から、日常ケア技術を問い直した書籍は目にしたことがないことに気づき、本書のテーマが決まりました。

　臨床で実践するケア技術は、何度となく繰り返され行われるものであるため、必要物品にしても段取りにしても目をつぶっていてもできるというような印象を抱きがちですが、そうでもありません。患者が違い、行う状況や条件が異なるので、同じような技術でも大きく異なるところがあります。しかし、技術のポイントは普遍であり、この普遍性をきちんと押さえることが技術の安全性につながります。そして、患者の個性や条件等を鑑みることが安楽に通じると考えると、何度なく経験している技術であっても、陥りやすい点が指摘できると思いました。

　本書では、今まであまり深く意識して行ってこなかったかも知れない、あるいは問題なく行えているケアだから気にとめる必要もないと思われていた日常ケア技術を取り上げて、再度、ポジショニングの視点からとらえ直しました。患者と看護者双方に有効かつ効率的・合理的方法として、ポジショニング・テクニックを検討したつもりです。"目からウロコ"のような内容がいたるところにあるわけではないでしょうが、「ついついするよね、こんなこと！」といった実践者の気づきはあるはずです。あるいは、新人指導に使う際などにお役に立つ内容であると思います。

　毎度のことながら、書籍づくりにはハプニングがつきもので、なかなか計画どおりには進みませんでした。山あり谷ありのなか、ようやく書籍として世に送りだすことができ、安堵の思いで一杯です。一緒に本書づくりに参加いただいた執筆者の皆様には、感謝の一言につきます。さらに、書き手の思いをとても大切にしてくださり、出版への舵取りを行ってくださった有賀編集長にも深謝いたします。

　看護者としての力を表現するものとして「日常ケア技術」があると考えます。"私らしさ／あなたらしさ"が表現できる技術・実践として、ともに磨いていきましょう。

平成26年8月
新たなものを生み出す喜びのさなかで

田中マキ子

CONTENTS

Part 1 日常生活援助とポジショニングの基本

日常生活援助の際に「体位」を重視することの意味　　　　田中マキ子 ……… 2
ポジショニングの基本となるもの　　　　　　　　　　　　田中マキ子 ……… 4

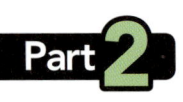

Part 2 日常ケア場面でのポジショニング技術

臥位時：安楽を得るための体位　　　　　　　　　　　　　田中マキ子 …… 12
座位時：ベッド上、椅子上　　　　　　　　　　　　田中マキ子、栁井幸恵 …… 18
頭側挙上の際の配慮点　　　　　　　　　　　　　　栁井幸恵、江村真弓 …… 34
経鼻経管栄養場面　　　　　　　　　　　　　　　　　　　栁井幸恵 …… 38
嚥下障害患者の嚥下リハビリテーション場面　　　　　　　栁井幸恵 …… 44
座位（ベッド上、椅子上）での自力食事摂取　　　　　　　栁井幸恵 …… 48
清潔ケア場面　　　　　　　　　　　　　　　　　　　　　栁井幸恵 …… 62
排泄援助場面（床上排泄）　　　　　　　　　　　　　　　江村真弓 …… 74

Part 3 特殊な状態の患者のポジショニング

呼吸困難を持つ患者	江村真弓	80
人工呼吸器装着患者の褥瘡予防	江村真弓	88
牽引中の患者の褥瘡予防	田中マキ子	95
深部静脈血栓症（DVT）管理時の褥瘡予防	江村真弓	102
手術室で多くとられるポジショニング		
・頭低位	山中直樹	106
・側臥位	山中直樹	114
・砕石位	山中直樹	121
浮腫のある患者の褥瘡予防	栁井幸恵	127
身体拘束を行っている患者の褥瘡予防	江村真弓	135
在宅患者：進行性難病患者（ALSなど）	原田典子／田中マキ子 藤田明美／原田さをり 宇田川正子／田中美代子 小林美代子	140

COLUMN

車椅子座位時の拘束…33、停電時の体圧分散用具の対応…43
座位ポジショニング時のアンカーとバック…61、観察とアセスメント、そして混沌…89
胸腔鏡下食道切除術は側臥位か腹臥位か？…115、下肢コンパートメント症候群とは…126
浮腫のある部位のスキンケア…134、ALS患者のポジショニングは個別性が重要！…148

カバーデザイン：大下賢一郎
本文DTP：明昌堂
イラストレーション：今﨑和広
写真：中込浩一郎

本書の特徴と読み方

- 本書は、看護師が行う日常生活援助（看護ケア）において基本となる体位調整技術を「ポジショニング技術」として各項目にわたって解説した。
- それぞれの看護ケア項目における構成は、まず理想とされるポジションニング体位を冒頭に写真で示した。
- その写真の中に、解決すべき「課題要因」、何を目指すかの「目標」、具体的な解決方法である「介入方法」の3つを明記した。

課題要因	目標	介入
ポジショングに関して解決すべき問題	目指すべき到達点	解決のための具体的な介入方法

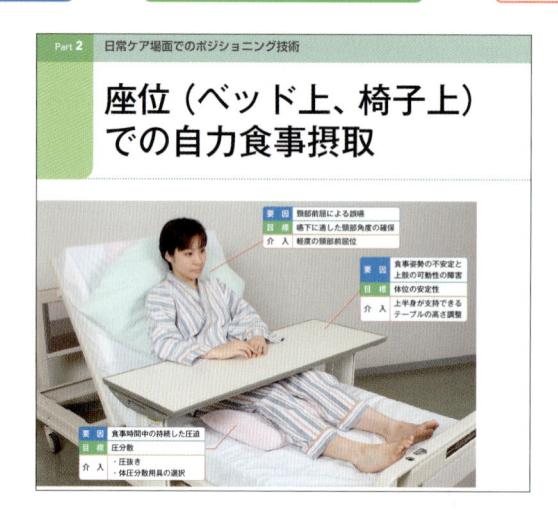

Part 2 日常ケア場面でのポジショニング技術

座位（ベッド上、椅子上）での自力食事摂取

要因　頸部前屈による誤嚥
目標　嚥下に適した頸部角度の確保
介入　軽度の頸部前屈位

要因　食事姿勢の不安定と上肢の可動性の障害
目標　体位の安定性
介入　上半身が支持できるテーブルの高さ調整

要因　食事時間中の持続した圧迫
目標　圧分散
介入　・圧抜き
　　　・体圧分散用具の選択

用語の定義

- ポジショニングに使用するクッション、枕等の用語の使い分けについては、以下のように統一した。

  - ピロー＝ポジショニング・ピロー、クッション等はすべて"ピロー"とした。
  - 枕＝基本的に頭の下に入れるピローを指す。
  - 座面クッション＝車椅子等の座面下に入れる"座面シート"と呼ばれるものはすべて"座面クッション"とした。

- 本書で紹介している治療・ケア方法などは、著者が臨床例をもとに展開しています。実践により得られた方法を普遍化すべく努力しておりますが、万一本書の記載内容によって不測の事故等が起こった場合、著者、出版社はその責を負いかねますことをご了承ください。なお、本書掲載の写真は、臨床例のなかから患者ご本人・ご家族の同意を得て使用しています。
- 本書に記載している薬剤・材料・機器等の選択・使用方法については、出版時最新のものです。薬剤等の使用にあたっては、個々の添付文書を参照し、適応、用量等は常にご確認ください。

Part 1
日常生活援助と
ポジショニングの基本

Part 1　日常生活援助とポジショニングの基本

日常生活援助の際に「体位」を重視することの意味

　看護師が行う日常生活援助は、看護本来の力を発揮できる重要な業務と言えます。患者（利用者）は、疾患のため、あるいは治療上の必要性のため、またそれらに関連した障害によって身のまわりの行為が行えないことが多くあります。その援助のためには確かな看護技術と状況に応じた適切な技術の施行が必要になります。

　日常生活援助を行う際に必要となる要素について**表1**にまとめました。これらの要素を満たしてこそ、看護のプロフェッショナルである私たちが提供する援助技術＝技と言えるでしょう。

　日常生活援助技術を提供するとき、私たちはどれだけプロの技であることを意識し、または研鑽的視点をもって行っているでしょうか。看護行為に対する評価は、難易度や提供者の経験の有無にかかわらず一律一様なものに終わっているように思われます。そこで私たちは、プロの技としてどのような効果があり、患者に満足感を与えることができているかどうかをリフレクションする必要があるでしょう。

　そうした振り返りのなかで、さらに看護行為をブラッシュアップするための重要な要素の一つとして「体位管理」が挙げられるのではないかと考えました。

　あらためていくつかの看護行為を見てみると、技術のベースとして「安楽な体位の保持」や「体位の工夫」などが見られることがわかります（**表2、3**）。

　日常生活援助のための看護行為にはさまざまな手順が必要とされます。そのために、基本となる「体位管理」の要素が看護師に十分意識されていないことが多いように思われます。さらに、患者は麻痺や拘縮等によりさ

> **POINT**
> いくつかの看護行為を見てみると、技術のベースとして「体位管理」がある。看護行為をさらにブラッシュアップするための重要な要素の一つである。

表1　日常生活援助を行う際に必要となる要素

- **患者の満足感**：患者があたかも自分自身で行っているかのように思える
- **安全性**：自分自身で行っていた方法以上に安全に行える
- **合理性**：時間がかからず行える
- **教育効果**：患者自身が行っていた方法を振り返ることができる

まざまな制限要因を持っています。そのため日常生活援助における「体位」の調整は個別性に左右される部分が大きいように思われがちです。しかし、基本的な考え方や方法は共通です。そのうえで個々の患者に応じた「コツ」「わざ」があることを認識していただきたいと思います。

(田中マキ子)

表2｜洗髪の目的と実施上の留意点

洗髪の目的
1. 毛髪の頭皮の汚れ、掻痒感、悪臭を取り除く。
2. 頭皮の皮脂を正常に保ち、血液循環を促進する。毛髪の発育を促す。
3. 気分を爽快にする。

実施上の留意点
1. 洗髪は、患者の状態に応じて、①洗髪台を用いる方法、②洗髪車・ケリーパッド・簡易洗髪器を用いる方法、③ドライシャンプー、などいろいろな方法が用いられる。いずれの方法においても次の点に留意し効果的に行う。
    1）**安楽な体位を確保する。**
    2）短時間で済ませる。
    3）気持ちの良い洗い方とマッサージを十分に行う。
    4）寝衣を濡らさない。冷感を与えない。
    5）毛髪はよく拭いて十分に乾かす。

種池礼子，他：パーフェクト看護技術マニュアル―実践力の向上を目指して―．照林社，東京，2004：171より引用

表3｜口腔ケアの目的と実施上の留意点

口腔ケアの目的
1. 歯垢、歯石、食物残渣などを取り除き、口腔内を清潔にする。
2. う歯、歯肉炎、口臭を予防する。
3. 口腔内細菌の繁殖を防ぎ、二次感染を防止する。
4. 気分を爽快にし、生活の質を高め、食欲増進につながる。

実施上の留意点
1）口腔ケアによる誤嚥を起こさないようにする。
   →誤嚥を起こさないよう**体位の工夫を図る**
2）患者への負担を考慮し、方法、時間を設定する。
3）口腔内を清潔にするうえで最も効果的なのは歯ブラシによるブラッシング法である。可能な限りブラッシングを実施する。
(略)

種池礼子，他：パーフェクト看護技術マニュアル―実践力の向上を目指して―．照林社，東京，2004：175より引用

Part 1　日常生活援助とポジショニングの基本

ポジショニングの基本となるもの

● ポジショニングの基本は「よい姿勢」を保つこと

　ポジショニングの基本について考えるとき、まず「体位の基本」を確認しておく必要があるでしょう。「よい姿勢の基準」とはどのようなものでしょうか。

　齋藤宏著「姿勢と動作―ADLその基礎から応用―」（メヂカルフレンド社）によると、「よい姿勢とは力学的合理性や作業能力と大きな関連を持つ。よい姿勢の一般的な基準としては、力学的に安定し、長時間に及んでもあまり疲労しない姿勢である。また、健康で、心理的にも安定して、外観が美しい姿勢であることが、作業能率の面でも有効となる」とされています[1]。

　この「よい姿勢」が、ポジショニングにおいても重要な要素になります。力学的に安定し、長時間に及んでもあまり疲労しない姿勢を保つことができると、人は緊張せずリラックスできます。不安定な体位による身体的な筋緊張は変形・拘縮を招きます。それと同時に、過度の心理的緊張は疲労や苦痛を招き、それが負の連鎖につながっていきます（図1）。

> **POINT**
> 不安定な体位は、身体的な筋緊張による変形・拘縮と、過度の心理的緊張による疲労や苦痛を招く

図1 ｜ 不安定な体位がもたらすもの

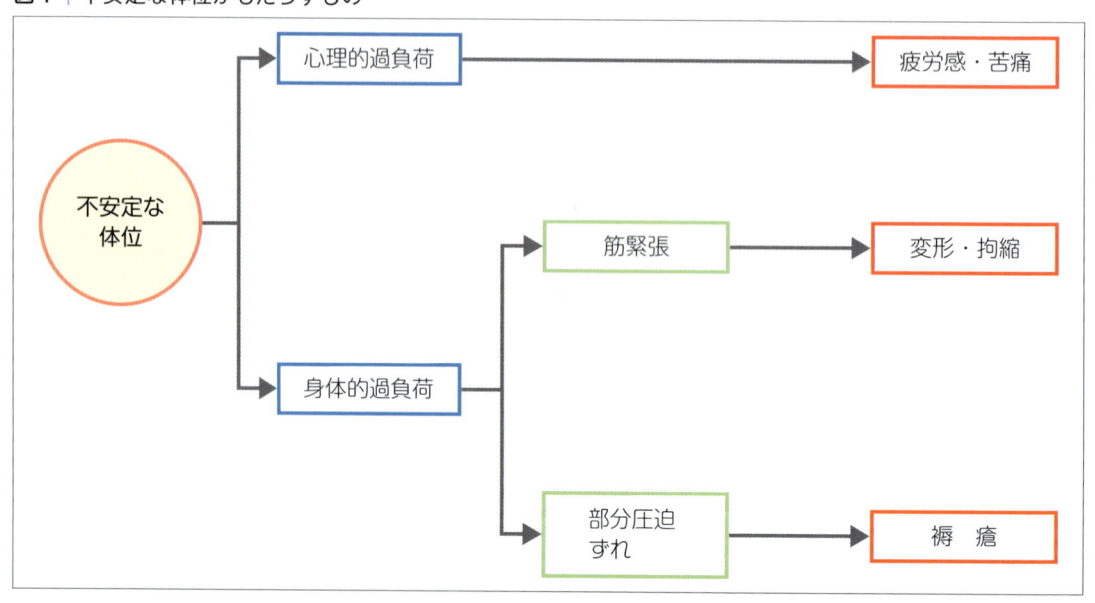

不安定な体位 → 心理的過負荷 → 疲労感・苦痛
不安定な体位 → 身体的過負荷 → 筋緊張 → 変形・拘縮
　　　　　　　　　　　　　　→ 部分圧迫・ずれ → 褥瘡

● すべての基本である「安定性」が「美しい姿勢」につながる

　「よい姿勢」が保たれることは「外観が美しい」ことにつながります。ただ、「美しい」というのは多分に主観的な要素を含んだもので数量化は難しく、普遍的な共通項とはなりえません。しかし、ポジショニングにとっては重要な要素と言えます。

　私たち医療者はとかく、脳梗塞後に片麻痺が残存すると、患者の身体は変形・拘縮を起こすものと思いがちです。身体が右へ大きく傾き内反拘縮が進み、身体のアライメント（体軸の自然な流れ）が損なわれると、人が本来もっている機能的で美しい姿勢ではなくなります。医療者はそれが仕方のないことのように思いがちですが、そうではありません。姿勢がくずれると、引っ張られなくてもよいはずの筋肉が引っ張られ、そこをカバーしようとして他にも影響が出ます。それは身体機能の異常へつながってしまうのです。そこで、姿勢のくずれを防ぐためにポジショニングが必要になります。

　例えば、優れたスポーツ選手のフォームは美しいと言われます。優れた選手でもスランプに陥ると、まずフォームの見直しを行います。選手個々に合った姿勢をチェックし、修正・改良していきます。

　美しくない姿勢とは「くずれた姿勢」です。姿勢がくずれると身体のバランスがくずれ、ある部分に"ゆがみ"が生じ、そのため本人は疲労を感じてしまいます。疲労しない姿勢と美しい姿勢は同一のものと言えるでしょう。

　「美しさ」は客観的に「バランスのよさ」とされています。バランスを構成している最大の要素は「安定性」です。「安定した体位」＝「疲労しない、痛みがない」＝「美しい」というのがポジショニングの基本になると言えます。

　安定性は、安全性につながり、患者の安楽に結びつきます。安定した美しいポジショニングは、患者が「楽に感じ」「安全」な体位なのです（図2）。

> **POINT**
> 安定した美しいポジショニングとは、患者が「楽に感じ」「安全」な体位である

図2｜安定性、安楽性、安全性の関係

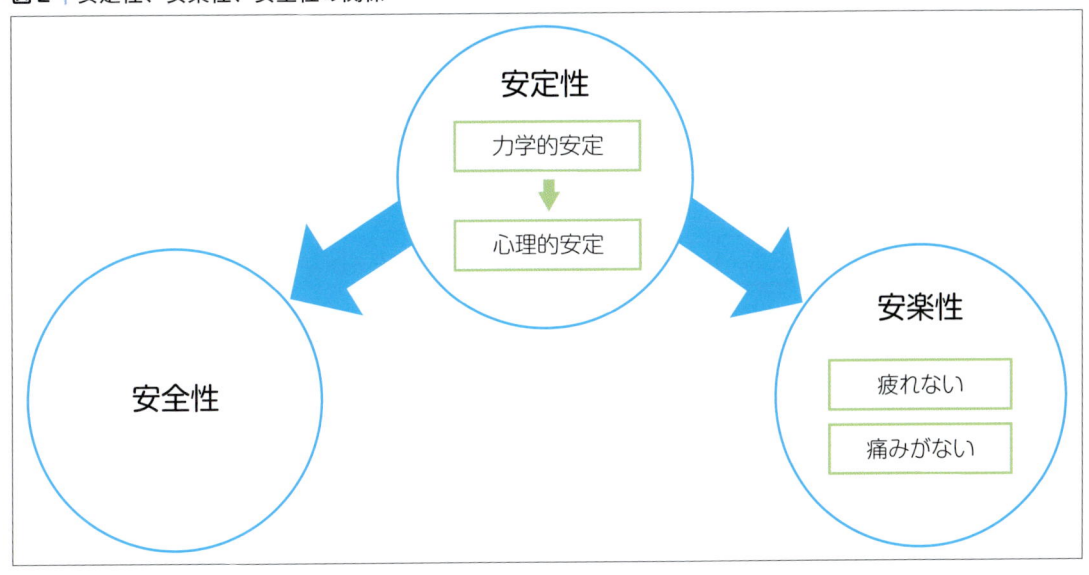

安定性
- 力学的安定
- 心理的安定

安全性

安楽性
- 疲れない
- 痛みがない

ポジショニングの基本となるもの

●「安定性」を構成している要素と臨床への応用

「安定性」を構成する要素には、①支持基底の面積、②支持基底と重心線の関係、③重心の高さ、④物体の質量、⑤摩擦力、⑥構造の分節性、⑦心理的要因、⑧生理学的要因の8要因があるとされています[2]。ポジショニングの基本を考えるときに重要になるのは、「重心」「基底面」「摩擦力」「構造の分節性＝筋肉と関節の関係」です（図3）。

■重心と基底面

臥床患者でも立位の患者でも、基底面と重心の関係を観察して体位自体が安定しているかどうかを見極め、重心の適切な位置を意識して体位を整えることが大切です。支持基底面は、二足で起立したときの支持基底の面積で、両足底とその間の部分を合計した面積です。重心線が支持基底の面積内に落ちているときは平衡が保たれている状態です。さらに重心線が支持基底の中心に近いところに落ちるほど安定性はよく、辺縁に近くなるほど不安定になります[3]。

不安定な体位で日常生活援助を行うことは、患者の安全を損ねることにもなりかねません。例えば排泄援助の際に重心への配慮がなく安定性に欠けると、転倒の危険につながります。食事介助では安定性がなく間違った体位では誤嚥が起こります。そのために、適切なポジショニングを行って、患者に安心感を持たせ、不安感・緊張感を抱かせないことが必要です。

> **POINT**
> 不安定な体位での日常生活援助は患者の安全を損ねる危険性がある。適切なポジショニングを行って患者に安心感を持たせることが必要

■摩擦力

摩擦力とは接触面にはたらく「ずれ力」のことです。ずれと部分圧迫は、

図3｜安定性を構成する要素と、見るべきポイント・対応法

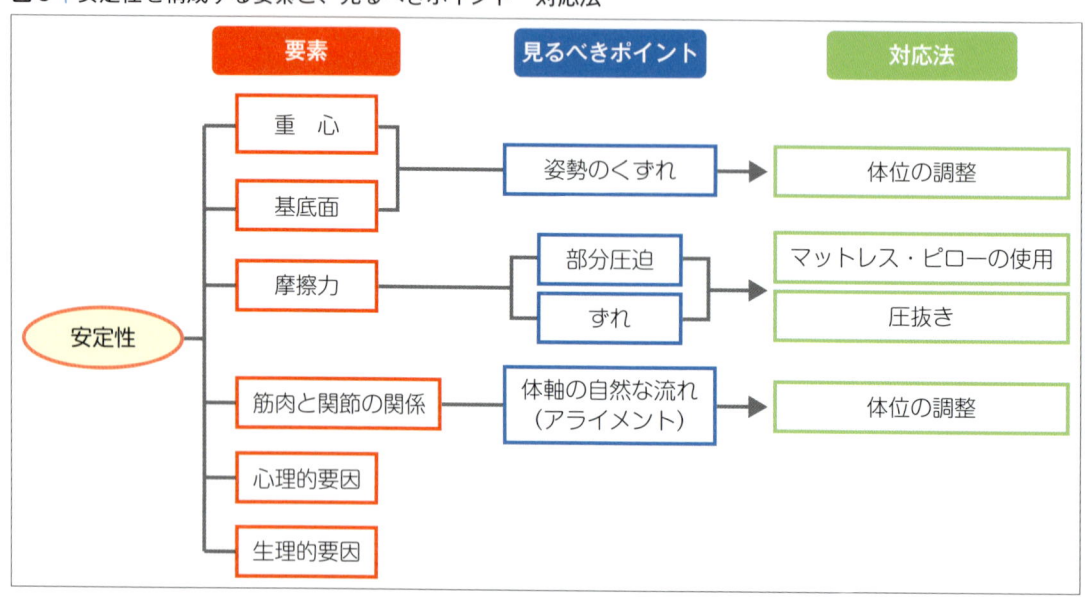

要素	見るべきポイント	対応法
重心 / 基底面	姿勢のくずれ	体位の調整
摩擦力	部分圧迫	マットレス・ピローの使用
摩擦力	ずれ	圧抜き
筋肉と関節の関係	体軸の自然な流れ（アライメント）	体位の調整
心理的要因		
生理的要因		

（安定性）

「褥瘡」予防のための重要な要素です。摩擦力を適切に防ぐ方法として「圧抜き（背抜き）」があります。日本褥瘡学会では「背抜き」を「ベッドや車椅子などから一時的に離すことによって、ずれを解放する手技である。」と定義しています。頭側挙上、仰臥位から側臥位への変換など、身体移動の際には必ず接触面に摩擦力がはたらくことを十分に認識する必要があります。

> **POINT**
> 身体移動の際には必ず接触面に摩擦力が働くことを認識する

■構造の分節性

人間の身体は一つの構造体でできておらず、頭・上半身・下半身・四肢による、分節構造を持っています。そのため、各分節をつなぐ筋肉と関節の構造に関する知識を持たなくてはなりません。関節は、蝶番関節（上腕骨と尺骨）や車軸関節（上腕骨と橈骨）など、さまざまな構造があり、それぞれが運動特性を持っています。ポジショニングを行う際には、筋肉と関節の関係、関節の動き等について正しい知識を持ち、それを基本とした動きを理解しなくてはなりません。

> **POINT**
> 人間の身体は分節構造を持っている。その構造を基本とした動きを正しく理解し、ポジショニングを行う

● 日常の動きの中で「よい姿勢」を評価する

安定した体位を保持するためには、体位に関する観察・評価を行うことが重要です。日常生活場面においては、さまざまな動きに伴う動的変化を見なければなりません。実際の動きの中で体位の観察を行うことは難しいものですが、「身体の対称性」に着目すると、比較的容易に体位の安定性を評価することができます。元来、人の身体は左右対称にできているため、対称性が損なわれているときは体位のくずれが起こっていると言えます。実際には患者は衣服を着ているために微妙な変化が見落とされがちですが、体幹のねじれに気づくことは大切です。

> **POINT**
> 「身体の対称性」が損なわれているときは体位のくずれが起こっている

例えば、座位姿勢における仙骨座り（前座り）は、骨盤の後傾（体幹のねじれ）から生じています（**図4**）。座位で身体が前方へ滑ると、殿部にずれ力がはたらき、違和感や痛みを生じます。最悪の場合は、椅子からずり落ちてしまいます。

骨盤の歪みは横倒れ等に影響しますが、その倒れを予防しようとして、上体は反対側に倒れて調整しようと働きます。これは、姿勢のくずれとともに、殿部の部分圧を上昇させることになります。上体と下体が互い違いの状態にあると、人は座り心地が悪いと感じ、疲労を感じてしまいます。臥位でも同様です。片麻痺の場合、上体と下体が同じように麻痺を生じているわけでなく、筋肉の大きさや張りによって、その程度は異なります。そのため、アライメント（体軸の自然な流れ）が損なわれます。

このように、ポジショニングを行う際は、日常生活の動きの中で「よい姿勢」であるかどうかを常に観察・評価することが重要になります。

図4 ｜ 座位姿勢とくずれ

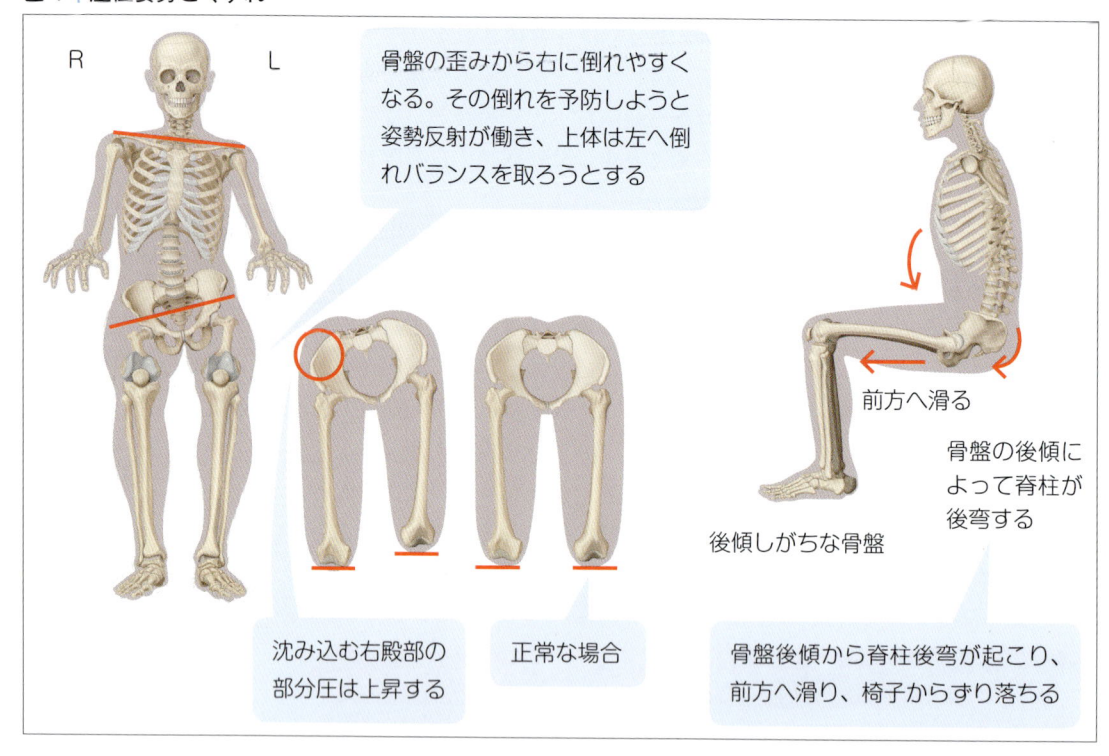

骨盤の歪みから右に倒れやすくなる。その倒れを予防しようと姿勢反射が働き、上体は左へ倒れバランスを取ろうとする

前方へ滑る

後傾しがちな骨盤

骨盤の後傾によって脊柱が後弯する

沈み込む右殿部の部分圧は上昇する

正常な場合

骨盤後傾から脊柱後弯が起こり、前方へ滑り、椅子からずり落ちる

● ポジショニング技術施行の際のさまざまな道具の使用

　ポジショニング技術を施行する際は、体位を調整するためにさまざまな道具を使います。体位調整の基本的な方針は、「くずれた姿勢」を「よい姿勢」に、「体軸の不自然な流れ」を「自然な流れ」に戻すことです。そのために、ピローや体圧分散用具を用います。さらに、それらを使用する際に生じる「ずれ力」を防ぐために、圧抜き用の「滑るグローブ」を使用します。

　ピローを用いて体位調整を図る際に重要な要素は、ピローを当てる部位とピローの素材・形状です。ピローを当てる部位は、臥位では肩と殿部（骨盤）であり、座位では骨盤です。ピローの素材としては「硬さ・柔らかさ」の要素、形状では「厚い・薄い」「定型・非定型」などの要素があります。それらを十分に吟味したうえで、挿入する角度を意識しながら行うことが重要です。挿入角度を考慮しないと、予防できるはずの変形・拘縮を増悪させることもあるからです。

　また、道具の不適切な使用が悪影響を与えてしまうこともあります。従来行われてきた予防方法がより悪い結果をもたらしてしまう危険性もあるのです。

　例えば、「手指の屈曲拘縮予防」として、従来は指が曲がりきらないようにおしぼりタオルを握らせるという方法を行ってきました（図5）。しかし、「握る」行為は把握反射を亢進させるため、屈筋痙性亢進をいっそう刺激し、拘縮を増強させてしまうことがわかってきました。そこで、完

> **POINT**
> ピローや体圧分散用具といった道具が、「体軸の不自然な流れ」を「自然な流れ」に戻すための体位調整・保持に必要となる

図5 | 手指の屈曲拘縮予防

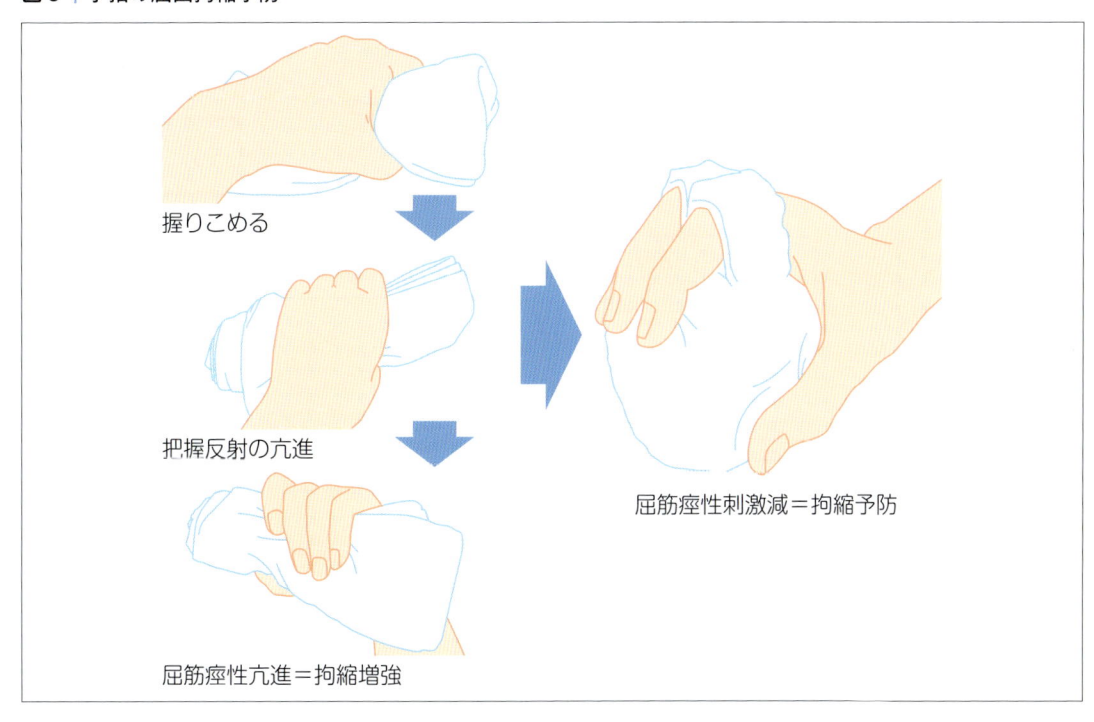

握りこめる

把握反射の亢進

屈筋痙性亢進＝拘縮増強

屈筋痙性刺激減＝拘縮予防

全に握り込めないようにすることで、屈筋痙性刺激を減少させ指拘縮を予防する介入へと見直されています。

このことは、良肢位（よい姿勢）における手関節（背屈10～20度）とも関係します。握る動作は、屈筋群を刺激し、手関節の底屈を起こします。そのため、手関節を背屈させることから、伸筋群が刺激され指が曲がりにくくなるわけです。このように、筋肉と関節のメカニズムを熟慮したうえで、患者にとってよりよい状態となるような介入方法を検討する必要があるのです。

> **POINT**
> 道具の不適切な使用がかえって状態を悪化させてしまうことがある。道具の性能および筋肉と関節のメカニズムを熟慮したうえで、患者にとってよりよい状態となるような介入方法を検討する

● 特殊な状態にある患者のポジショニングでの基本

特殊な状態にある患者のポジショニングにも基本があると考えています。基本は、あくまでも「安定性」ですが、治療方法やケア方法、あるいはその特殊な状態に応じて、「安定性」を第二義的に考えなくてはならない場合も出てくると思われます。そのため、患者の状態を的確にアセスメントし、個々の患者の特殊性による弊害を最小とし、なるべく安定した姿勢をとれるような介入を考慮する必要があるのです。

例えば、円背の患者の場合を例に考えてみましょう（図6）。

円背の患者では、背部が突出しています。突出した背部は明らかに仰臥位では障害になりますし、座位では骨盤後傾にも影響してずれ力を増強させてしまいます。それと同時に、体位がくずれやすくなってしまいます。また、首が支えられないために前屈や後屈となり、呼吸・循環にも影響し

ポジショニングの基本となるもの　9

図6｜円背患者の障害要因とポジショニングでの対応

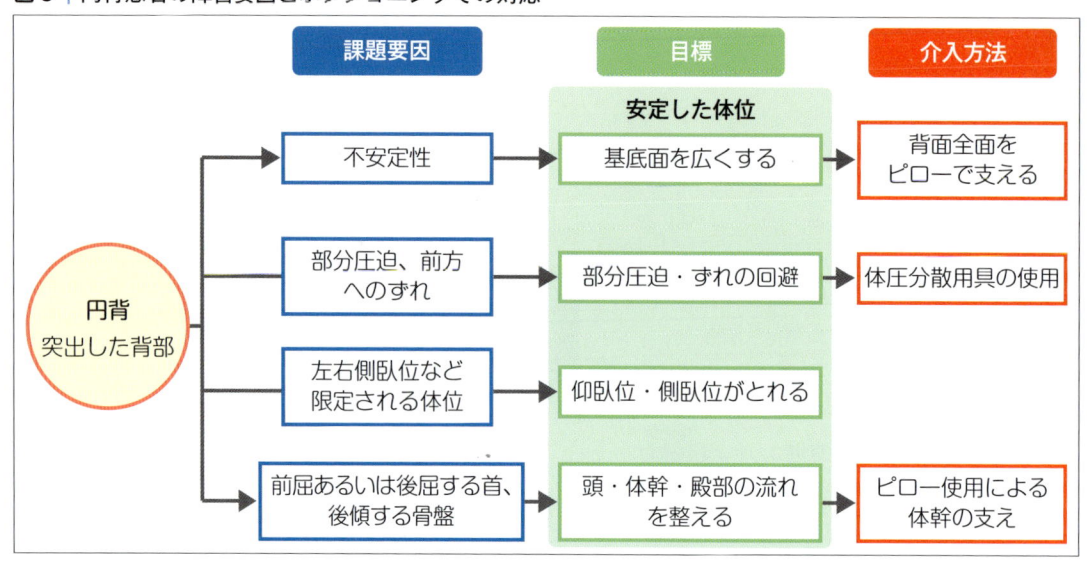

	課題要因	目標	介入方法
		安定した体位	
円背 突出した背部	不安定性	基底面を広くする	背面全面をピローで支える
	部分圧迫、前方へのずれ	部分圧迫・ずれの回避	体圧分散用具の使用
	左右側臥位など限定される体位	仰臥位・側臥位がとれる	
	前屈あるいは後屈する首、後傾する骨盤	頭・体幹・殿部の流れを整える	ピロー使用による体幹の支え

> **POINT**
> 特殊な状態自体を改善することが困難な場合、その状態でも美しい姿勢が保持できるように、患者の状態を的確にアセスメントしポジショニングする

てきます。さらに、食事の際には正常な嚥下を妨げる要因になります。そして、円背状態では視線が下向き、あるいは上向きとなり、視覚刺激が限定されて不安感が増強したり、平衡感覚が失われやすくなります。

円背自体を改善することは容易ではないため、円背の状態でも、正しい姿勢保持ができるようにポジショニングすることが必要です。そこでまず、状態の観察が必要になります。頭部、脊柱、殿部が自然な流れでつながっているかどうかを観察します。そして、部分圧迫が生じてないか、筋緊張が生じていないかを評価します。

介入としては、「安定」を促すために背部全面を支えるような大きく・柔らかいピローを使用することが考えられます。その際、首が後屈しないよう、あるいは埋まり込みすぎて前屈にならないような配慮が必要です。そして、首が中間位を保てるような背部の支え（円背角に応じた）を行います。円背であっても安定した姿勢がとれれば、患者は苦痛を感じることなく、日常生活が行えるようになります。

このように、特殊な状態にある患者のポジショニングにおいても、基本になるのは「安定した体位」です。安定した体位は、結果として「美しい姿勢」につながります。特殊な状態をネガティブにとらえるのではなく、ポジティブにとらえてプラスの特徴となるような発想の転換が必要になります。

（田中マキ子）

引用文献

1．齋藤宏，他：姿勢と動作—ADLその基礎から応用—．メヂカルフレンド社，東京，2012：3．
2．齋藤宏，他：姿勢と動作—ADLその基礎から応用—．メヂカルフレンド社，東京，2012：8-9．
3．齋藤宏，他：姿勢と動作—ADLその基礎から応用—．メヂカルフレンド社，東京，2012：8．

Part 2
日常ケア場面での ポジショニング技術

Part 2 日常ケア場面でのポジショニング技術

臥位時：安楽を得るための体位

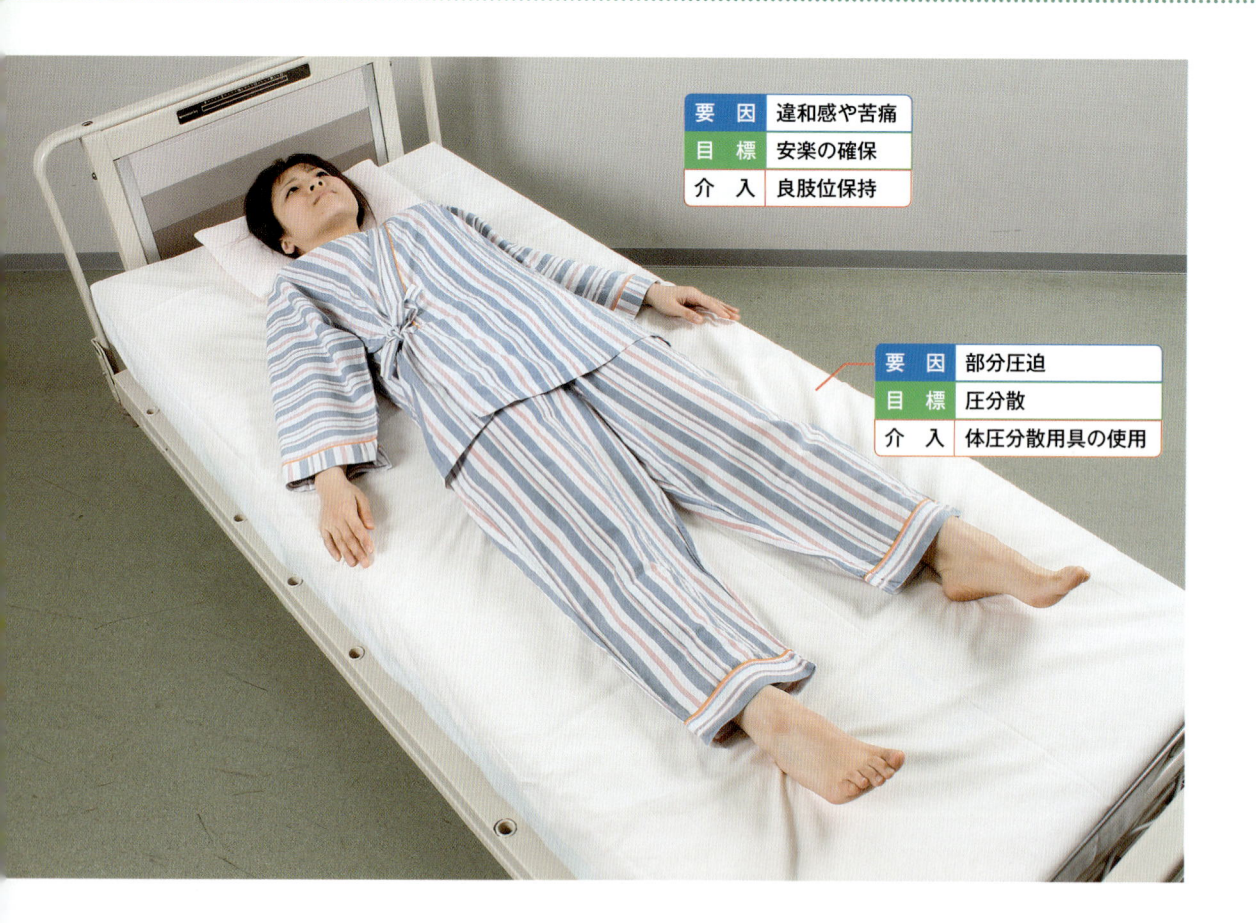

要因	違和感や苦痛
目標	安楽の確保
介入	良肢位保持

要因	部分圧迫
目標	圧分散
介入	体圧分散用具の使用

ポジショニングのポイント

- 安楽を得るためには「良肢位」をとって身体各部の筋緊張を緩ませる必要がある。
- 基本的には医師の指示に応じた体位が守られるが、患者自身が好む体位を考慮する。
- 安楽を障害しない体位変換について、例えば時間ごとの体位変換、仰臥位から側臥位など大きな体位変換が必要か、睡眠を障害しないかなど、体位変換のあり方を考慮する。

基本的な体位と適切な寝床環境

- 安楽を得るための基本的な体位は、筋肉の緊張が起こっておらず、身体各部が緩んだ状態を指す。
- 身体各部が緩むためには、痛みや違和感（ずれ力等から生じる）等が生じていないことが前提となる。

1 マットレスの構造の選択

- 体位に制限がある場合(医師の指示した体位)、あるいは、自力での体位変換が行えない患者では、同一体位が強いられることからさまざまな弊害が予測される。
- 部分圧迫の増大、同一体位の持続による静止摩擦力の増大に伴うずれ力が大きくなる。
- 同一体位持続の指示がある場合や、自力体位変換に課題がある場合は、高機能マットレスを使用し、部分圧迫の増大やずれ力の増大を予防する。

2 マットレスの機能の選択

- 高機能マットレスは圧分散能は高いが、身体が埋まりこみ、身体を自由に動かしづらくなる場合もある（図1）。患者の身動きの自由感を奪い、自力で動こうとする意欲をそいだり、リハビリテーションの遅れを誘引することにもなりかねない。
- そこで圧分散性を得るためには、柔らかく・身体が包み込まれる（身体の沈み込みが生じる）機能が重視されるが、患者の自立や進めたいリハビリ内容との関係から、身体が沈み込む程度を検討する必要がある（図2）。
- 高い圧分散能を維持しながらも身体が沈み込まない機能を有したマットレスの選択が重要である。高反発のウレタンフォームや静止型のハイブリッドマットレスなどである。
- エアーマットレスは、エアセルへの空気の出入りによる船酔い現象を引き起こしたり、音が気になるなど、時には安楽を障害することがある。
- さらに自動体位変換機能付マットレスがある。左右の動きのみでなく、上下左右（上半身、下半身）の動きを取り入れたマットレス（図3）など、マットレスの有する機能と患者の状態とのマッチングが重要である。

図1 | マットレスの硬さの比較
● 患者の臥床条件（体動可能か否か）● 患者の好みの臥床体位や沈み込み ● 殿部圧、から総合的に評価する

一般マットレス

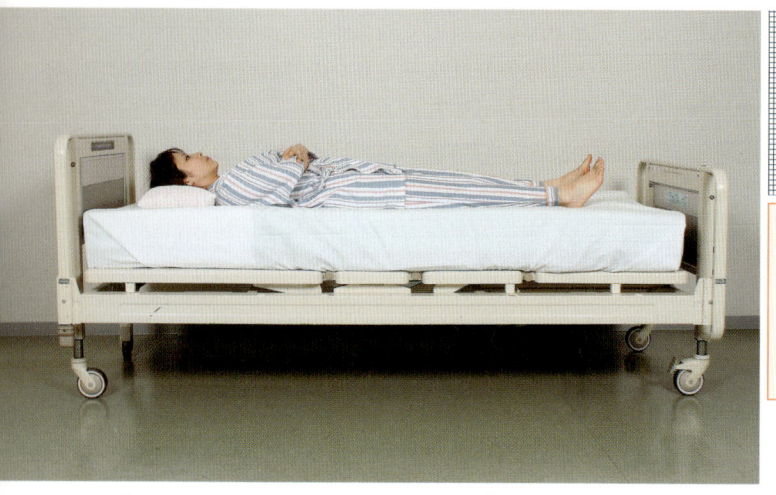

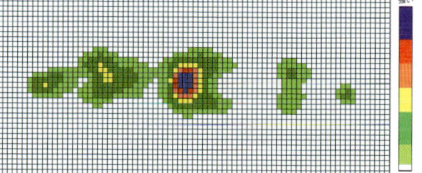

- 沈み込みはないが、殿部圧が高い
- マットレスに身体がなじまない（"包まれ感"がない）

静止型マットレス（例としてフィール®）

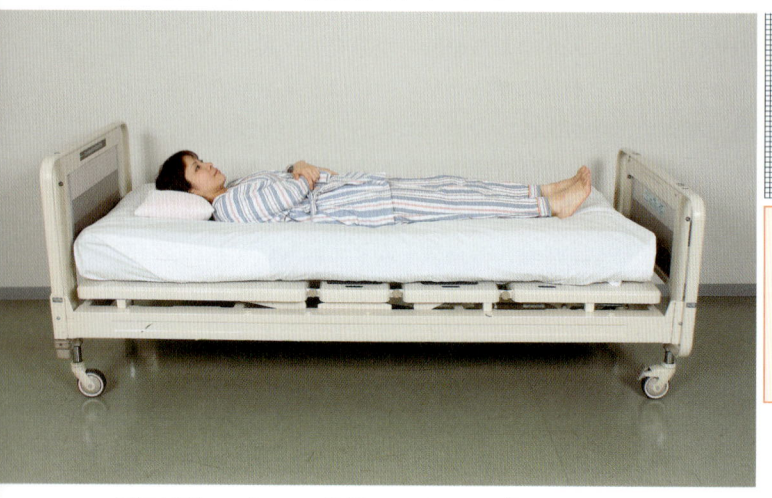

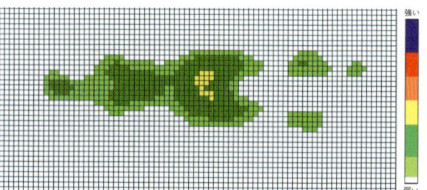

- 過度な沈み込みはなく、殿部圧も低値
- 身体がなじんだ感じ（適度の"包まれ感"がある）

圧切替型マットレス（例としてオスカー®）

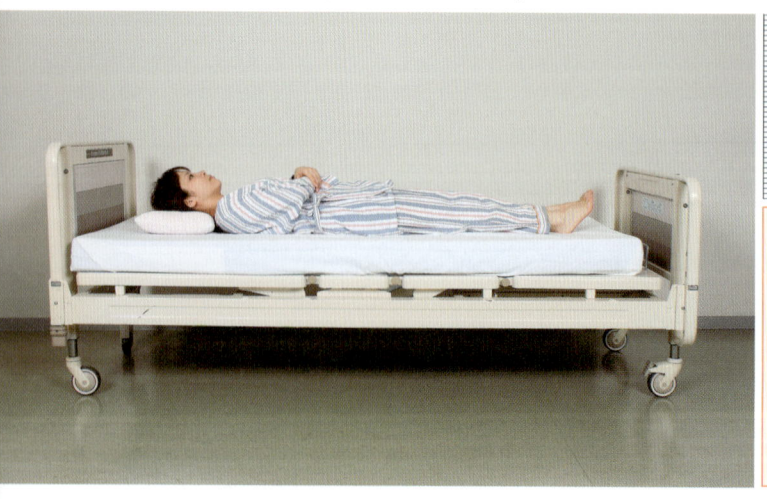

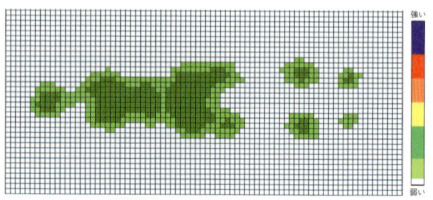

- 殿部圧は低値
- 身体が沈み込み、自由に身動きできない場合がある（特に柔らかすぎるモードの場合）
- マットレスに身体が埋まり込む感じ（適度の"包まれ感"がある）

図2｜圧再分配機能のイメージ

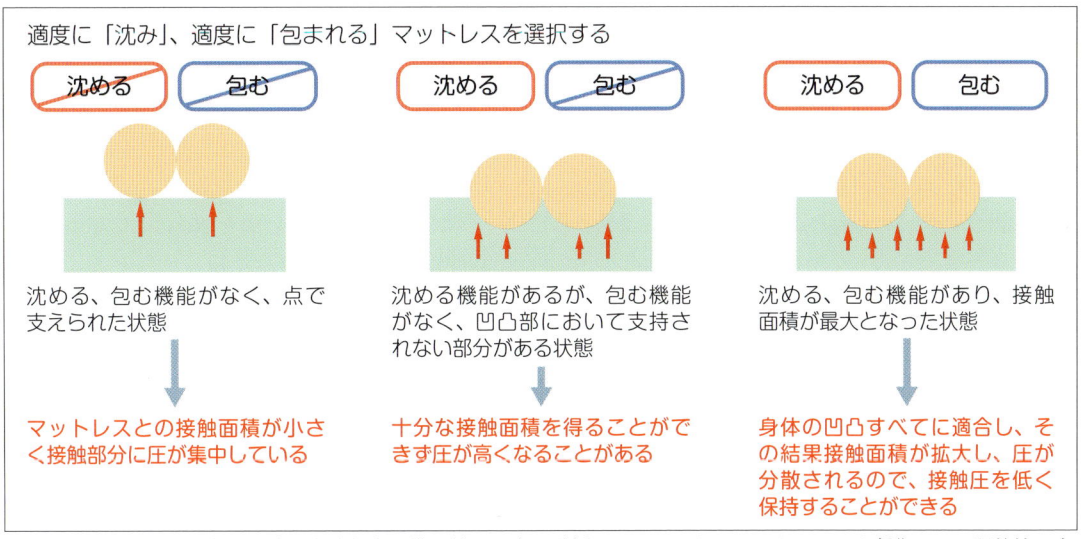

適度に「沈み」、適度に「包まれる」マットレスを選択する

沈める❌ 包む❌	沈める⭕ 包む❌	沈める⭕ 包む⭕
沈める、包む機能がなく、点で支えられた状態	沈める機能があるが、包む機能がなく、凹凸部において支持されない部分がある状態	沈める、包む機能があり、接触面積が最大となった状態
マットレスとの接触面積が小さく接触部分に圧が集中している	十分な接触面積を得ることができず圧が高くなることがある	身体の凹凸すべてに適合し、その結果接触面積が拡大し、圧が分散されるので、接触圧を低く保持することができる

須釜淳子：除圧ケア．真田弘美，大浦紀彦，溝上祐子，市岡滋編，ナースのためのアドバンスド創傷ケア，照林社，東京；2012：3. より引用

図3｜自動体位変換機能付マットレス

オスカー®（株式会社モルテン）
・下肢用ポジショニングセルが膝を曲げながら膝部〜大腿部を傾け、上体用ポジショニングセルが腰部〜肩部を傾ける

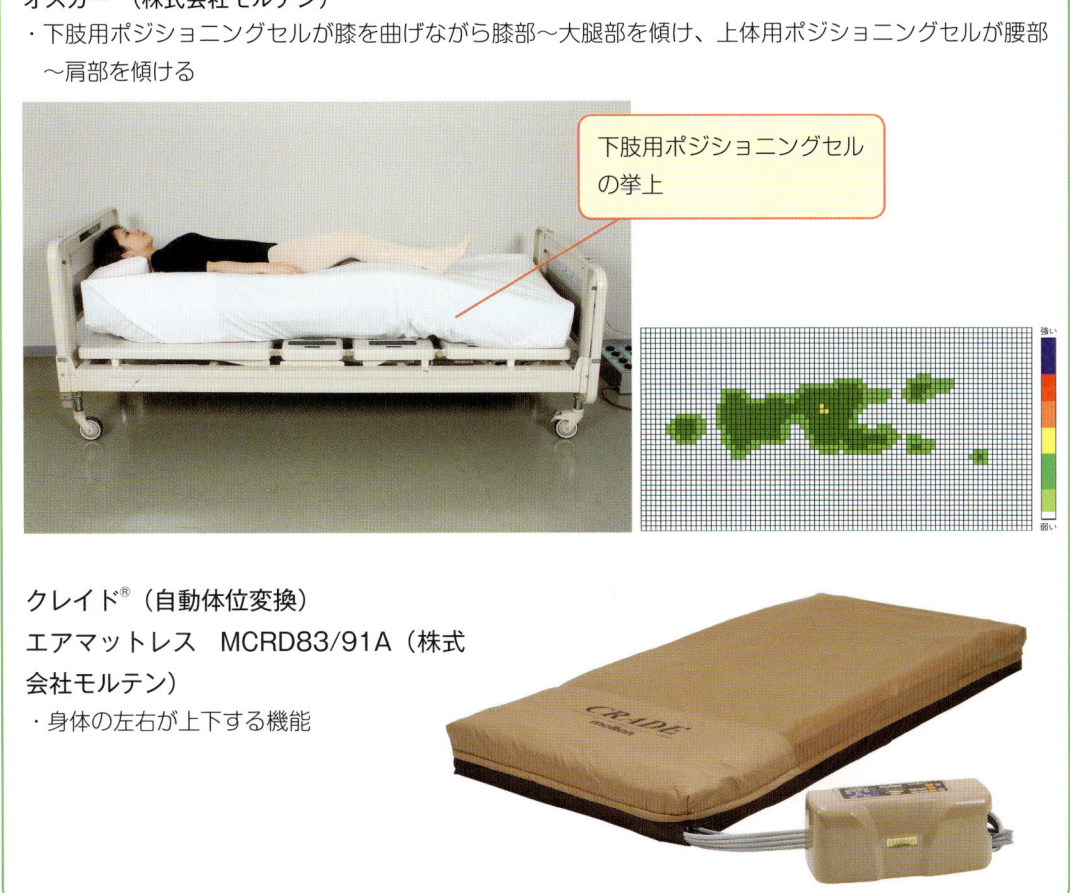

下肢用ポジショニングセルの挙上

クレイド®（自動体位変換）
エアマットレス　MCRD83/91A（株式会社モルテン）
・身体の左右が上下する機能

臥位時：安楽を得るための体位　15

3 ピローの素材と形状

- マットレスが安楽を誘うものであっても、体位を支持するピローの素材や形状が患者の状態にマッチするものでなければ、安楽を障害する（図4）。
- マットレスと使用するピローの組み合わせを考慮しなくてはならない。

図4 | マットレスとピローの組み合わせ
安楽を誘うマットレスを使用しても、体位を支持するピローの素材しだいでは、苦痛を増すことになる

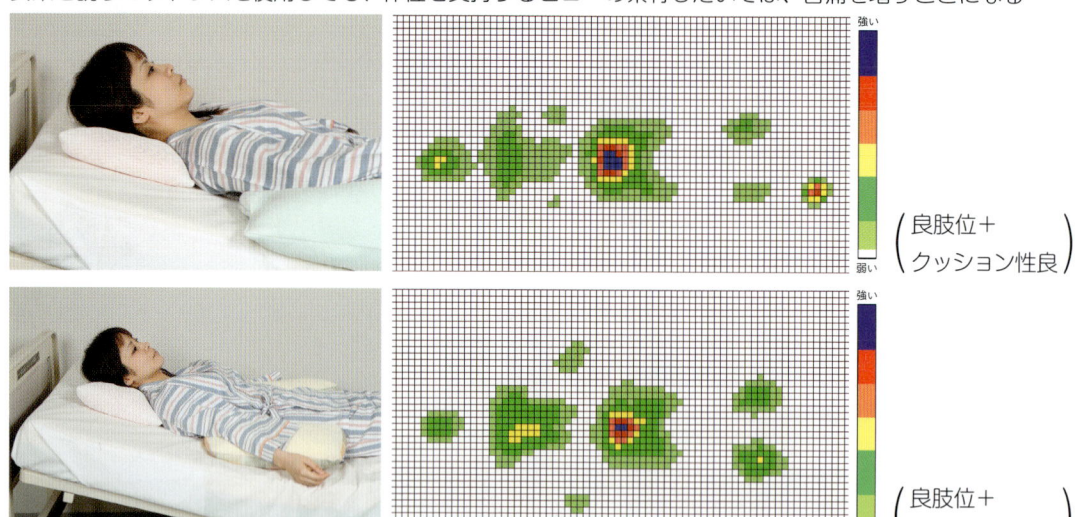

（良肢位＋クッション性良）

（良肢位＋クッション性悪）

ポジショニングの進め方

1 身体各部に緩みを持たせる

- 同一体位を続けても安楽に過ごせる体位として、良肢位がある（図5）。良肢位とは、「関節が動かなくなった場合に、日常生活動作において支障の少ない肢位のこと」と定義されている。
- 機能的肢位は「きをつけ」の姿勢と言われ、身体各部に緊張を強いる。これに比し、良肢位は、身体の各関節を中間位にするという特徴がある。
- 中間位をとることで、身体各部の筋緊張は緩み、結果として身体全体を安楽に保持し、良眠につながる。

図5 | 良肢位

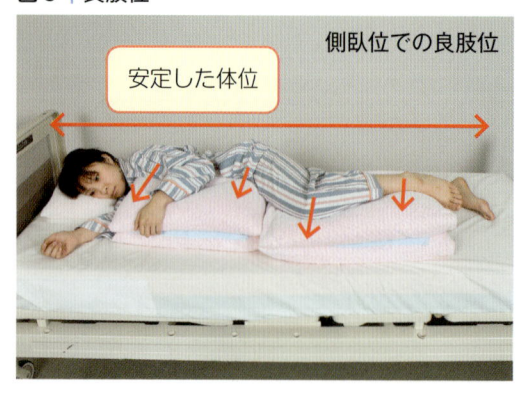

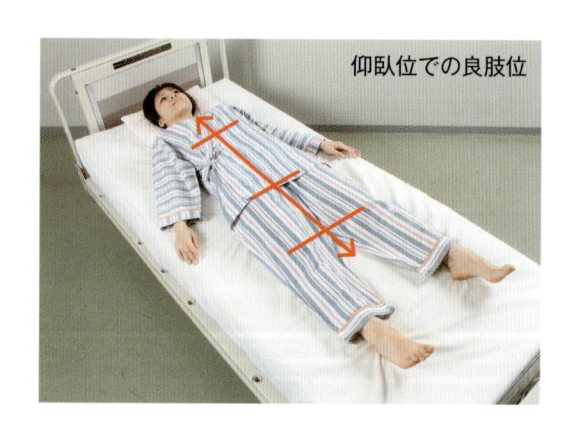

側臥位での良肢位　安定した体位

仰臥位での良肢位

- 身体各部の緊張をとり、緩みを持たせることが重要である。具体的には、上肢では肘関節を少し曲げる、下肢では膝関節を少し曲げるなどすると、上下肢が緊張して引っ張られる、あるいは引っ張りを維持するように緊張するという状態を回避できる。

- 四肢に緩みを持たせることができると、四肢につながる体幹にも影響し、首、肩、腰、股関節等に自然な緩みを生じさせることができる。疲労自覚調べなどでは、緊張から生じるだるさ感、不快感の軽減などが図られる（図6）。

(田中マキ子)

図6 | 良肢位のメリット

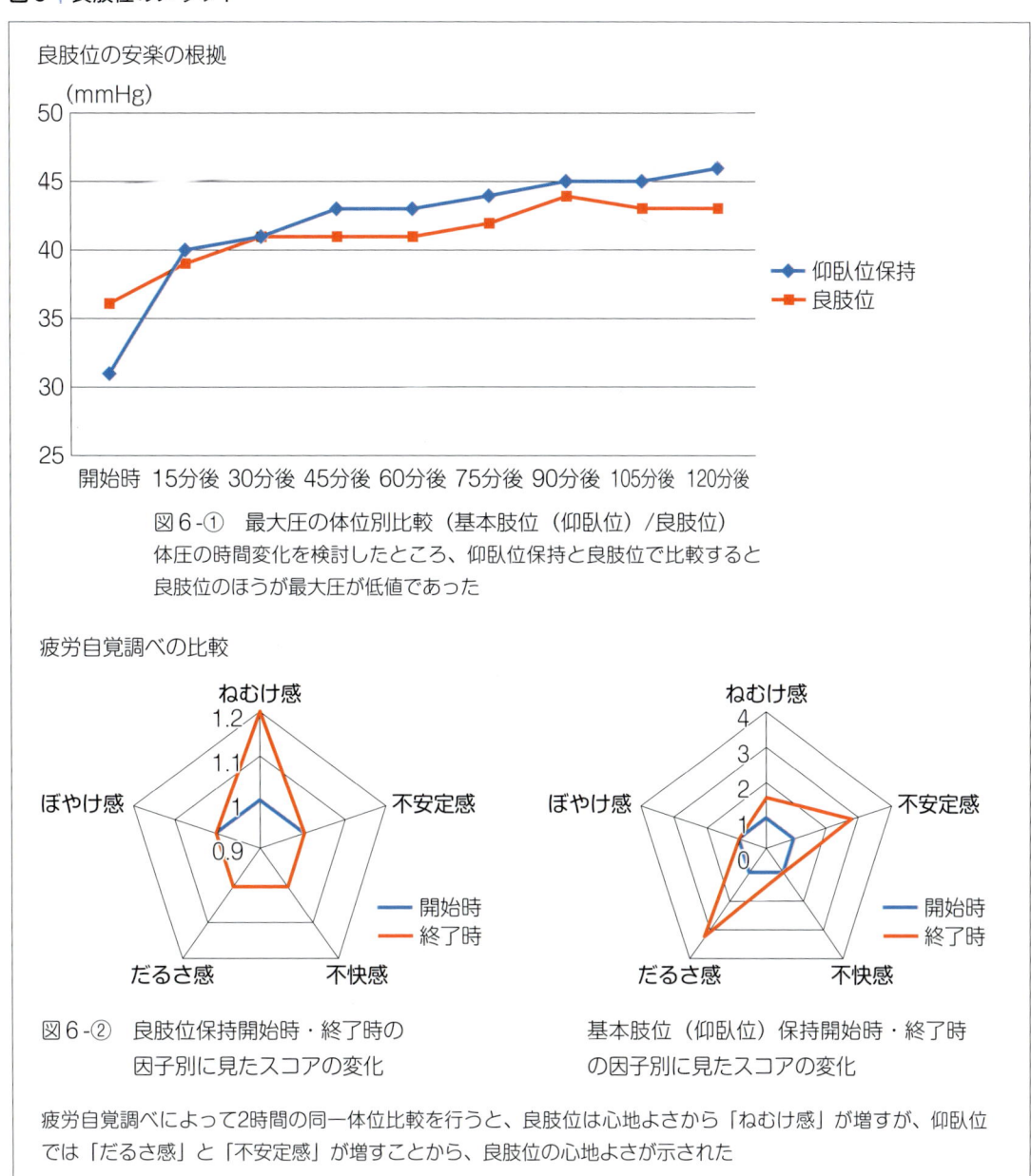

良肢位の安楽の根拠

図6-① 最大圧の体位別比較（基本肢位（仰臥位）/良肢位）
体圧の時間変化を検討したところ、仰臥位保持と良肢位で比較すると良肢位のほうが最大圧が低値であった

疲労自覚調べの比較

図6-② 良肢位保持開始時・終了時の因子別に見たスコアの変化

基本肢位（仰臥位）保持開始時・終了時の因子別に見たスコアの変化

疲労自覚調べによって2時間の同一体位比較を行うと、良肢位は心地よさから「ねむけ感」が増すが、仰臥位では「だるさ感」と「不安定感」が増すことから、良肢位の心地よさが示された

篠原奈美：体位変換方法の有効性の検討－第1報－良肢位保持と仰臥位保持との比較－．日本褥瘡学会誌2013；15（3）：424．より引用

Part 2　日常ケア場面でのポジショニング技術

座位時：ベッド上、椅子上

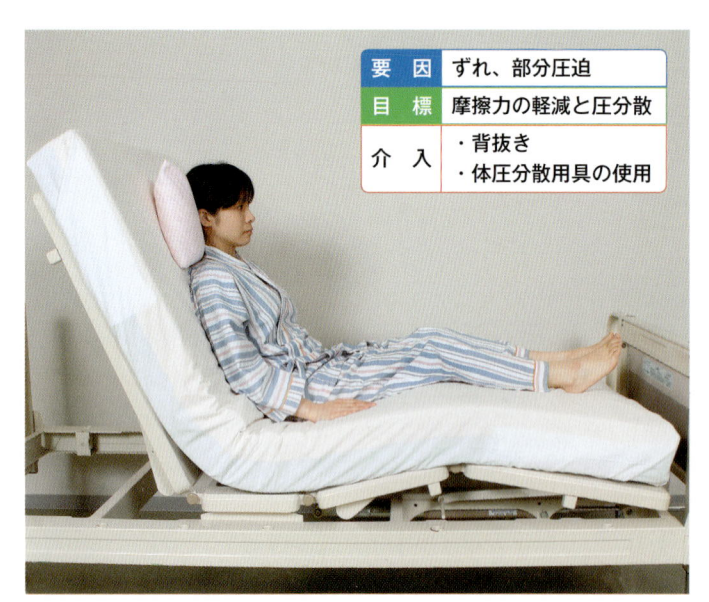

要因	ずれ、部分圧迫
目標	摩擦力の軽減と圧分散
介入	・背抜き ・体圧分散用具の使用

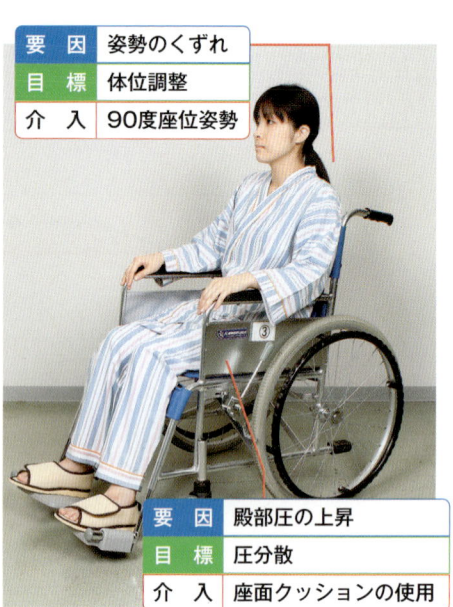

要因	姿勢のくずれ
目標	体位調整
介入	90度座位姿勢

要因	殿部圧の上昇
目標	圧分散
介入	座面クッションの使用

ポジショニングのポイント

- ベッド上でも椅子上でも、座位時には座面の安定が図られる体位を工夫する。安定が図れる体位の基本は「90度ルール」である。
- ベッド上座位では、殿部の接触圧が低い体位を目指すよう適切なマットレスを選択する。
- 椅子上座位では、殿部のずれ力緩和を目指すよう、適切な座面クッションを検討する。
- 円背患者の座位でのポジショニングでは、背部のピローを入れて調整する。

座位姿勢の基本

- 座位時の姿勢の基本的な考え方は、ベッド上でも椅子上でも同じである。
- ベッド上座位では、ベッドのリクライニング・ポイントと身体の屈曲ポイントを合わせてずれ力を軽減させる必要がある（図1）。
- 座位では、可能な限り、股関節90度、膝関節90度、足関節90度の「90度ルール」を守ることが原則となる（図2）。
- 90度ルールにより、体圧は大腿後面全体で圧分散されるため、重要である。
- 座位時間は1時間以内とし、可能ならときどきプッシュアップを行う。

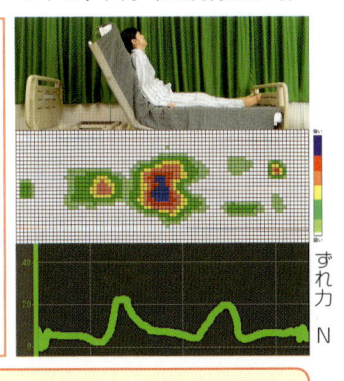

図1｜ベッド上座位の身体の屈曲ポイントとずれ力（75度背上げ時）

頭側10cm：ずれ力は小さいが体圧の高い範囲が広い

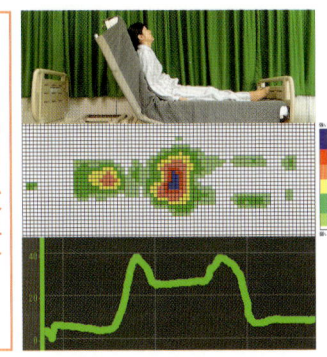

屈曲点合致：ずれ力は大きいが体圧の高い範囲は狭い

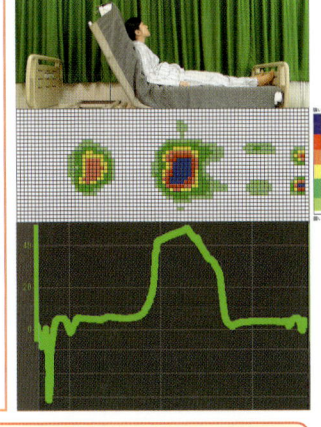

足元側10cm：ずれ力が大きく、体圧も高い

図2｜90度ルール

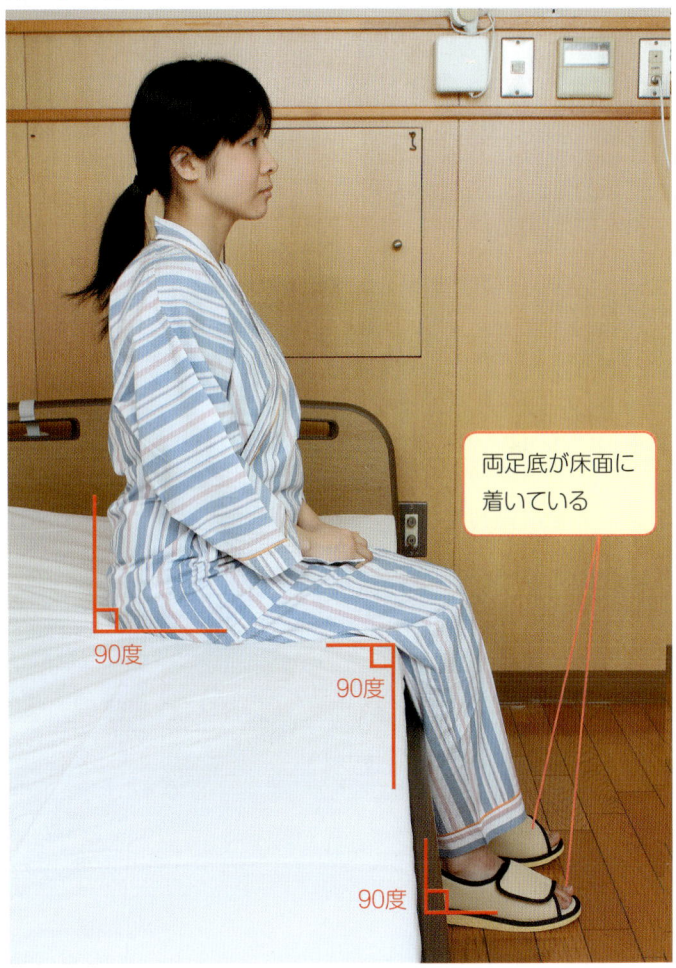

両足底が床面に着いている

90度　90度　90度

座位時：ベッド上、椅子上

ポジショニング・グローブによる圧解除

- ポジショニング時には、必ずポジショニング・グローブによる圧解除を行う（図3-①②③）。

- ポジショニング・グローブによる体圧変化を図4に示す。

図3-① | 患者の身体に指が触れることで違和感が生じるため手のひらがベッド側に向くようにして行う

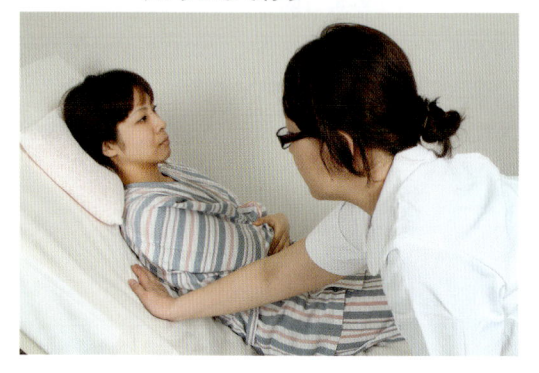

図3-② | ポジショニング・グローブを装着し、ベッド側を押すように挿入する（患者に痛みを与えない）

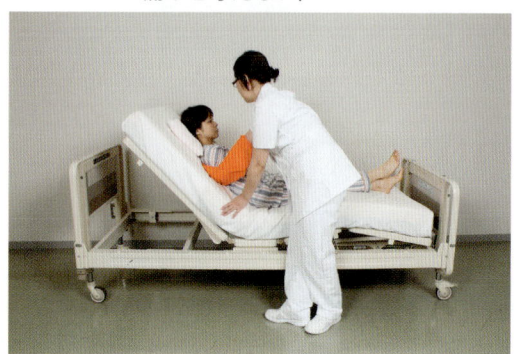

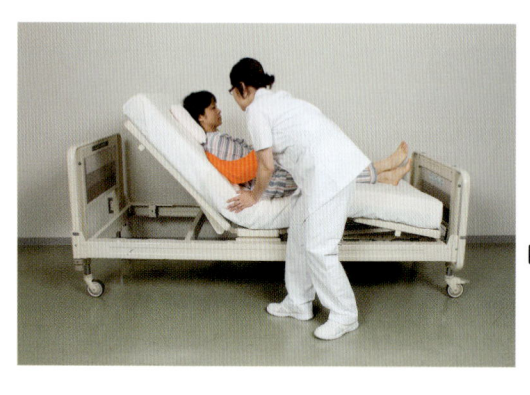

図3-③ | 患者の身体に平行になるように手を挿入するために、看護者は肩を下げ、患者の身体の下に水平に手を滑らせていく（ベッド側を押すようにしたまま）

図4 | ポジショニング・グローブによる体圧の変化

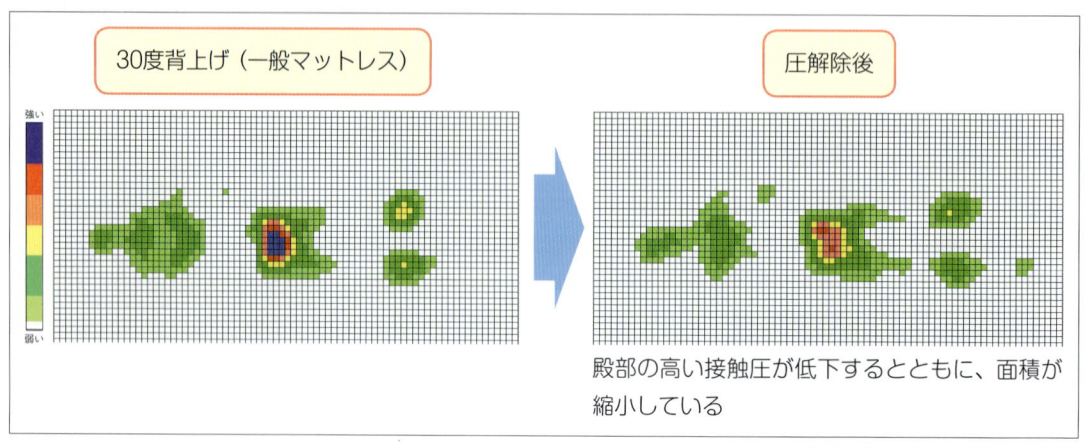

30度背上げ（一般マットレス） → 圧解除後

殿部の高い接触圧が低下するとともに、面積が縮小している

（測定器＝エルゴチェック®）

適切なマットレス、座面クッションの使用

1 ベッド上座位：適切なマットレスの選択

- ベッド上座位になった場合は、臥位と比べると接触面積が狭まり殿部圧が上昇する。そのため、できる限り殿部圧が低下する構造を有するマットレスを選択する必要がある。

- 厚さ10cm以上を有する高機能体圧分散用具は、座位時にあっても底付きを起こさないため、優先的に選択されるマットレスとして有効である。硬いマットレスでのベッド上座位と柔らかいマットレスでの座位を示した（図5－①②）。

図5－① 硬いマットレスでのベッド上座位

硬いマットレス

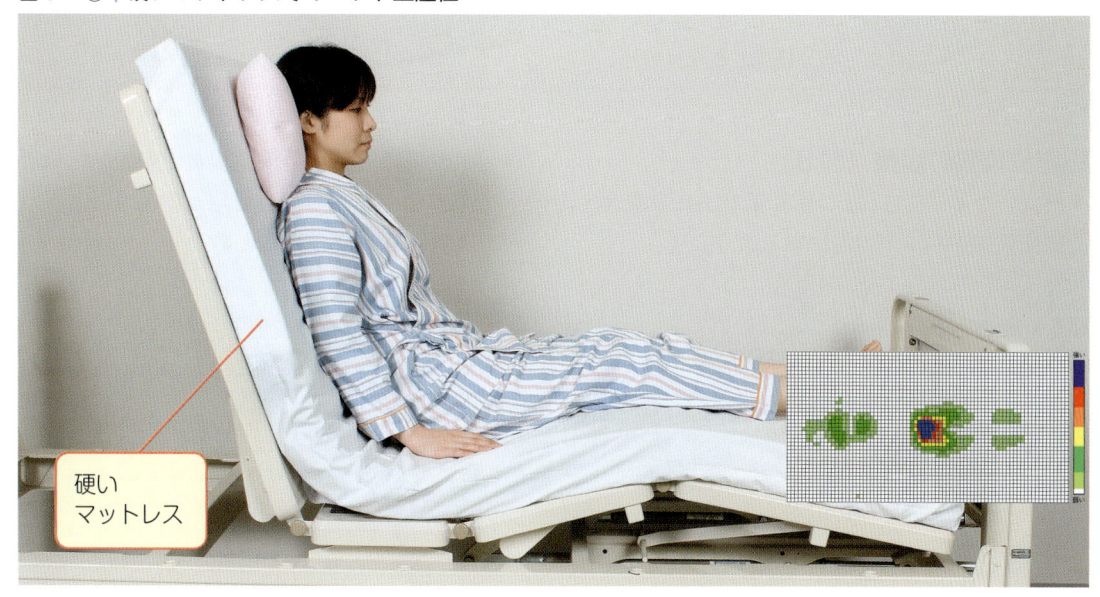

図5－② 柔らかいマットレスでのベッド上座位（フィール®使用の場合）

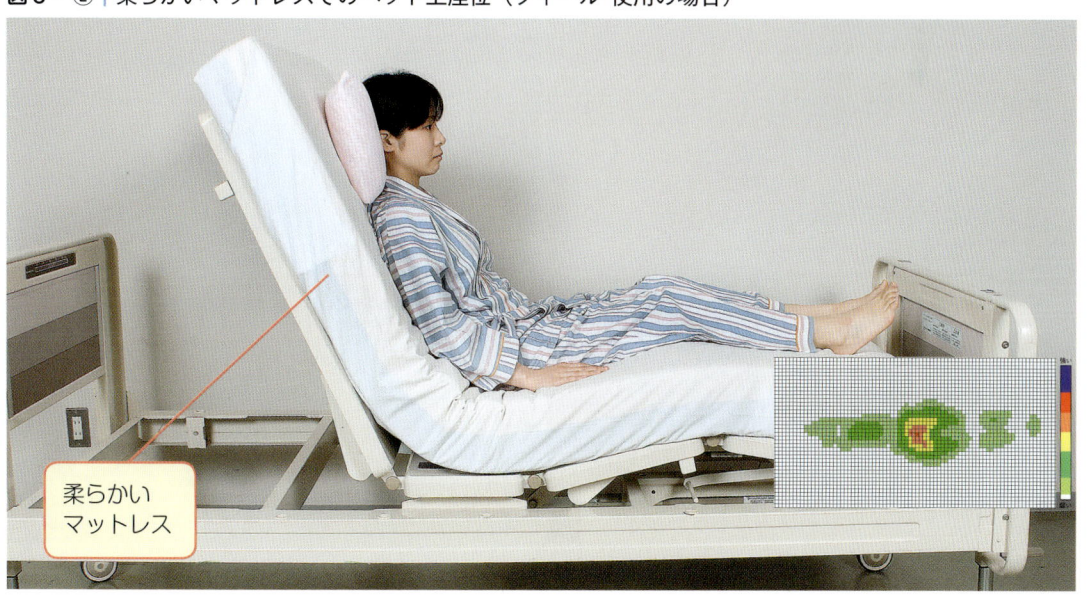

柔らかいマットレス

座位時：ベッド上、椅子上

2 マットレスの種類の選択

- 体圧分散用具を用いる場合、端座位で患者が座る部分が柔らかい材質では、座位が安定しない。
- マットレスの両サイドに安定性をもたせたハイブリッドタイプのマットレスを選択するとよい。

ハイブリッドタイプのマットレス

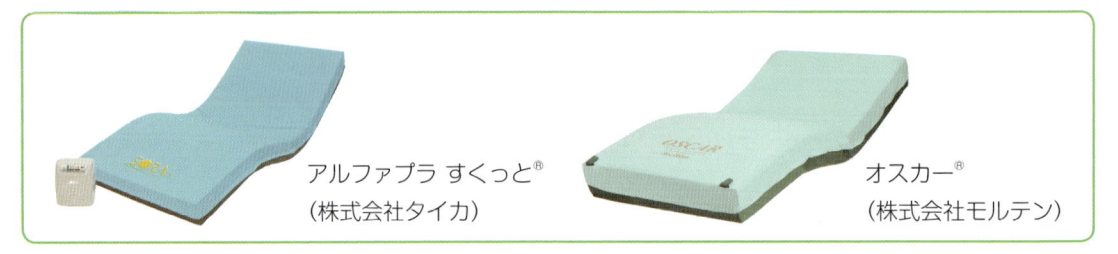

アルファプラ すくっと®
（株式会社タイカ）

オスカー®
（株式会社モルテン）

3 座位位置の調整（図6）

- 座位になる位置は、しっかり深く座れるよう、膝関節部がベッドの端に来るようにする。
- 深く座ることにより座位姿勢が安定し、余計な筋緊張がかからず良肢位が持続すると長い時間の座位が可能となる。

図6 ｜ 座位の位置は深く

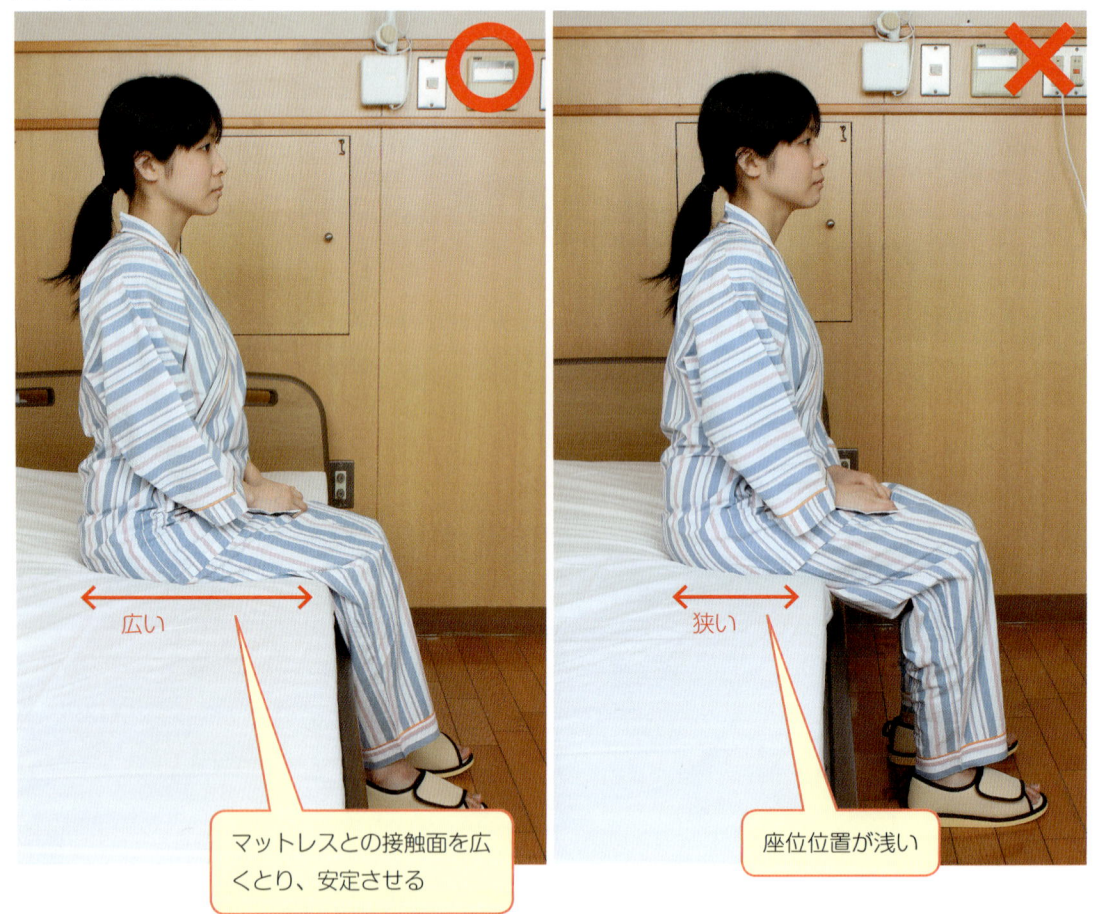

○ 広い　マットレスとの接触面を広くとり、安定させる

× 狭い　座位位置が浅い

Part 2 ■ 日常ケア場面でのポジショニング技術

4 座位姿勢の安定

- 端座位姿勢をとった後、姿勢保持の持続が困難な場合はピローや背面開放型端座位保持具等を用いて支持する。

1）ピローによる補正（図7-①②）

- 骨盤を安定させることによって、座位姿勢が安定し、座位姿勢保持が可能となる。
- 2つのピローをあらかじめベッド上に殿部が安定するようにVの字に配置する。患者の体格によって、ピロー幅を調整する。
- 身体の内側にあたる部分のピローの厚さを薄くし、外側部分を厚くすることによって、より安定感が増す（図7-②、図8）。

図7-① | 2つのピローにより補正

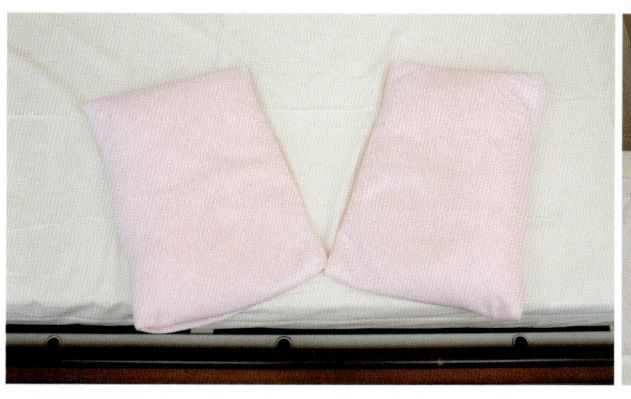

図7-② | 外側を厚くする

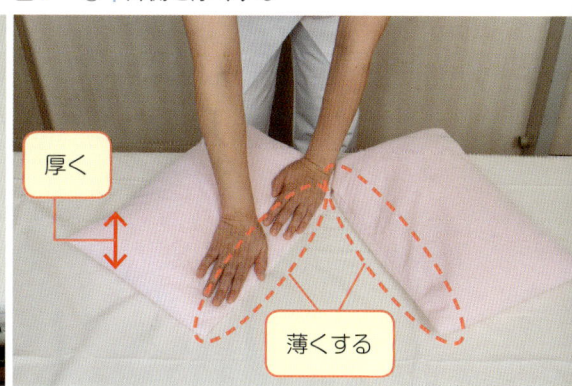

厚く
薄くする

- ピローで殿部を包むように座り、圧抜き、もしくは左右に患者の身体を傾け、ピローと皮膚の接触面に生じるずれを解除する（図8）。

図8 | ピロー上の座位

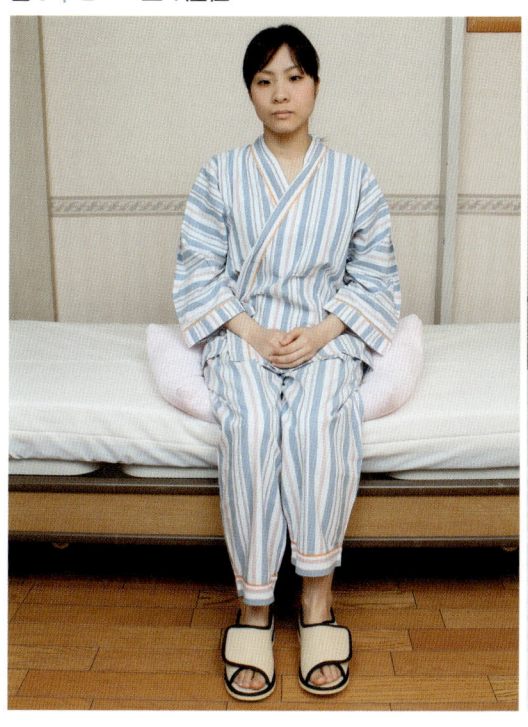

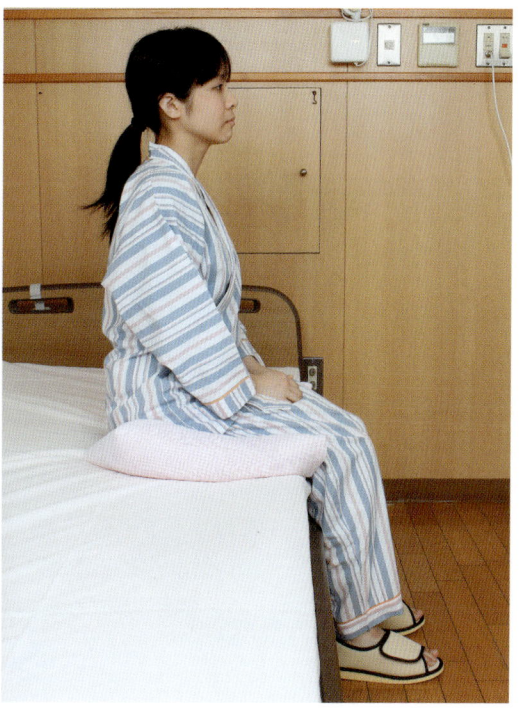

座位時：ベッド上、椅子上

身体のアライメントの重要性

- 座位にあっては、臥位以上に身体のアライメントが重要になる。座面に脊柱が垂直に刺さるイメージになる。
- 座面は、仙腸関節の関係から骨盤が開くような状態になると座面（骨盤面）の安定を図れない。そのため、ベッド上・椅子上ともに骨盤が開かないように座面の安定を図ることが重要である（図9）。
- 椅子上座位では、股関節の内外転・内旋・外旋と座位のくずれに注意する（図10-①②）。

図9 ｜ 座面の安定を図るためのポイント

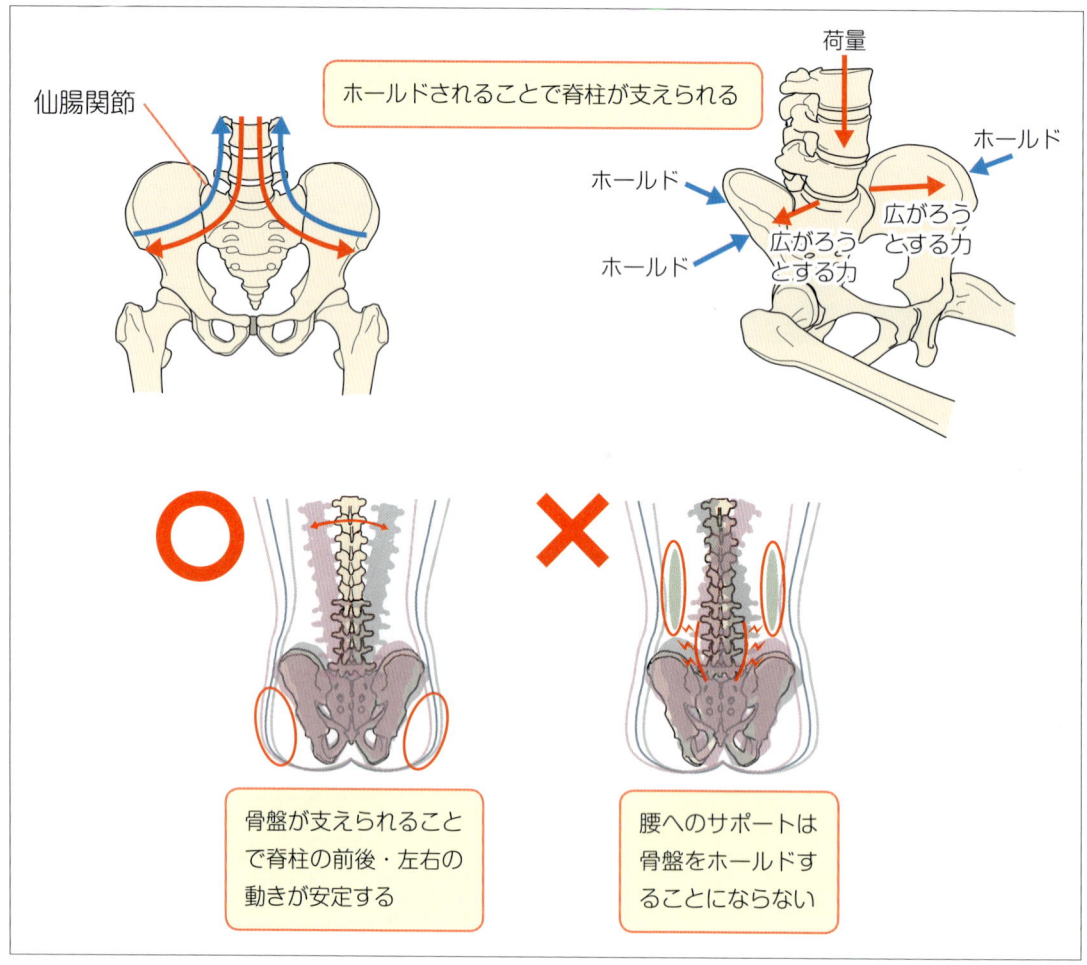

図10-① アライメント評価（椅子上）

座位姿勢（水平面）

不安定　　安定

アライメントにねじれがあり、座位姿勢が安定していない

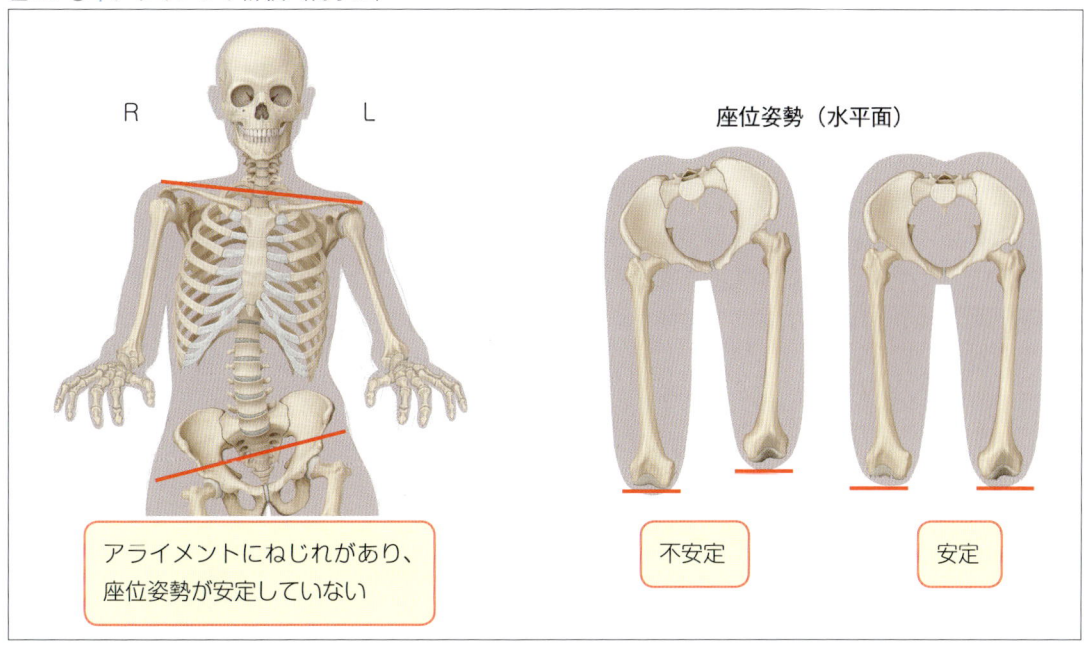

図10-② 椅子上座位のNG

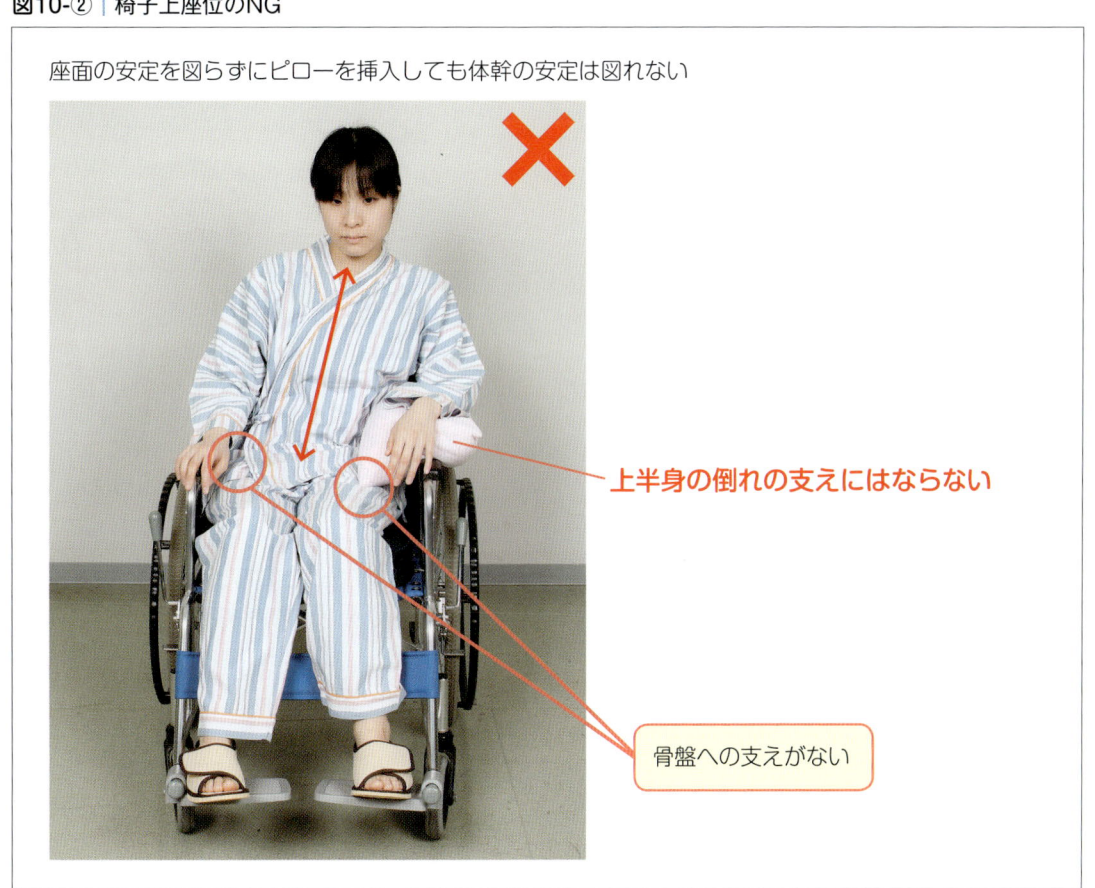

座面の安定を図らずにピローを挿入しても体幹の安定は図れない

上半身の倒れの支えにはならない

骨盤への支えがない

Part 2　日常ケア場面でのポジショニング技術

座位時：ベッド上、椅子上

車椅子上の座位姿勢

1 座面クッションの選択

- 椅子上座位の場合もベッド上座位とほぼ同様である。安定が図れるような座位姿勢が基本となる（図11）。
- 前座りにならないよう、骨盤を調整する（図12）。
- 前方へのずれを予防するために下肢側を高くする（図13）。
- 座面クッションには各種あり、それぞれの構造・機能によって、座面圧等が変化する他、ずれ力の緩和能等が異なる。
- ベッド上座位では、ずれ力は体位を保持した時点（仰臥位〜座位にした際）を考慮すればよいが、椅子上の場合、仙骨座り等によって前方へ滑るような姿勢の場合、ずれ力を緩衝する機能を持つジェル等を単体またはハイブリッド構造として有する座面クッションが有効である。

図11 | 車椅子座位の姿勢

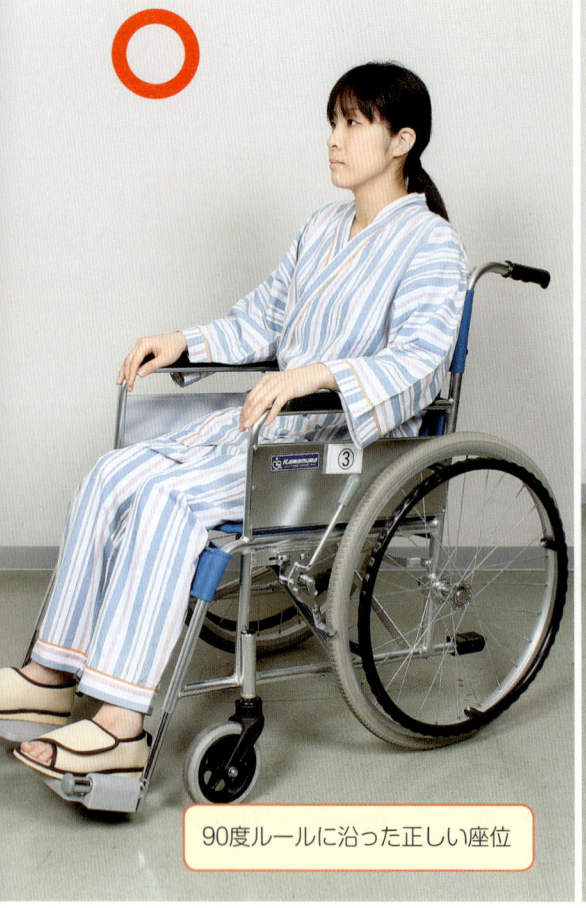

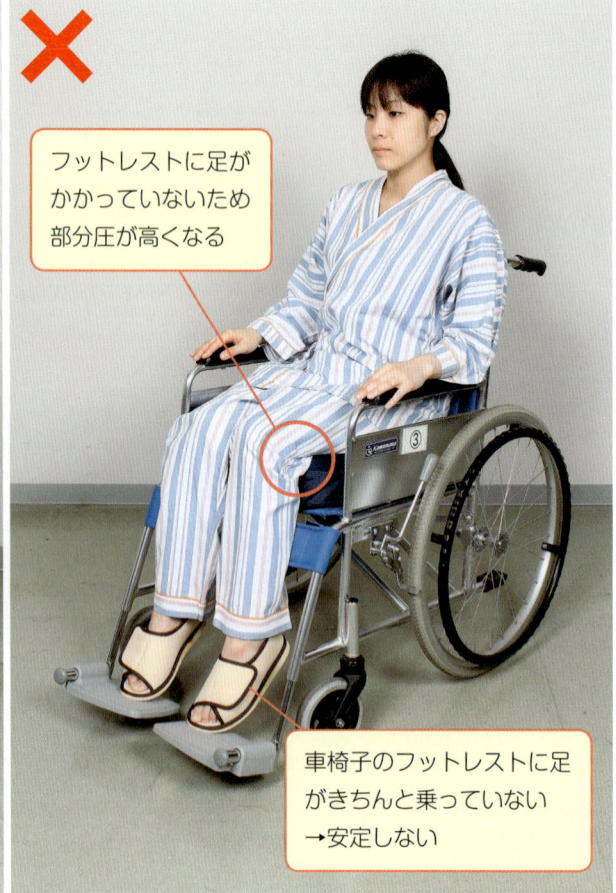

○ 90度ルールに沿った正しい座位

× フットレストに足がかかっていないため部分圧が高くなる

車椅子のフットレストに足がきちんと乗っていない
→安定しない

図12 | 前座りにならないような座位姿勢

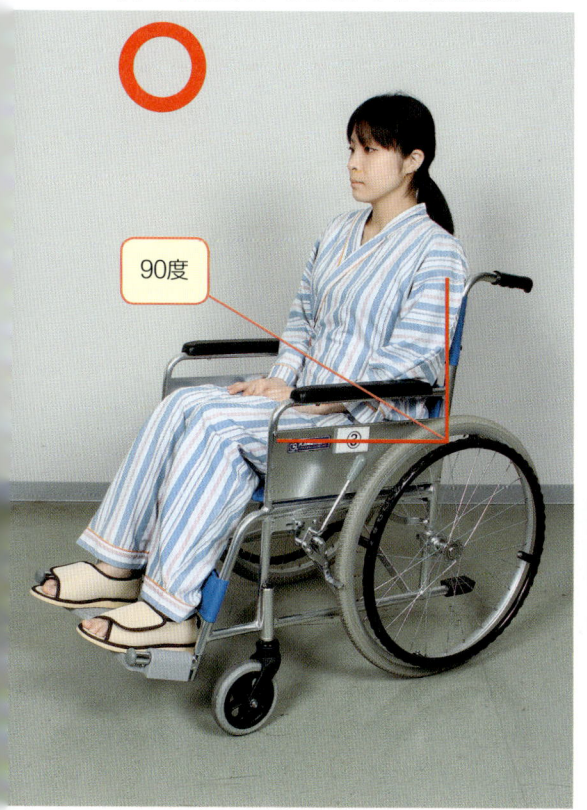

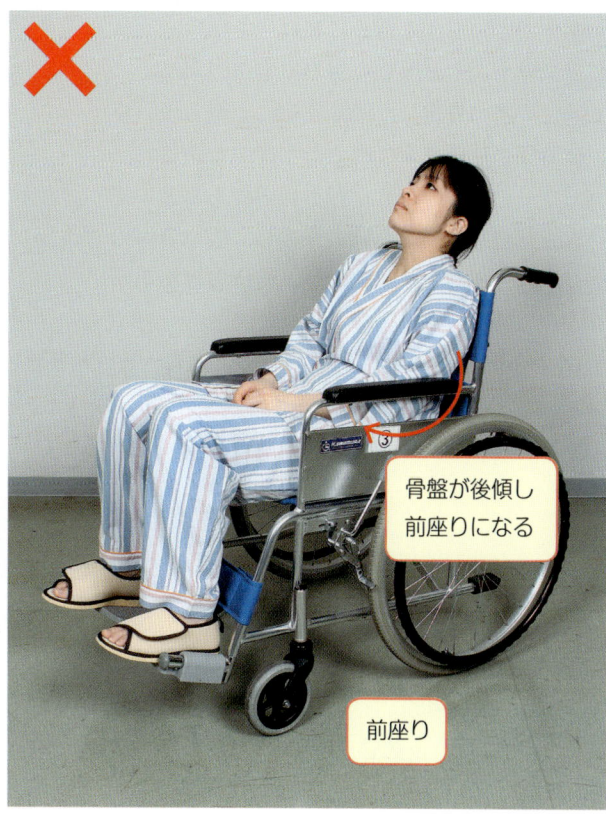

90度

骨盤が後傾し前座りになる

前座り

図13 | 前座りにならないようにする

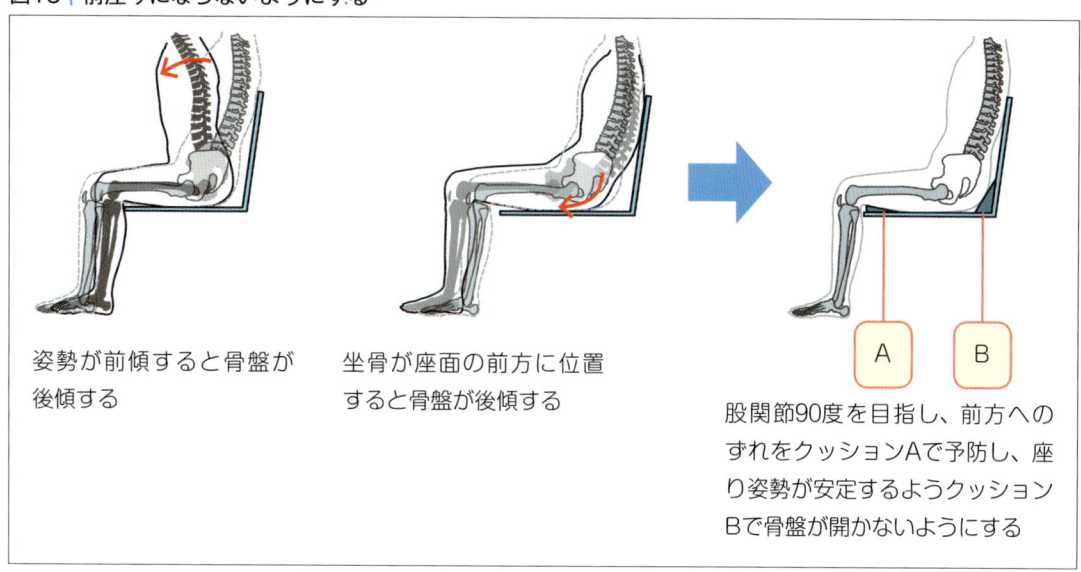

姿勢が前傾すると骨盤が後傾する

坐骨が座面の前方に位置すると骨盤が後傾する

A　B

股関節90度を目指し、前方へのずれをクッションAで予防し、座り姿勢が安定するようクッションBで骨盤が開かないようにする

Part 2　日常ケア場面でのポジショニング技術

座位時：ベッド上、椅子上　27

2 ピローの選択と使用

- 座位の安定を図るためにピローを使用し、体位調整を図ると座位姿勢の安定が図られる。
- 座位姿勢の安定は、部分圧迫にも至らず、座位時間の延長や楽に座るなどにつながる。
- ピローのサイズや素材が不適切であると、挿入されたピローをよけようとし、座位姿勢のくずれや不安定を招くため、支持力はあるが硬すぎず違和感を生じない素材が重要である。
- 座った際には、食事をする、手作業をするなど、さまざまな活動（作業）が期待されるため、こうした活動を邪魔しない形状（大きさ）を考慮しなくてはならない。
- 椅子上座位では、背部の両サイドからピローを挿入して座位の安定を図る（図14）。

図14 │ 椅子上座位で背部の両サイドからピローを挿入する

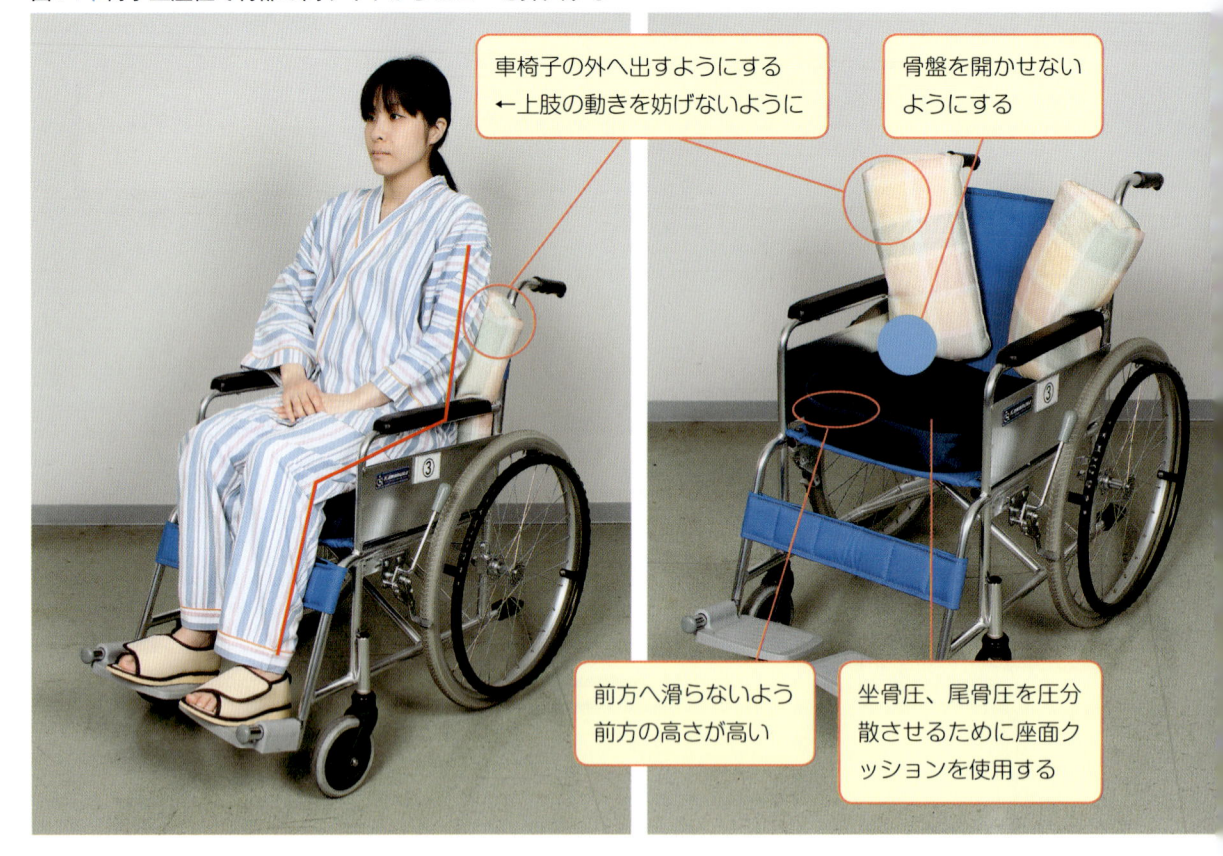

- 車椅子の外へ出すようにする ←上肢の動きを妨げないように
- 骨盤を開かせないようにする
- 前方へ滑らないよう前方の高さが高い
- 坐骨圧、尾骨圧を圧分散させるために座面クッションを使用する

28　Part 2 ■日常ケア場面でのポジショニング技術

片麻痺患者のポジショニング

1 ベッド上体位

- 片麻痺患者のベッド上体位では、①骨盤を安定させる、②沈んでいる側の身体下にピローを挿入して左右を平行にする、③両下肢が中間位になるように股関節への調整を行うことが必要になる（図15）。
- 上記が可能なようなピローの挿入と圧抜きがポイントになる。

図15 片麻痺患者のベッド上体位での注意点

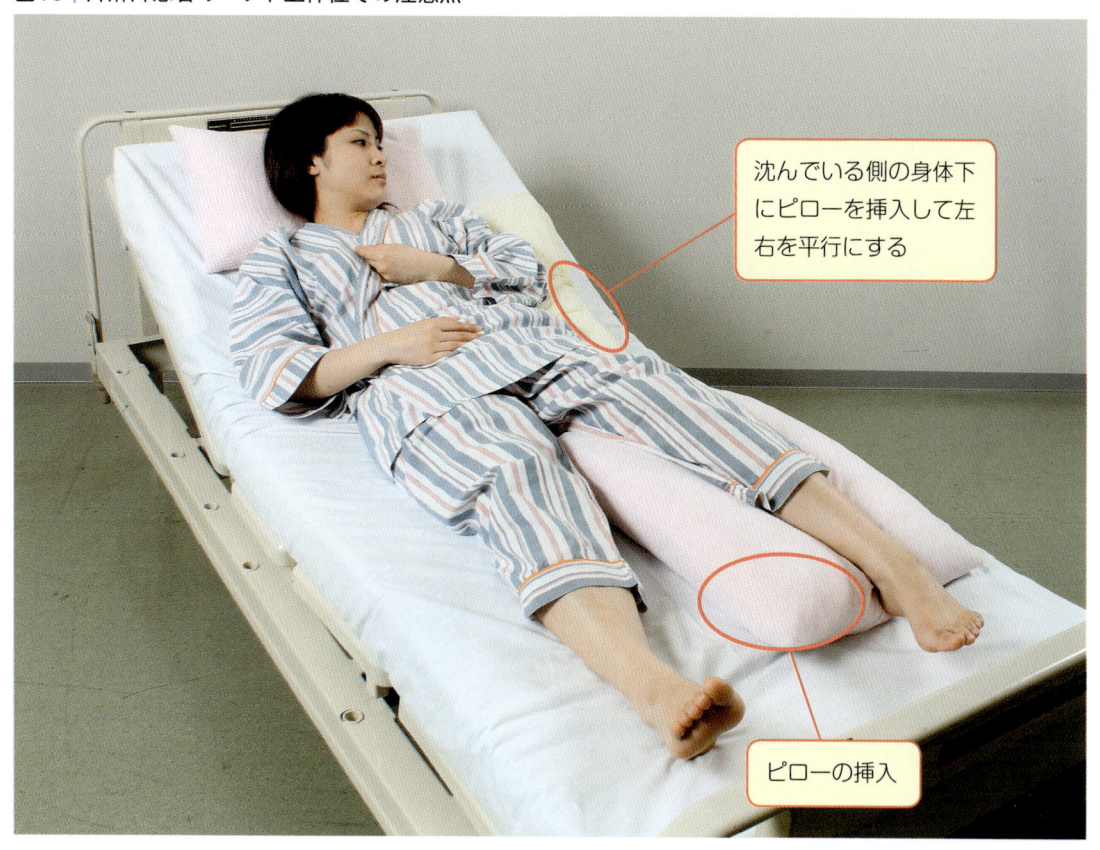

沈んでいる側の身体下にピローを挿入して左右を平行にする

ピローの挿入

座位時：ベッド上、椅子上

2 椅子上座位

- 片麻痺患者の椅子上座位では、麻痺側の下肢の下に大きめのピローを挿入して座位バランスを保つことが重要である（**図16**）。

図16 片麻痺患者の椅子上座位

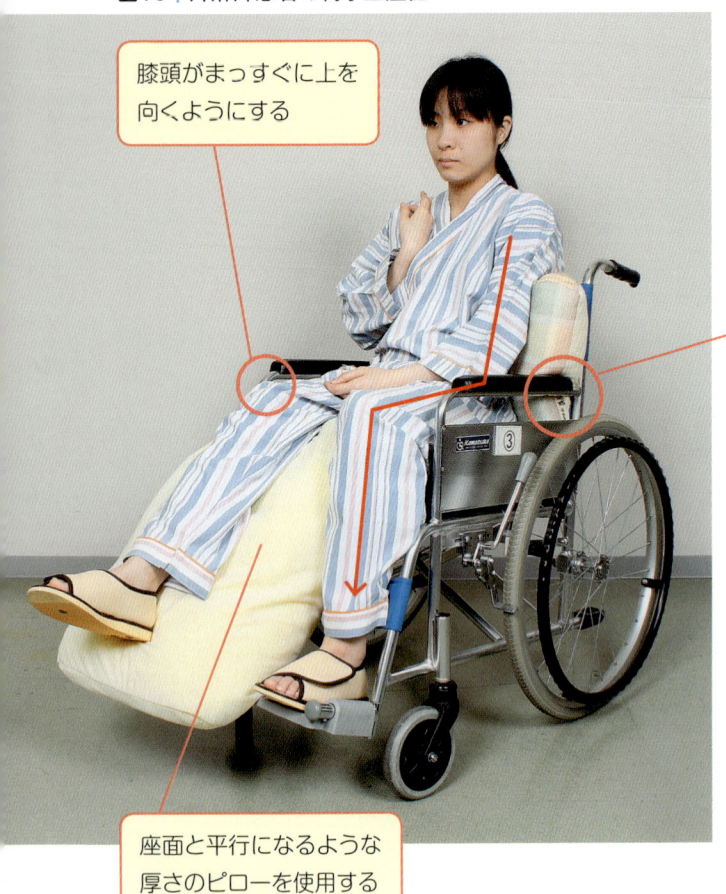

- 膝頭がまっすぐに上を向くようにする
- 左右から骨盤を押さえ、座位面を安定させる
- 座面と平行になるような厚さのピローを使用する

片麻痺等に使用できる、高さが調整可能な座面クッション

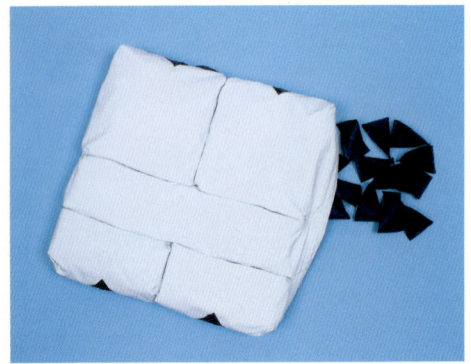

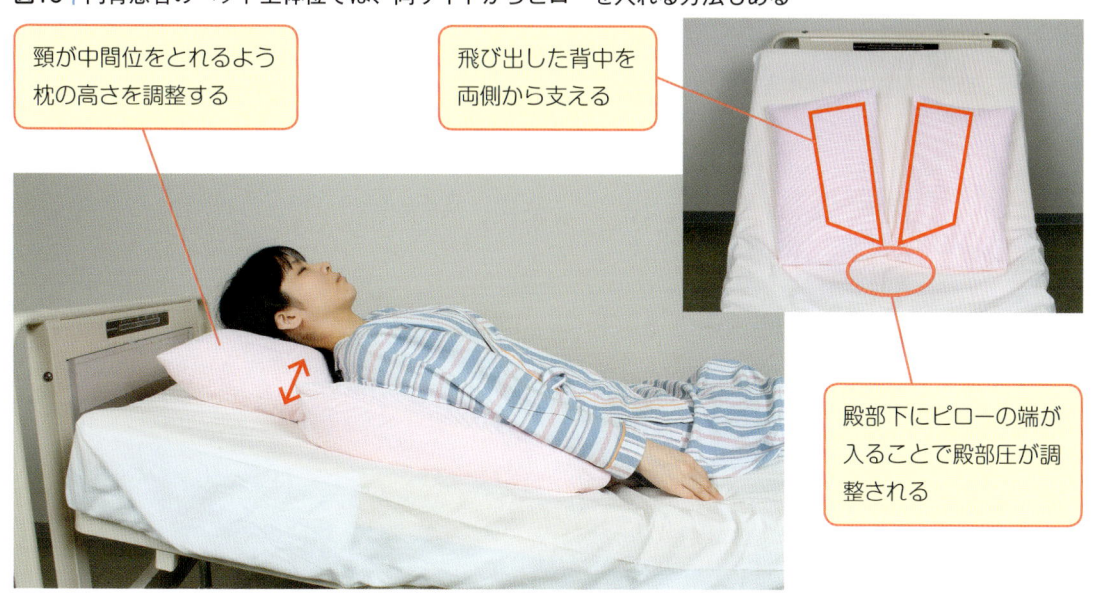

円背患者のポジショニング

- ベッド上では、ベッドのリクライニング機能を用いたうえで、円背全体を覆うような大きなピローを使用する。それによって背部の部分圧迫回避と安定を図ることができる（図17）。
- 円背患者には、両サイドからピローを挿入し、突出した背部に部分圧迫を生じさせない方法もある（図18）。
- いずれの方法でも、脊柱をまっすぐさせるために首が後屈しないようにする。
- 椅子上座位では、背部にピローを入れて体位を調整する（図19）。

図17｜円背患者のベッド上体位では、大きなピローを入れる

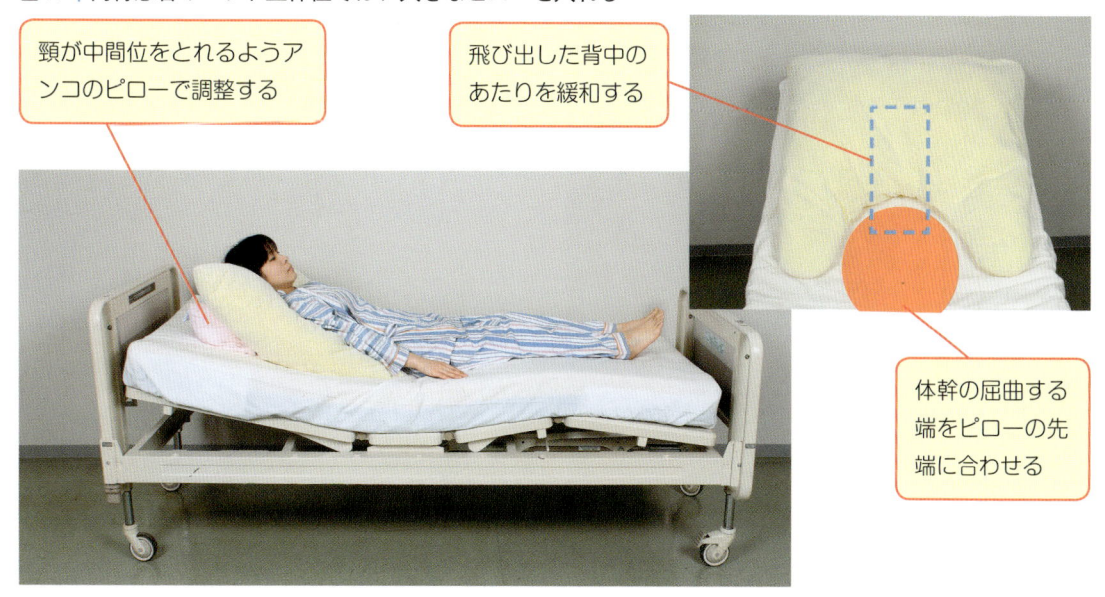

- 頸が中間位をとれるようアンコのピローで調整する
- 飛び出した背中のあたりを緩和する
- 体幹の屈曲する端をピローの先端に合わせる

図18｜円背患者のベッド上体位では、両サイドからピローを入れる方法もある

- 頸が中間位をとれるよう枕の高さを調整する
- 飛び出した背中を両側から支える
- 殿部下にピローの端が入ることで殿部圧が調整される

座位時：ベッド上、椅子上

図19 | 車椅子上での円背患者のポジショニング

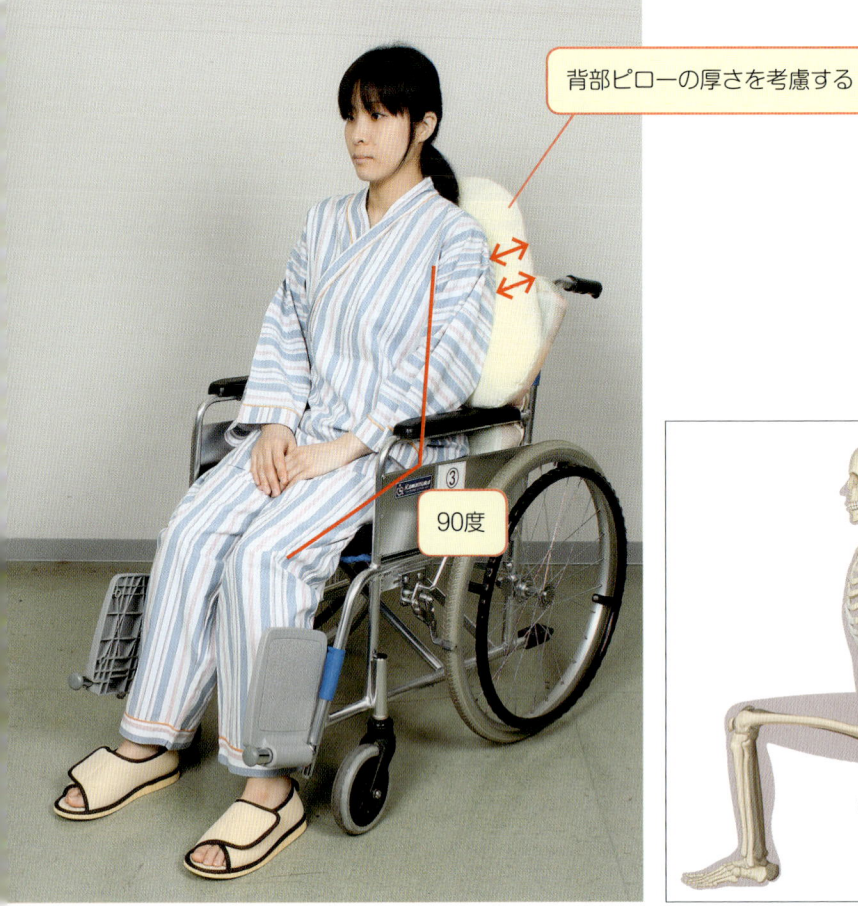

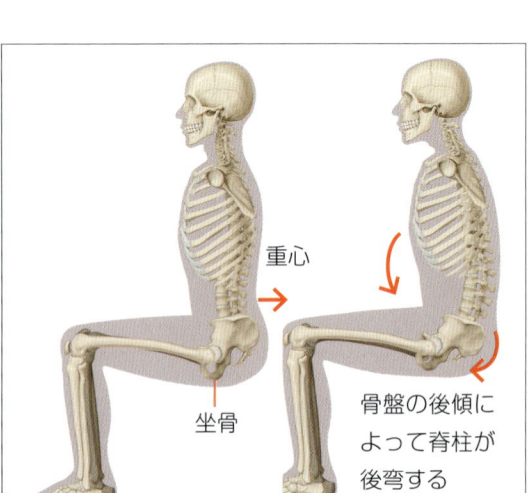

背部ピローの厚さを考慮する

90度

重心
坐骨
骨盤の後傾によって脊柱が後弯する

背筋を伸ばした姿勢で腰を下ろすと骨盤は坐骨で支持され、重心線がわずかに支持点の坐骨後方を通る。その結果、骨盤が後傾して円背になりやすい。そこで可能な限り、「90度姿勢」をとる（股関節90度、膝関節90度、足関節90度）。

（田中マキ子、栁井幸恵）

COLUMN

車椅子座位時の拘束

　看護の現場では、安全確保のためやむをえず車椅子座位時に身体拘束を行うことがあります（図1）。身体を拘束された患者は、拘束されていることから逃れようと自力で何度も立ち上がろうとすることがあります（図2）。

　そのような立ち上がりの動作で抑制具が接触する部位に摩擦・ずれ力が加わり、接触部位に創傷を形成しやすい状況になります（図3）。そのため、抑制具接触部位の皮膚の観察と予防的スキンケアを実施することが重要です。

　また、体動が激しい場合や長時間車椅子座位が必要となるときは、徐々に座位姿勢がくずれ前座りになりやすいものです（図4）。そうなると、坐骨〜尾骨部にかけて部分圧迫とずれ力が加わり、容易に褥瘡を発生してしまいます。部分圧迫やずれ力を緩衝する機能を持つジェル等を単体で使うか、またはハイブリッド構造を有する座面クッションを用いる必要があるでしょう。

（江村真弓）

図1

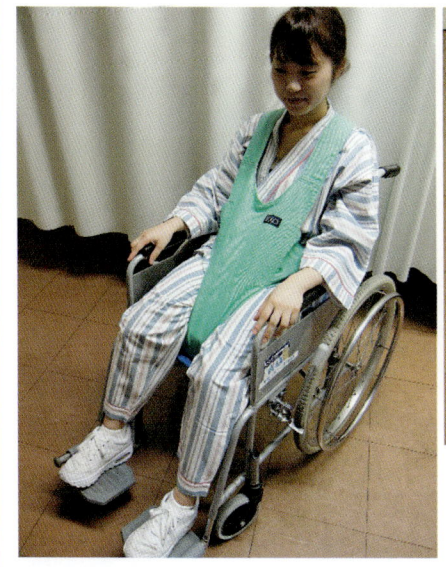

図2

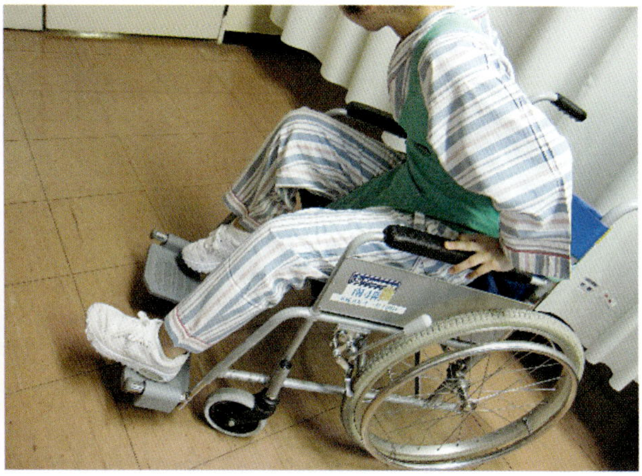

図3

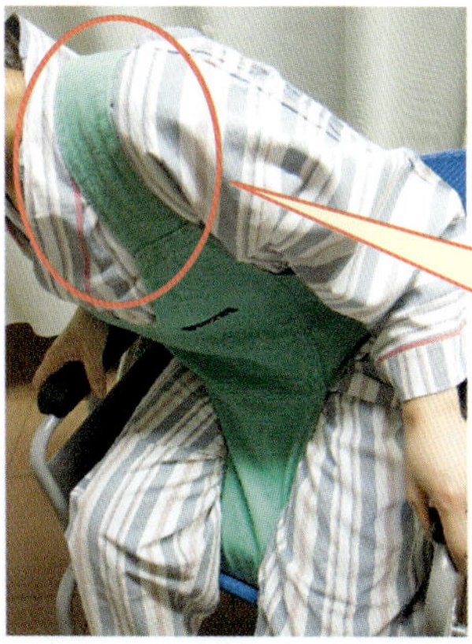

抑制具が接触する部位に摩擦・ずれ力が加わる→皮膚の観察・予防的スキンケアが重要

図4

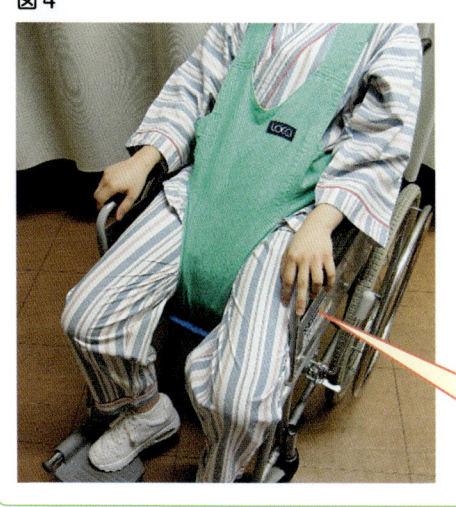

坐骨〜尾骨部にかけて部分圧迫とずれ力が加わる
→必ず座面クッションを用いる

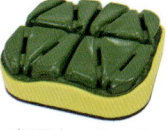

座面クッション

座位時：ベッド上、椅子上

頭側挙上の際の配慮点

- 頭側挙上にあたっては、ベッドのリクライニングポイントを確認し、患者に適切な位置に臥床してもらい、足上げ、背上げを開始する必要がある。
- 患者の体格によっては下肢の挙上ポイントが合わず、適切な位置で下肢が屈曲せず、伸展位になる場合がある。下肢が伸展位のまま背上げを行うと、背上げの際に身体が尾側へずれ、褥瘡発生の原因になるとともに、余計な筋緊張がかかる。
- 下肢の屈曲点が合わない場合は、ピロー等で大腿部を挙上し、下肢を伸展位ではなく、軽度屈曲位に保つようにする。

（栁井幸恵、江村真弓）

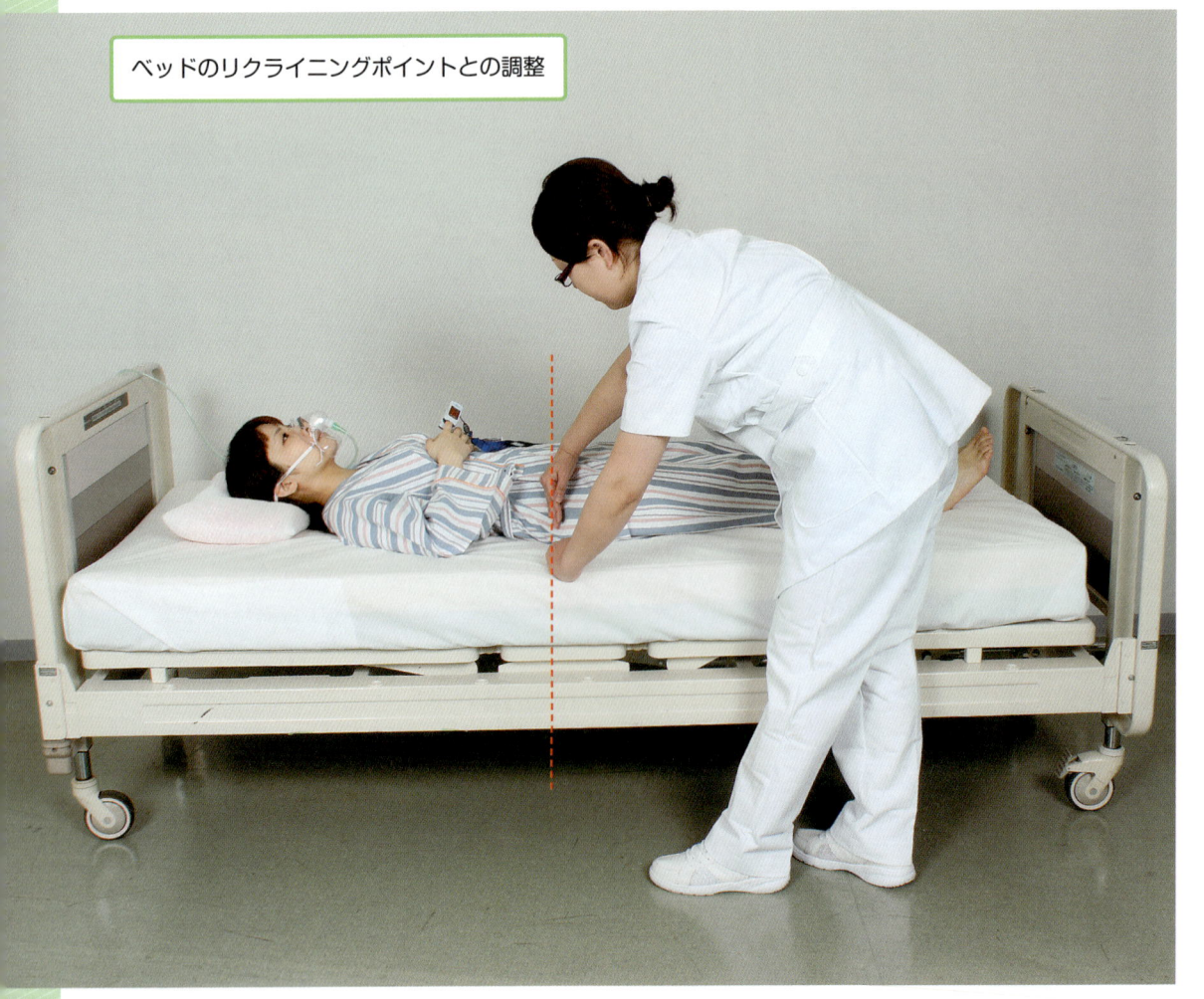

> ベッドのリクライニングポイントとの調整

①患者の屈曲点をベッドのリクライニングポイントに合わせる。

天板が3パーツのベッドの場合

- 頭側
- 下肢屈曲ポイント
- 尾側
- リクライニングポイント

天板が4パーツのベッドの場合

- 頭側
- 殿部を支える面
- 下肢屈曲ポイント
- 尾側
- リクライニングポイント

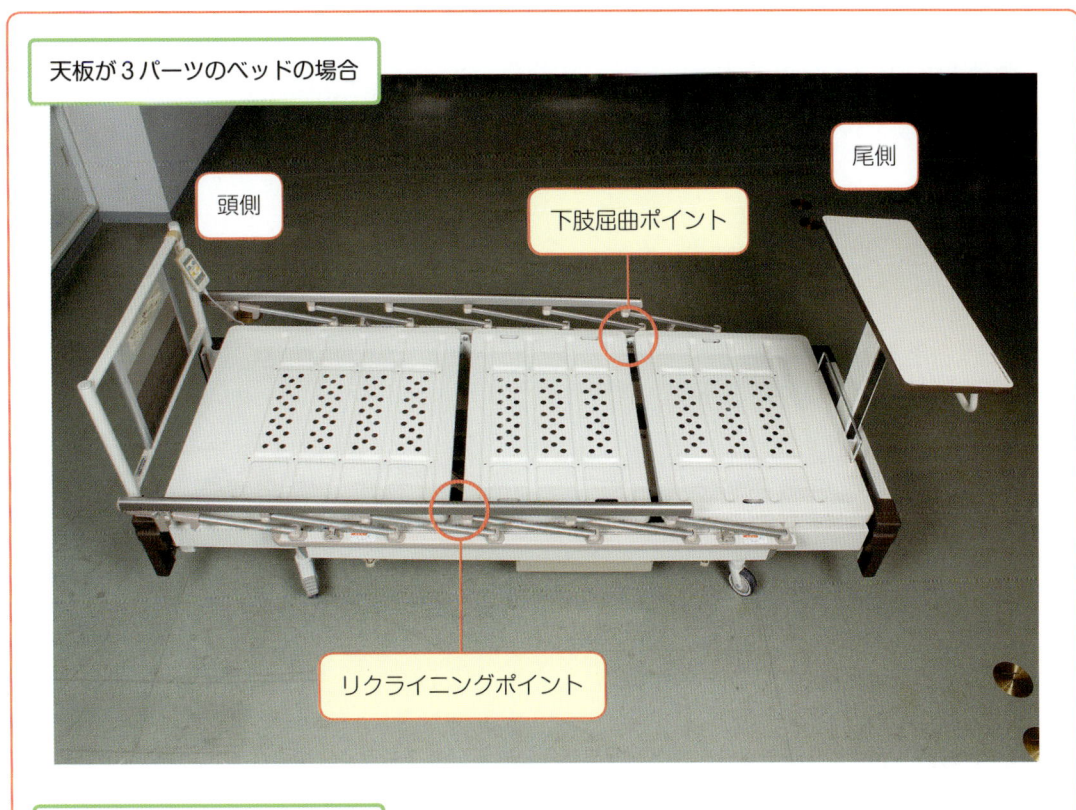

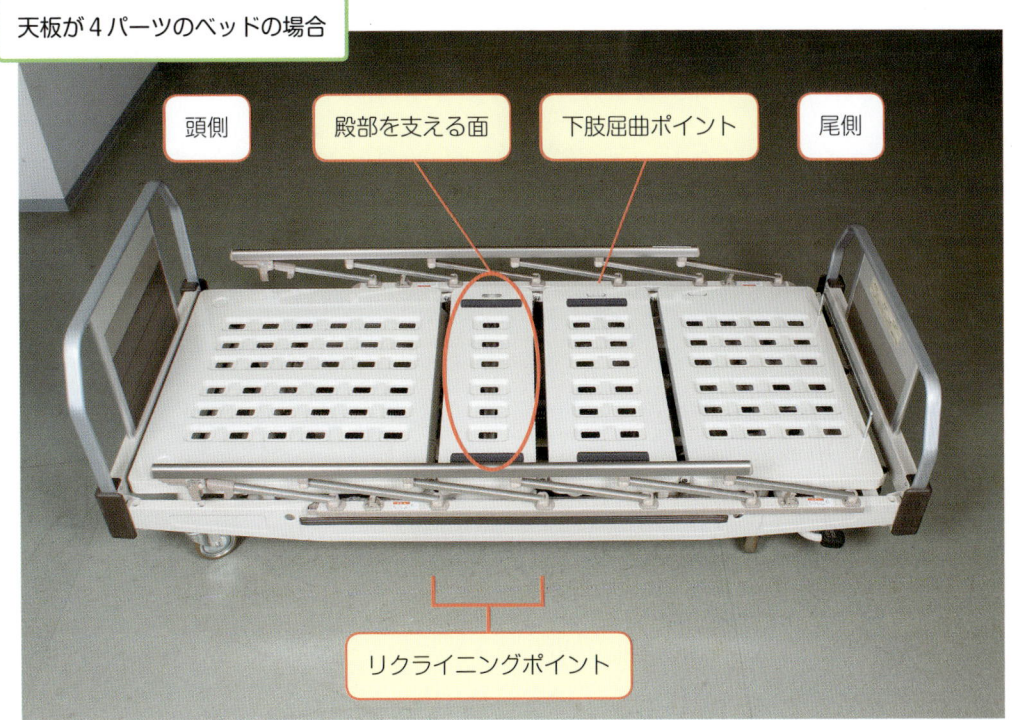

ベッドのリクライニングポイントは、ベッドの種類によって異なる。
（構造を理解して進めることが重要）

下肢側を10～15度挙上

10～15度

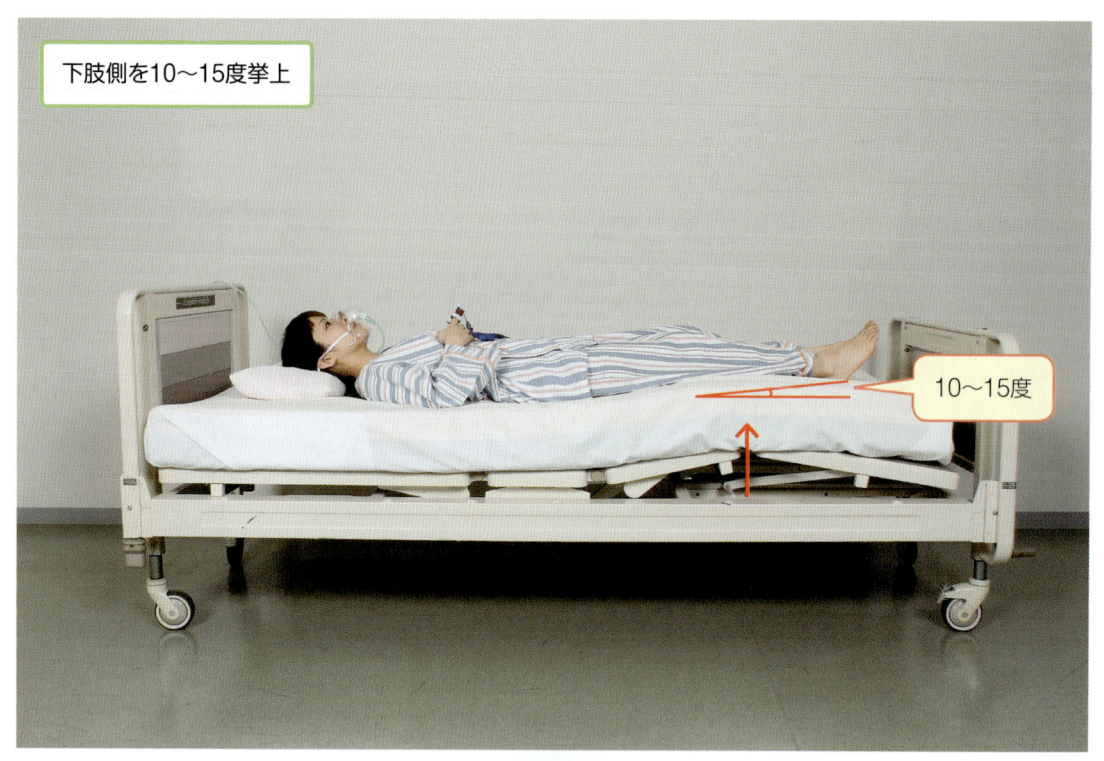

②下肢側を10～15度挙上させる。

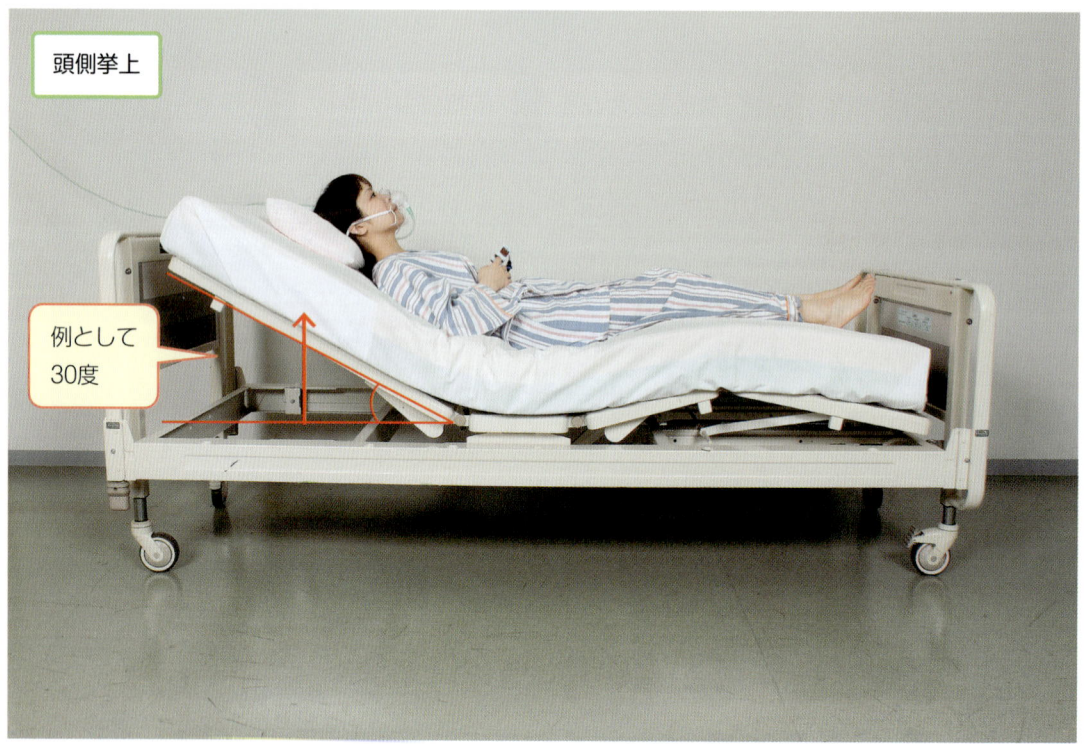

頭側挙上

例として30度

③頭側を目的の角度まで挙上させる（このときは30度）。

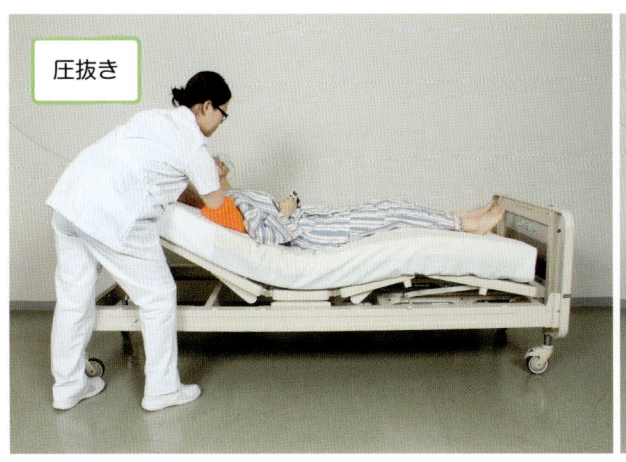

圧抜き

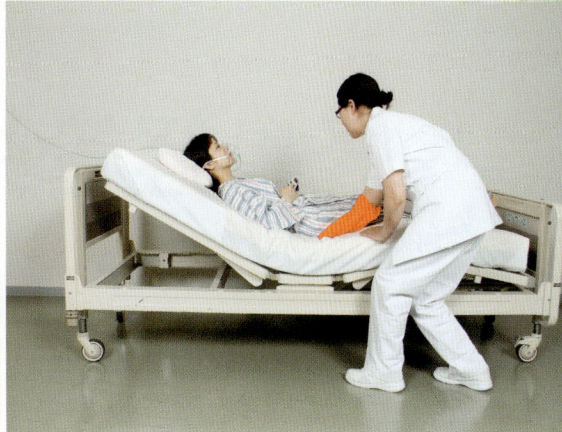

④上体から下体にかけて"圧抜き"を行う。寝衣を整える。

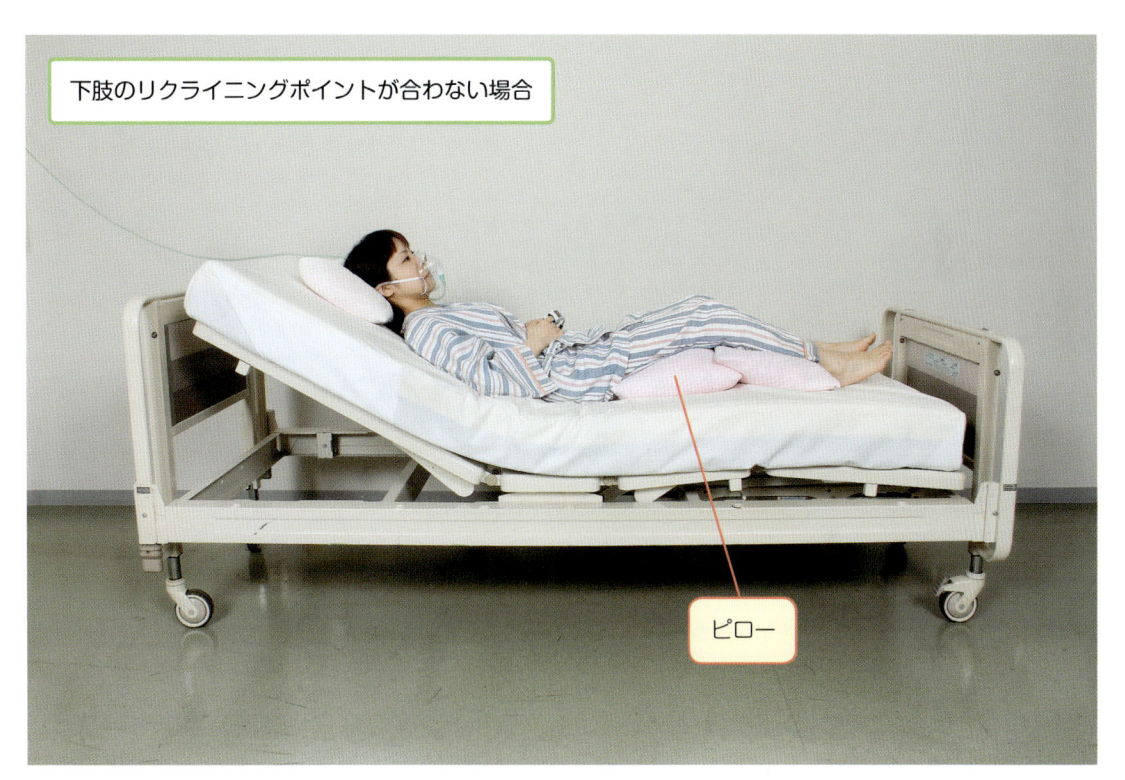

下肢のリクライニングポイントが合わない場合

ピロー

⑤下肢のリクライニングポイントが合わない場合は下肢側のベッドを下げ、ピローで調整する。

頭側挙上の際の配慮点

Part 2　日常ケア場面でのポジショニング技術

経鼻経管栄養場面

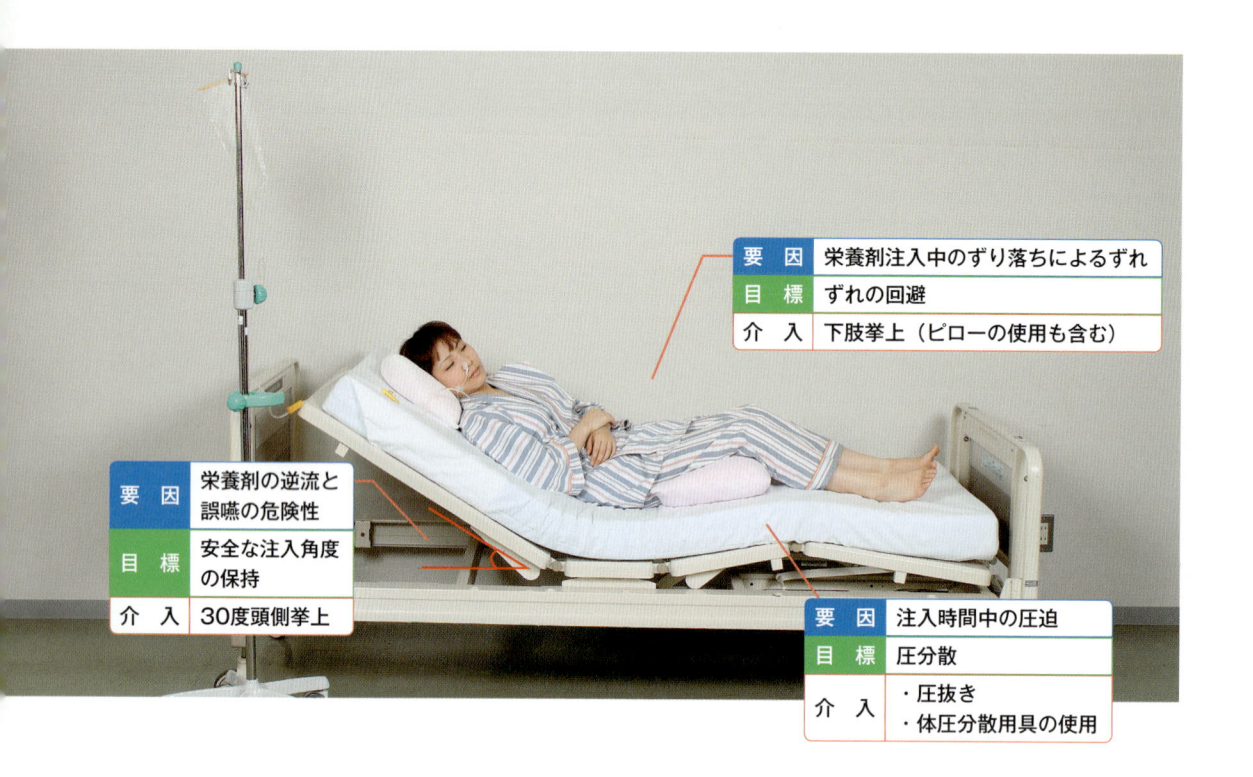

要因	栄養剤注入中のずり落ちによるずれ
目標	ずれの回避
介入	下肢挙上（ピローの使用も含む）

要因	栄養剤の逆流と誤嚥の危険性
目標	安全な注入角度の保持
介入	30度頭側挙上

要因	注入時間中の圧迫
目標	圧分散
介入	・圧抜き ・体圧分散用具の使用

ポジショニングのポイント

- 経管栄養時（胃瘻、NGチューブ等による）や、病態的に医師の指示による安静度制限の際、または、口腔期から咽頭期における食塊の送り込みの障害時は頭側挙上30度で行う。

- 頭側挙上30度は経管栄養を行う患者でよく用いられる角度であるが、患者によって適切な角度は異なる。まずは、30度をめやすに行い、仙骨〜尾骨等骨突出部の下に手を挿入し、圧を確認してその患者に適切な角度を決定する必要がある。

- 頭側挙上30度は褥瘡予防にも好ましい体位とされている。

- 経管栄養時は注入時間など長時間にわたり同一体位をとるケースも少なくないため、より安楽な姿勢保持が必要である。

ポジショニング開始前の準備

- 患者がベッドのどの位置に寝ている状態で頭側挙上を行うかは注意すべき点である。
- リクライニングポイント（p.35参照）を確認し、適切な位置から足上げ、背上げを開始する必要がある。
- 患者の体格によっては、下肢の挙上ポイントと膝の屈曲ポイントが合っていない場合がある（図1）。そのため、適切な位置で下肢が屈曲せず、伸展位になる。
- 下肢が伸展位のまま頭側挙上を行うと、頭側挙上の際に身体が尾側へずれ、褥瘡発生の原因になるとともに、余計な筋緊張がかかる。
- 下肢の屈曲点が合わない場合は、ピロー等で大腿部を挙上し、下肢を伸展位ではなく、軽度屈曲位に保つ。
- 注入による頭側挙上が持続するケースでは、マットレスに体圧分散用具を用いて、仙骨・尾骨・踵部の圧分散を行うことが望ましい。

図1 | 下肢挙上ポイントの確認

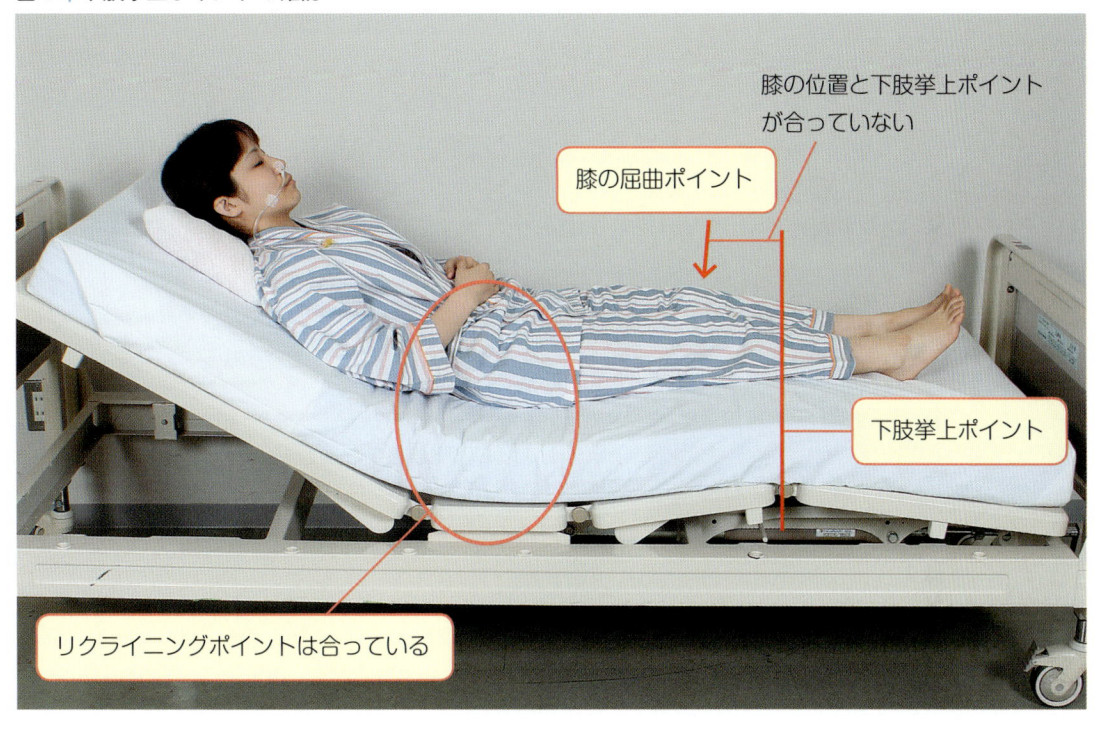

- 膝の位置と下肢挙上ポイントが合っていない
- 膝の屈曲ポイント
- 下肢挙上ポイント
- リクライニングポイントは合っている

ポジショニグの進め方（背上げ30度）

1 患者の位置を確認したのち、背上げを開始する

- 下肢の挙上から開始する（図2-①）。これは、患者が尾側にずれるのを防ぐためで、患者に声をかけながら少しずつ行う。この際、下肢の屈曲ポイントが合っていなければ大腿部にピローを挿入し、ずり下がりを防ぐ（図2-②）。
- 下肢を少し挙上したのち、背上げを少しずつ行う行為を交互に繰り返し、徐々に30度まで頭側挙上を行う（図2-③）。これは下肢と頭側挙上をそれぞれ行うよりずれが少なくできるからである。
- 下肢を挙上しすぎると腹部に圧迫がかかるとともに下肢の重さが仙骨〜尾骨にかかってしまうので、患者の意思が確認できれば腹部圧迫感を確認するとともに、背抜きの際に殿部圧を確認する。

図2-① 下肢の挙上

> リクライニングポイントを合わせる

> 下肢挙上は腹部に圧迫感がかからない程度で（10〜15度をめやすに）

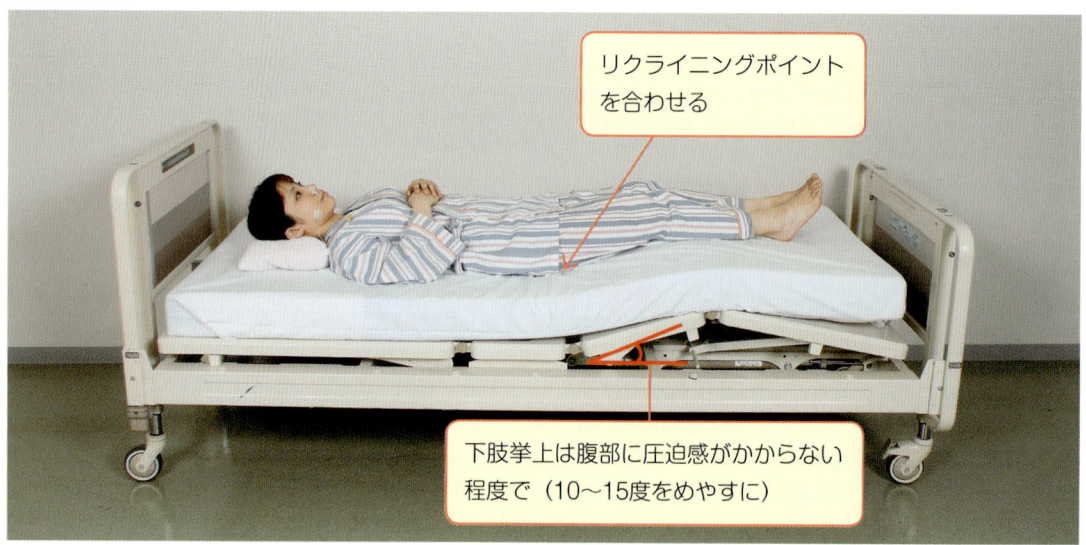

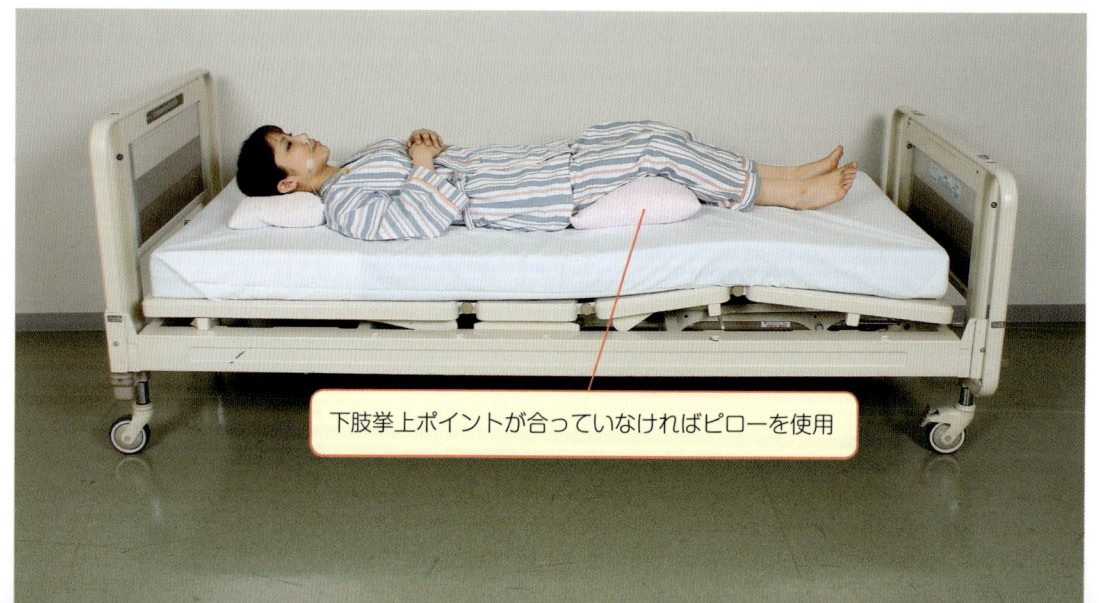

図2-② 下肢挙上用ピローの挿入

> 下肢挙上ポイントが合っていなければピローを使用

図2-③ 頭側挙上30度（下肢挙上用ピローの挿入）

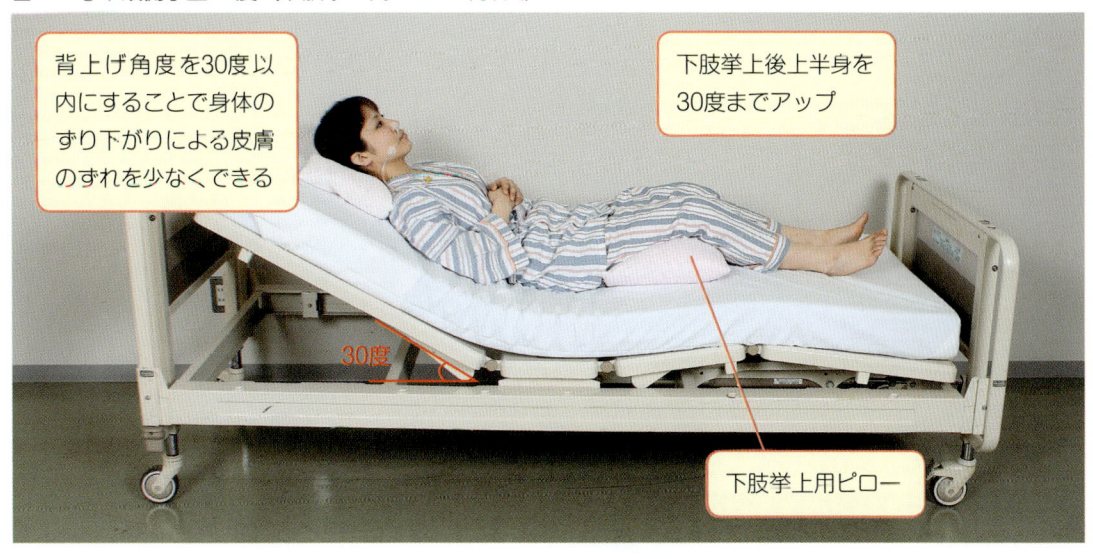

背上げ角度を30度以内にすることで身体のずり下がりによる皮膚のずれを少なくできる

下肢挙上後上半身を30度までアップ

30度

下肢挙上用ピロー

2 背抜き・足抜きを行う

- 患者の背中とマットレスのはりつきを解除する（図3-①）。患者の背中とマットレスの間に手を入れ、背部を大きくなでるようにマットレスと離す。
- この際、手のひらがマットレス側に向いているとマットレスを強く押さえることができ、背抜きが行いやすい。一方、皮膚が脆弱な患者などには手のひらを患者の背中側に向け、介助者の爪等が皮膚の刺激にならないように行う。
- 殿部から下肢においては足抜きを行う（図3-②）。

図3-① 背抜き

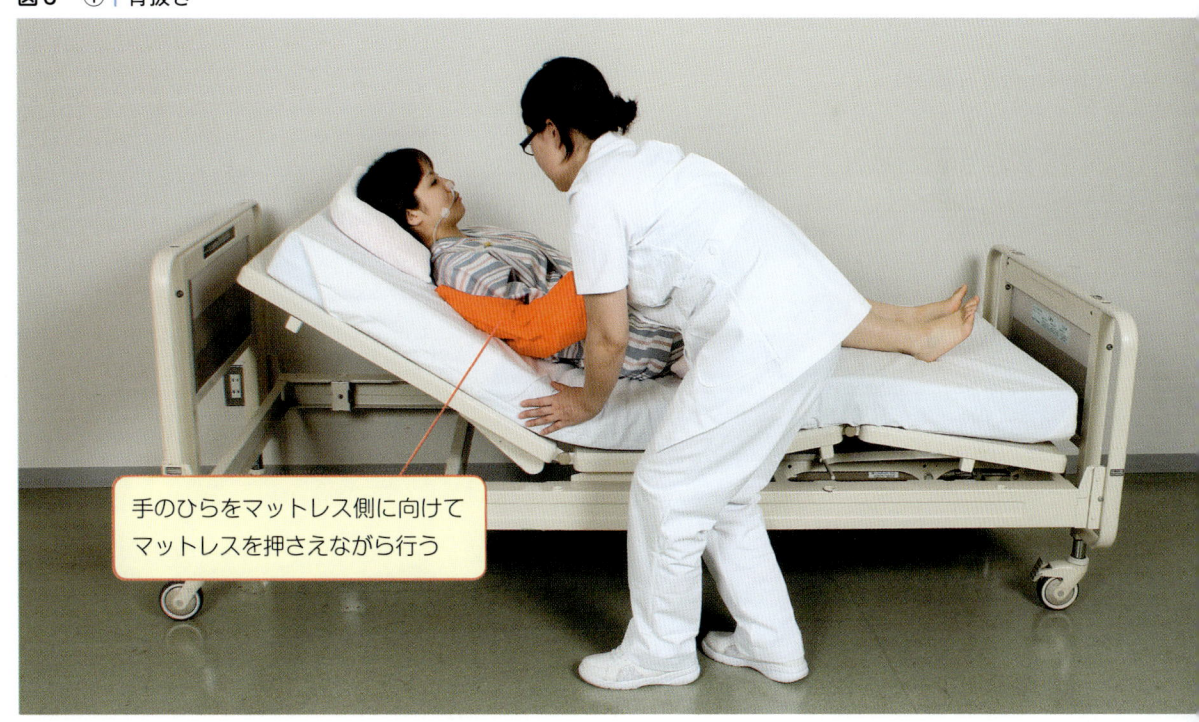

手のひらをマットレス側に向けてマットレスを押さえながら行う

経鼻経管栄養場面

図3-②｜足抜き

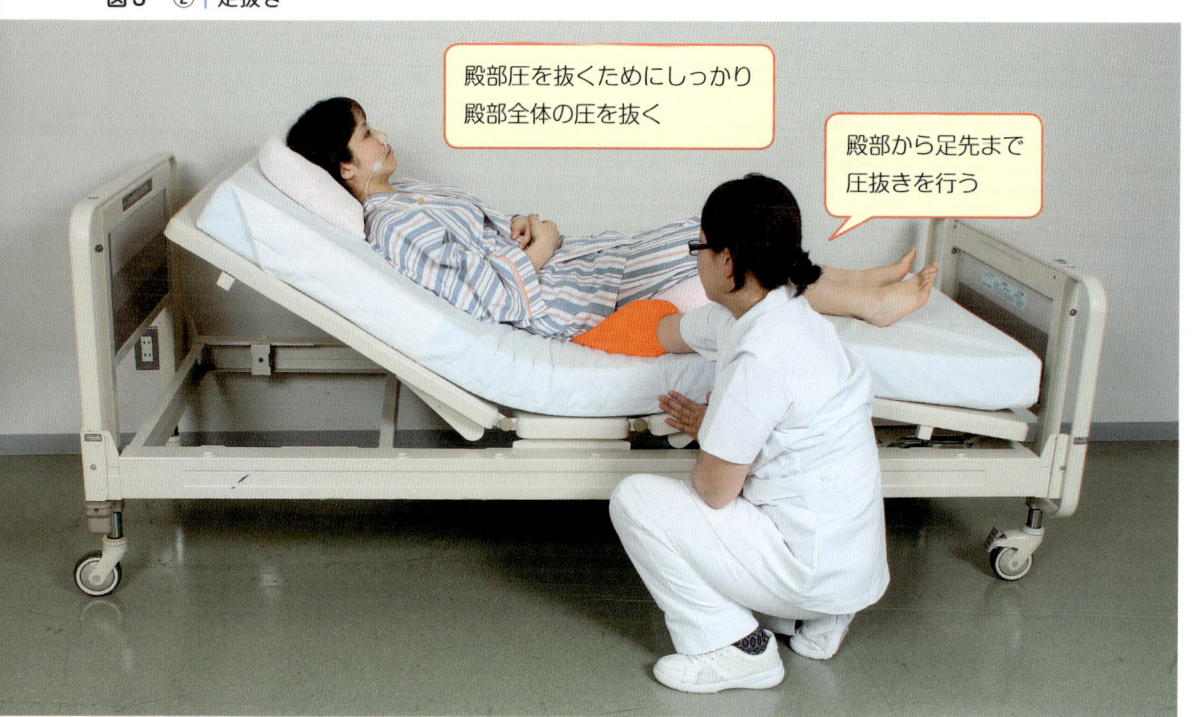

殿部圧を抜くためにしっかり殿部全体の圧を抜く

殿部から足先まで圧抜きを行う

3 軽度側臥位に向け、再び圧抜きを行う
- 栄養剤注入時は、軽度右側臥位の体位にする（図4）。これは消化管の通過を促すためとされる（胃～十二指腸への流れが促進される）。
- その後も下側になった右肩峰部や右大転子部、腸骨稜右外踝部に圧がかかっているため、同部の圧抜きを行う。

図4｜軽度右側臥位

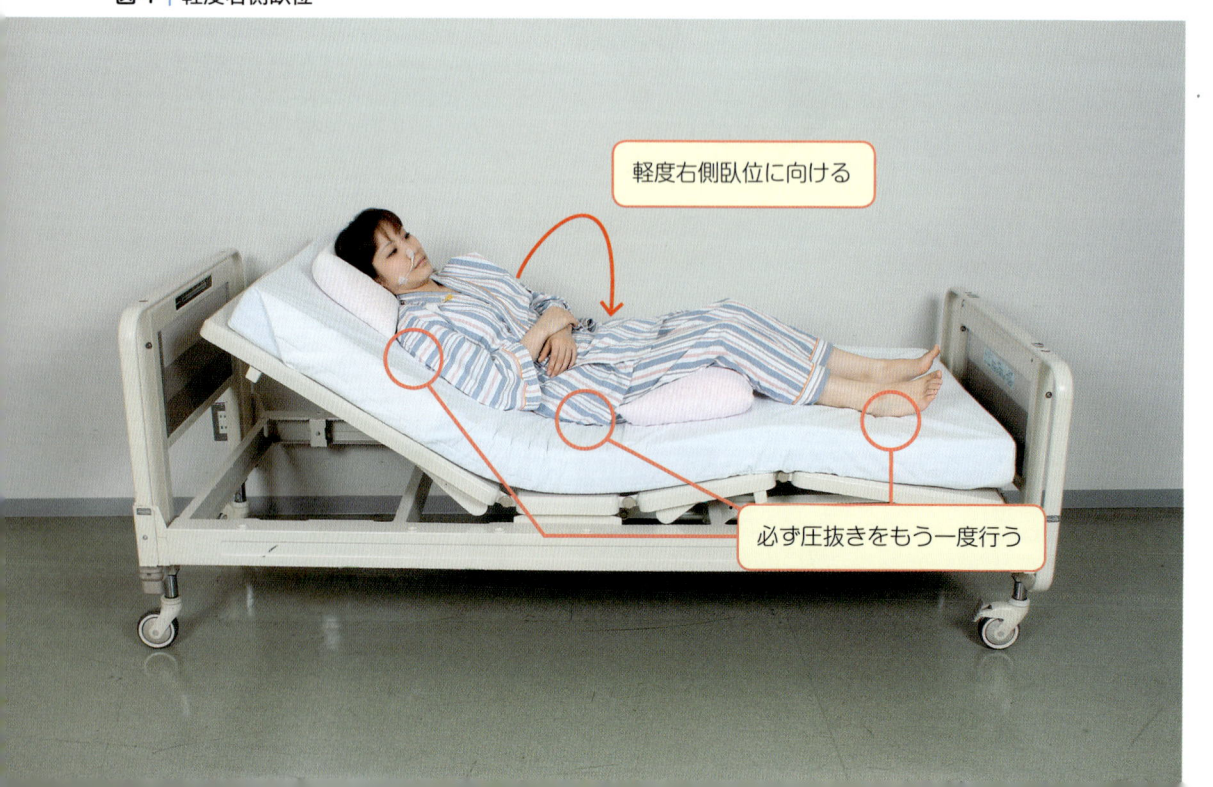

軽度右側臥位に向ける

必ず圧抜きをもう一度行う

4 注入に長時間を要する場合の方法

- 消化機能低下や下痢予防のために、注入が長時間かかる場合は、側臥位の角度を変えたり、肩峰部や大転子部の圧抜きを行い、同一部位が長時間圧迫されないようにする。
- 圧抜きを行う間隔は患者によって異なるが、訪問ごとに患者の身体の下に手を入れ、圧抜きを行う習慣をつけるとよい。
- または、2時間をめやすに下側になっていた皮膚を確認し、発赤等を認めれば、30分ずつ間隔を短くしていき、患者に合った時間を決める方法もある。

5 注入終了後、消化を促すために、背上げ状態を続ける

- この時間は、患者によって異なるため、30〜60分をめやすに医師に確認する。

6 ベッドを平坦に戻す

- 終了時ベッドを平坦にした後、身体を側臥位に向け寝衣を整えて圧抜きを行う。

（栁井幸恵）

COLUMN

停電時の体圧分散用具の対応

エアーマットレスなど電源を必要とする体圧分散用具は、停電の際など緊急時の対応を知っておく必要があります。非常電源などがある施設ではそれに切り替えることはもちろんですが、人工呼吸器や治療に必要な医療機器に電源確保が優先されるなか、体圧分散用具は緊急時応急処置を行うことで、その効果が持続する期間を延ばすことができます。ただし、体圧分散用具の種類やメーカーによってその対応方法は異なるため、自施設の体圧分散用具の緊急時の対応等を確認しておくことが必要です。

1．停電など電源確保が困難な際に受ける影響

停電時、エアマットレスは動力を失います。そのため停電時間の経過とともにマットレス内の空気が徐々に抜けて圧分散性が低下し、底付きの可能性が考えられます。また、圧切り替えや自動体位変換などの機能も稼働しません。

2．停電時の対応

体圧分散用具によって機能は異なりますが、短時間の停電であれば問題なく使用できます。ただし、マットレス内の空気は少しずつ抜けるため、停電が長時間になる可能性がある場合に対応を行うことで長時間の圧分散が可能となるものもあります（各社ホームページ等より引用、一部改変）。

①株式会社モルテンの一部製品
　・短時間（3時間程度）の停電の場合
　　若干空気は抜けるが、静止型の状態で使用可能。
　・長時間（3時間を超える）停電の場合
　　「厚手・静止型」にすることでより長時間の圧分散性を確保することができる。
　　さらに、エアホースを折り曲げた状態でテープなどで固定し、空気が抜けることを防ぐとその時間が延長する。
　　※停電復旧後は、必ずエアホースを元の状態に戻すこと。

②株式会社ケープの一部製品
　電磁弁の採用で、停電時でもマットレスのエア抜けが防止される。利用者（患者）の状態により、1週間程度の期間、内圧を保つことができる。

3．停電復旧後の設定について

体圧分散用具の種類によって異なりますが、停電後電源は復活しても、各種設定が停電前のようにならないものもあるため、停電回復後は確認が必要です。

（栁井幸恵）

Part 2　日常ケア場面でのポジショニング技術

嚥下障害患者の嚥下リハビリテーション場面

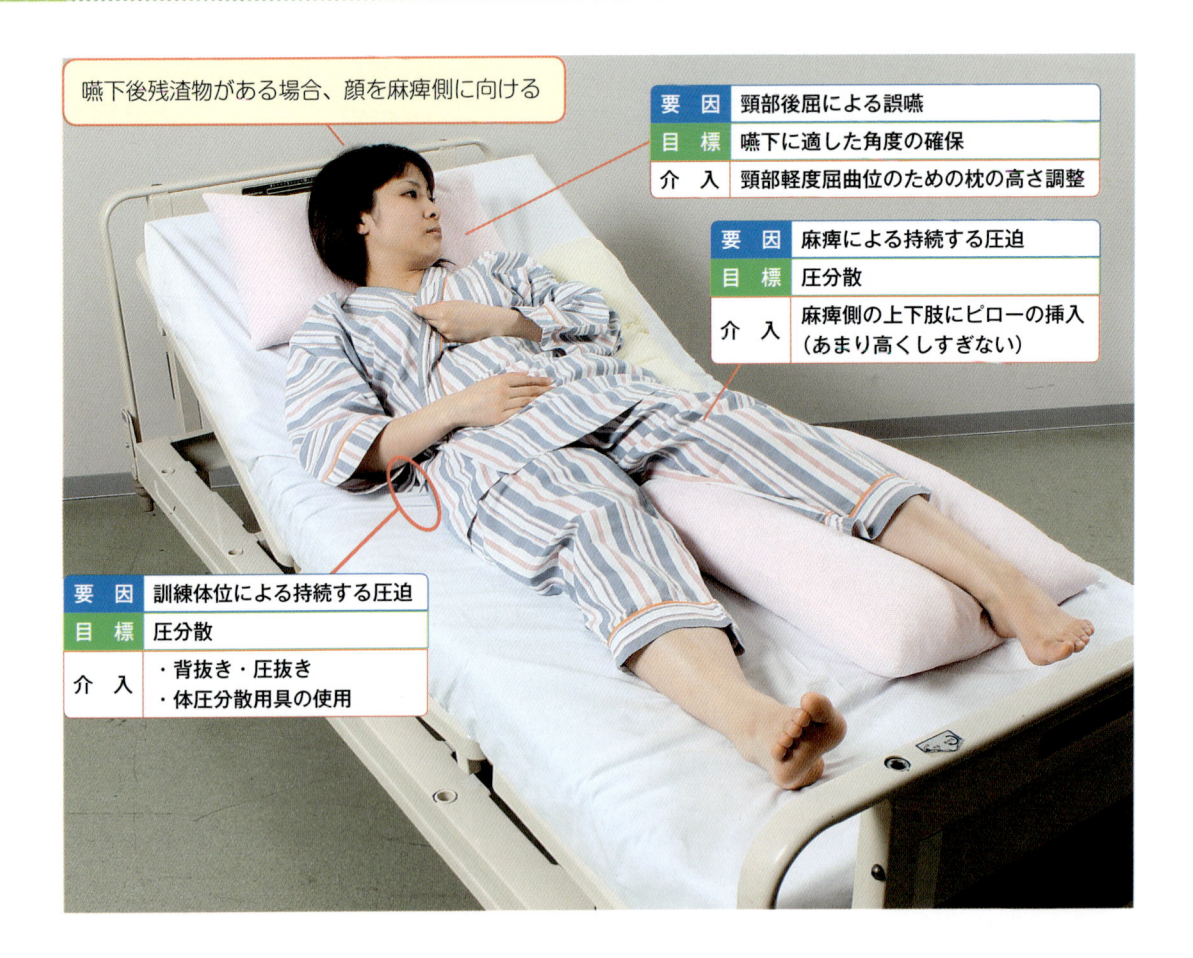

嚥下後残渣物がある場合、顔を麻痺側に向ける

要因	頸部後屈による誤嚥
目標	嚥下に適した角度の確保
介入	頸部軽度屈曲位のための枕の高さ調整

要因	麻痺による持続する圧迫
目標	圧分散
介入	麻痺側の上下肢にピローの挿入（あまり高くしすぎない）

要因	訓練体位による持続する圧迫
目標	圧分散
介入	・背抜き・圧抜き ・体圧分散用具の使用

ポジショニングのポイント

- 嚥下リハビリテーションの際は、背上げ角度は30～60度が好ましいとされる。
- 誤嚥を起こさない頭頸部の角度調整（頸部軽度屈曲位）が必要となる。
- 頭頸部の姿勢を保持するためにも、全身の姿勢調整が必要になる。
- 麻痺がある場合、麻痺側の安定に配慮し、嚥下の際にも誤嚥を防ぐ体位が必要となる。

体位の保持（背上げ30〜60度）の基本

- 30〜60度の背上げ体位では、物理的に「気道が上、食道が下」になる。そのため、重力で食物が食道に入りやすくなり、誤嚥しにくいこと、舌の動きが悪く食塊の送り込みが困難でも重力を利用して有利になる、背上げによる疲労感が少ないなどの利点がある。
- 嚥下リハビリ初期は30度から開始し自力摂取に向けて徐々に角度を上げていく。
- 30度では頸部が伸展位になりやすいので、枕の高さ調整が重要である。
- 患者の状況（片麻痺の有無や筋力低下など）に応じて、頭部・頸部・腰背部・四肢などを支えるためのピローの準備が必要である。

30度背上げの場合

1 健側を下にした側臥位をとる（一側嚥下）

- 頭側挙上する前にピローを挿入しポジショニングを行う。このほうが、麻痺側への姿勢調整が行いやすく、不良姿勢にならない。
- 体位は、麻痺側にピローを入れ軽度健側側臥位を向ける。健側を下にすることで、重力を利用し食塊が健側に流れるようにする。
- 上半身の下に挿入するピローが高いと上肢が内転し胸郭を狭めてしまうため、あまり高くしない（図1）。下肢についても同様に体幹がねじれないように麻痺側を軽度挙上する。
- 経鼻経管栄養の項では、消化管の通過を考慮し右側臥位をとるほうが好ましいとしたが、嚥下リハビリの場合は摂取量もそれほど多くないので誤嚥のリスクを避ける体位を優先する。

図1｜30度背上げの場合

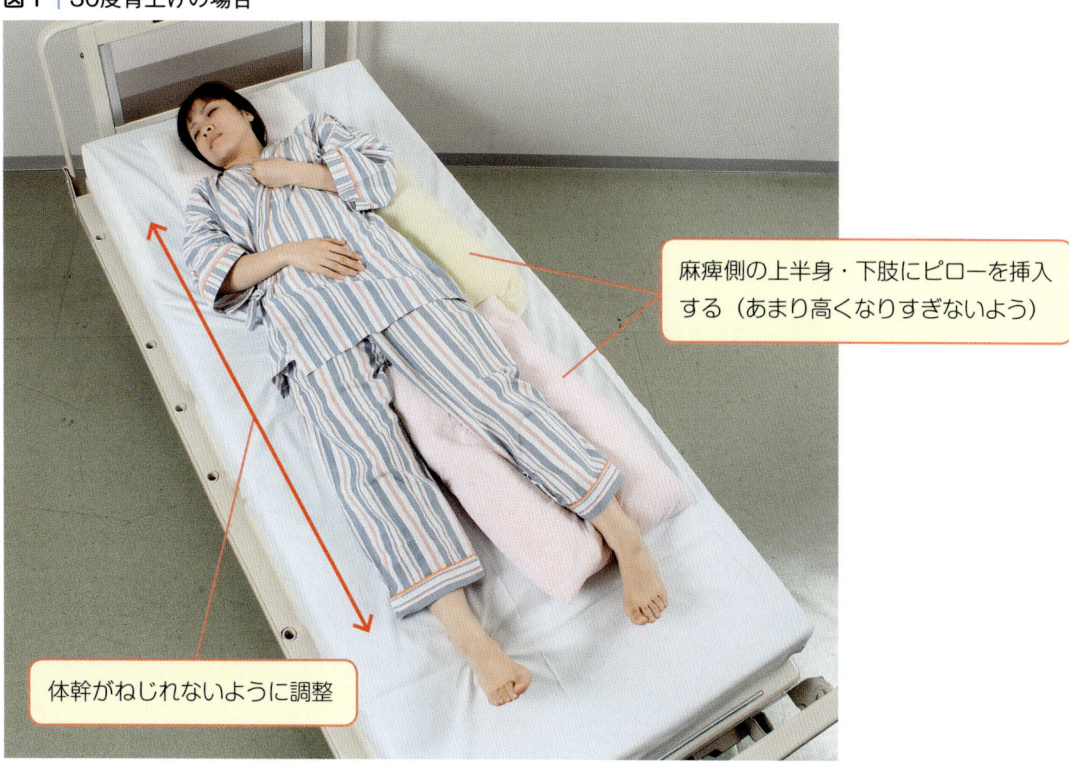

麻痺側の上半身・下肢にピローを挿入する（あまり高くなりすぎないよう）

体幹がねじれないように調整

2 背上げを行う

- 経鼻経管栄養時と同様に、下肢の挙上から開始し、背上げと下肢挙上を交互に少しずつ繰り返しながら30度まで背上げを行う。これは、下肢と背上げをそれぞれ行うよりずれを少なくできるからである。
- 背上げ後、ピローと身体の間に手を入れ、上半身から殿部、下肢まで背抜きを行う。また、下側になっている健側も同様に行う（**図2**）。
- 自力で食事をとる際には上肢を使うが、上肢の筋力や支える持久力の低下を認める場合は、上肢の下にもピローを入れ体位を支える。この際、肩が上がりすぎないよう自然な高さに調整する。

3 頭頸部の角度を調整する

- 頭頸部の角度は頸部軽度屈曲位で、胸部とオトガイ部（下顎正中）の間が3〜4横指程度の間隔がめやすとなる（**図3**）。この高さになるように枕を調整するが、自力で頭頸部の支持が可能な場合はあまり高くしない。

図2 │ 背上げ後の圧抜き
ピローと身体の間の圧抜きを行う

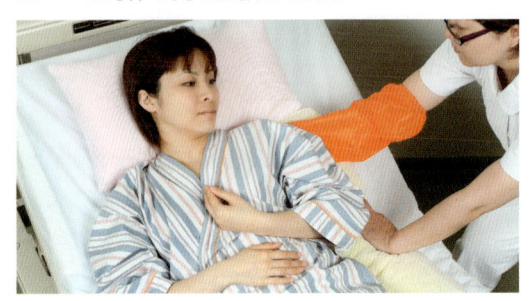

図3 │ 頭頸部の角度（頸部軽度屈曲位）

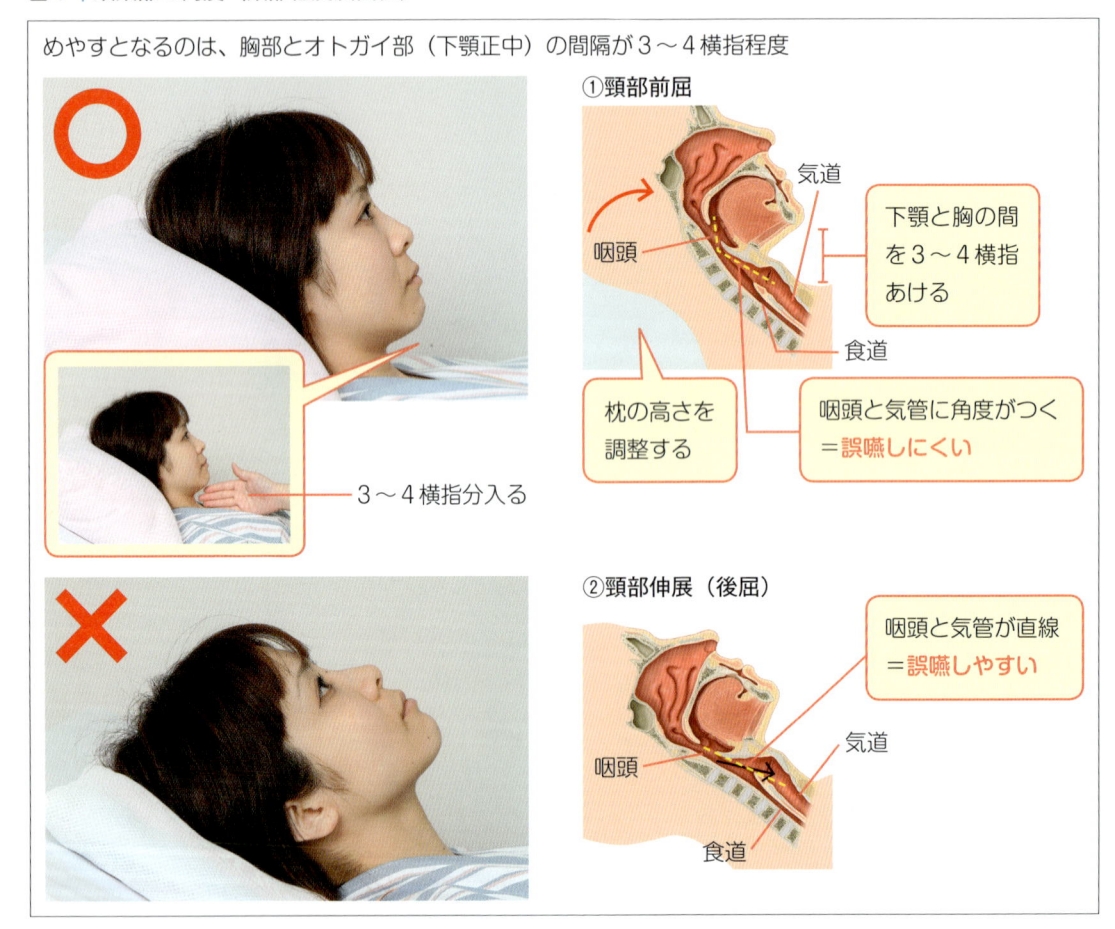

めやすとなるのは、胸部とオトガイ部（下顎正中）の間隔が3〜4横指程度

①頸部前屈
- 下顎と胸の間を3〜4横指あける
- 枕の高さを調整する
- 咽頭と気管に角度がつく ＝誤嚥しにくい
- 3〜4横指分入る

②頸部伸展（後屈）
- 咽頭と気管が直線 ＝誤嚥しやすい

4 頭部を麻痺側に向ける

- 嚥下後、咽頭部に残渣物がある場合、頭部を麻痺側に向け頸部回旋を行うことで健側の咽頭部が広くなり、残渣物が流れやすくなる（図4）。
- ただし、頭部を麻痺側に向けることで視覚確保が困難になり、嚥下周囲筋を疲労させてしまうこともあるため、基本的には正中位で食塊を嚥下し、残渣物がある場合、頭部を麻痺側に向けて空嚥下をすることで、誤嚥のリスクに対処する方法をとる。

図4｜咽頭部に残渣物がある場合
残渣物がある場合、頭部を麻痺側に向けて空嚥下をする

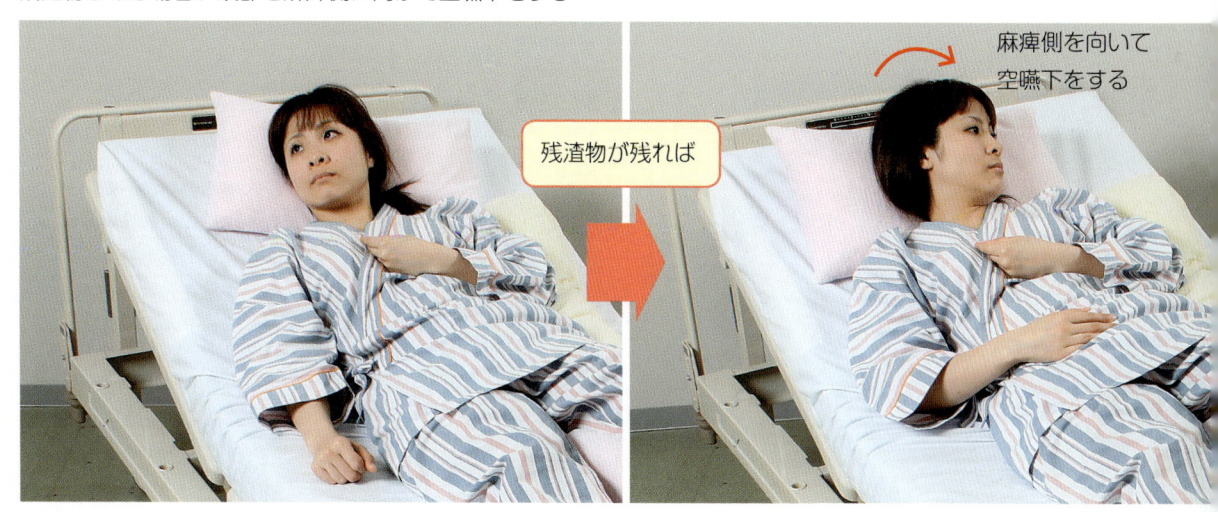

60度背上げの場合

- 60度背上げは、実際に患者がベッド上で経口的に食事をする際に用いられる角度である。
- 30度に比べると、食事内容を直接見ることができ、嚥下のうえでも生理的角度に近い状態となるため、食事には適した角度と言える。
- 長時間座位姿勢をとると、疲労感や尾骨・坐骨結節・踵部等にかかる圧の上昇など、褥瘡のリスクも考慮する必要がある。
- 詳しくは、次項参照。

（栁井幸恵）

文献
1. 三鬼達人 編著：今日からできる摂食・嚥下・口腔ケア．照林社，東京，2013：106-107．
2. 迫田綾子 編：誤嚥を防ぐポジショニングと食事ケア．三輪書店，東京，2013：31-53．
3. 藤島一郎：口から食べる嚥下障害Q&A 第4版．中央法規出版，東京，2011：103-104．

Part 2 日常ケア場面でのポジショニング技術

座位（ベッド上、椅子上）での自力食事摂取

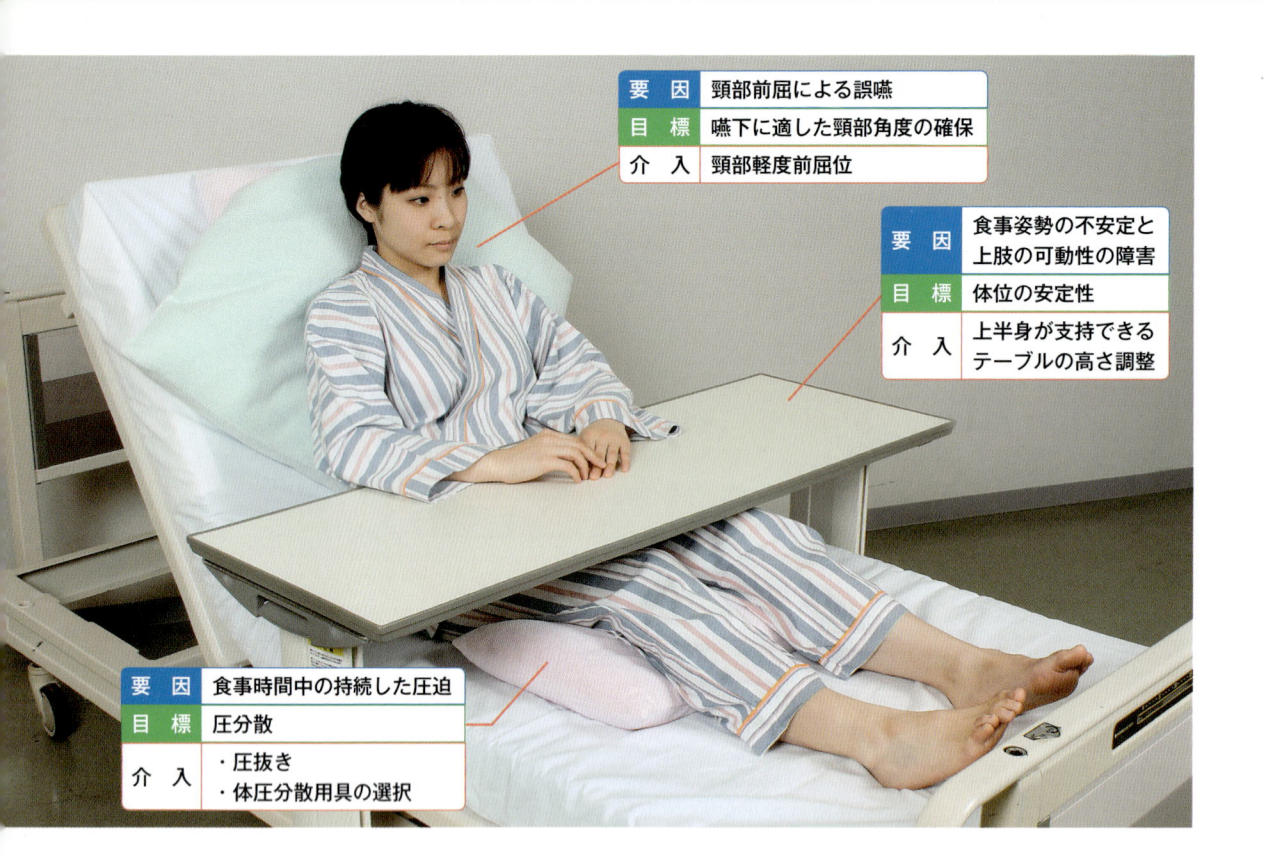

要因	頸部前屈による誤嚥
目標	嚥下に適した頸部角度の確保
介入	頸部軽度前屈位

要因	食事姿勢の不安定と上肢の可動性の障害
目標	体位の安定性
介入	上半身が支持できるテーブルの高さ調整

要因	食事時間中の持続した圧迫
目標	圧分散
介入	・圧抜き ・体圧分散用具の選択

ポジショニングのポイント

- 病態によっては、ベッド上や車椅子での食事が余儀なくされることもある。個々の患者の病態を考慮して食事の姿勢を決定する。
- 姿勢によっては、食事が視界に入らない、腹部や胸部の圧迫感による食欲低下、長時間の食事時間による褥瘡発生リスク、誤嚥のリスクなど、考慮すべき点が多くある。
- ベッド上での食事の際は、ベッド上での患者の位置や、使用しているマットレス・ベッドの構造等にも留意する必要がある。

マットレス・ピローの選択

- 食事をする際にはいくらかの背上げを行うため、マットレスの質も考慮する。
- マットレスの厚みや柔らかさ、材質によっては、マットレスの沈み込みによる姿勢のくずれや、長時間に及ぶ食事の際は同一体位による圧迫の影響等が考えられる。
- 自動運動ができない患者に選択される圧切替型マットレス等では、背上げを行う際に底付きを予防するための「背上げモード」を設定しなければならないものもあるため、使用しているマットレスの機能を知る。
- 厚みをもたせた静止型マットレスでは、背上げの際に殿部にマットレスがたわみ、かえって圧が上がってしまうケースもある（**図1**）。適切なマットレス選択が必要である。
- 患者の状況（片麻痺の有無や筋力低下など）

図1 | 静止型マットレス上座位でのマットレスのたわみ

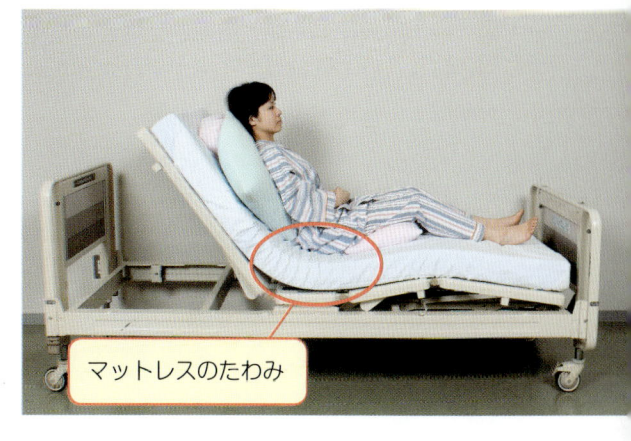

マットレスのたわみ

に応じて、頭部・頸部・四肢・腰背部などを支えるためのピローの準備が必要である。
- ベッドの高さや患者の体格に合ったテーブルの高さ調整などが必要である。

ベッド上座位のポジショニングの進め方

1 ベッドの背上げ前に、背部を支えるピローを挿入する

- 背部を支えるピローは、背部全体を支えるものを用いる。
- 背上げ後にピローを挿入しようとすると、殿部の支えが不十分だったりピローの形状がくずれてしまい（ピロー内のビーズが重力とともに移動する等）、均等な圧分散効果が得られなかったりする。
- あらかじめ患者の体型に合ったピローを準備し、背上げ前にピローを挿入し、良肢位を整えた後に背上げを行う。

2 患者の位置を確認し、下肢の挙上と背上げを交互に行う

- このとき背上げを一気に行うと、マットレスへのはりつきが強くなり、ずれが大きくなる。
- 場合によっては胸部への圧迫感が大きくなり、呼吸苦を伴い食欲低下を招くことがある。
- 下肢挙上から開始し、下肢挙上と背上げを少しずつ交互に繰り返し行う。

3 背抜き・足抜きを行う

- ピローと身体の間に手を入れ、背抜き・足抜きを行う。
- 殿部の圧抜きも必ず行い、尾骨部・坐骨結節部の圧とずれを解除する。

4 ポジショニングが整った状態で、いったん全身の傾きや座位の安定性を確認する

- 患者の座位姿勢を正面・側面から確認し、頭部の傾き、肩・骨盤のラインが平行かどうかを確認し、修正する（図2）。
- 頸部の保持は、嚥下障害患者に準じて行う。
- ピローを重ねて使う際は、大きなピローの下に小さなピローを入れる。これはピローのくずれを少なくすることと、支持面を広くし、患者の安定性を増すことができるためである。

図2｜座位姿勢の確認

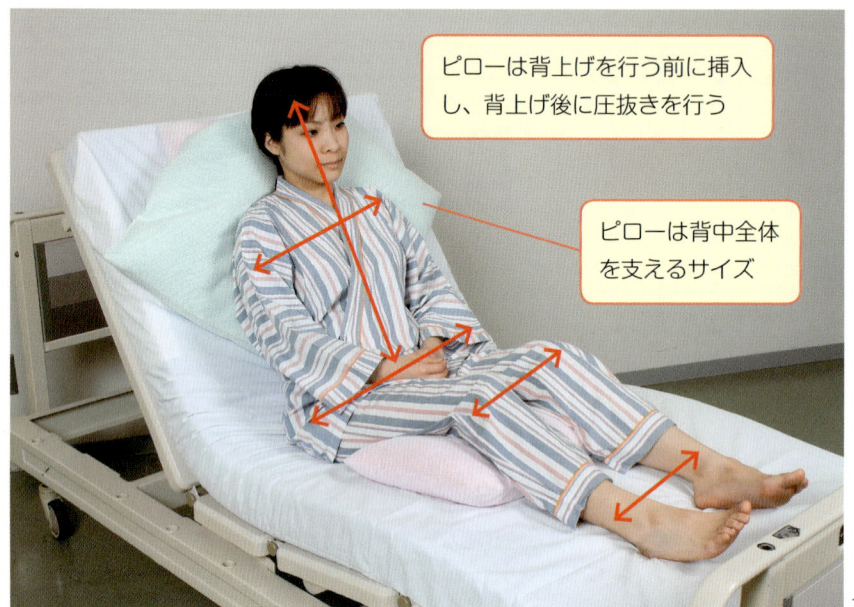

ピローは背上げを行う前に挿入し、背上げ後に圧抜きを行う

ピローは背中全体を支えるサイズ

正面

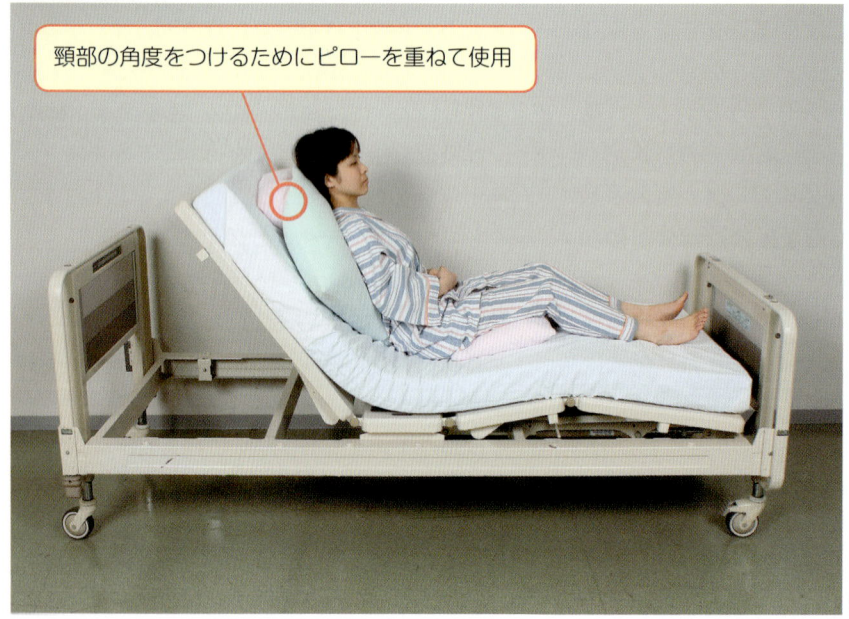

頸部の角度をつけるためにピローを重ねて使用

側面

患者の座位姿勢を正面・側面から確認する

5 テーブルの高さ調整（図3）

- 食事を置くテーブルは肘の高さをめやすに調整する。
- テーブルの高さが高すぎると、上肢の可動域の低下をきたすとともに、視線が上がり頸部の後屈が起こり誤嚥のリスクも上がる。

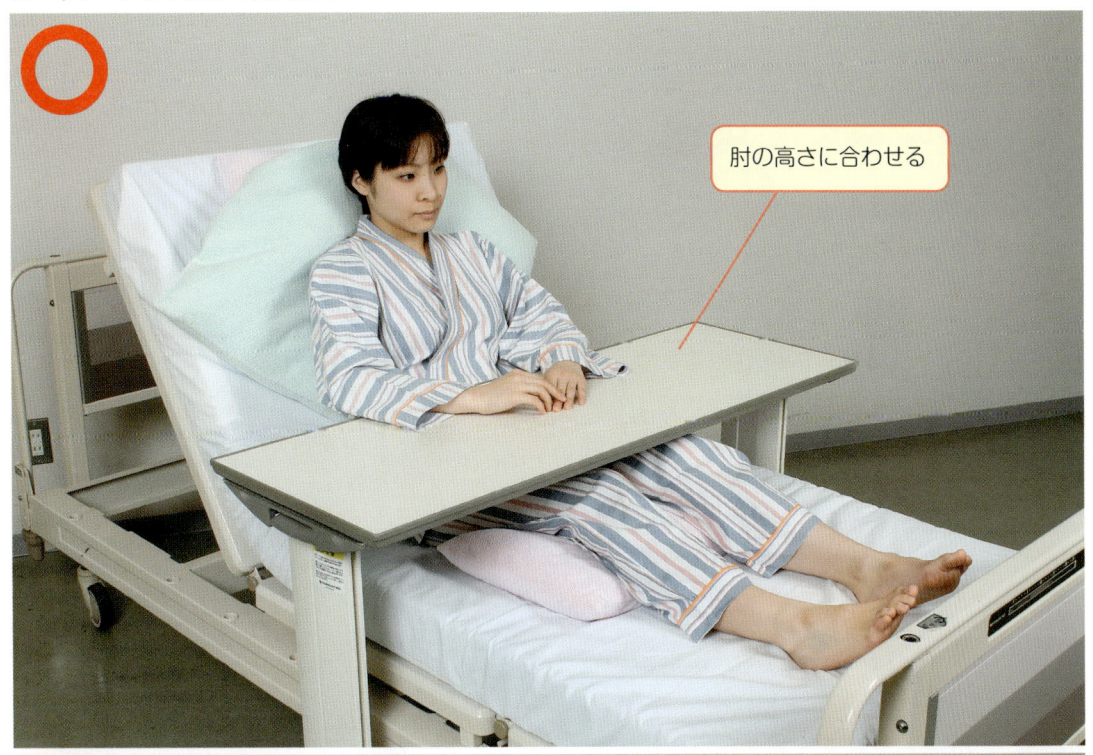

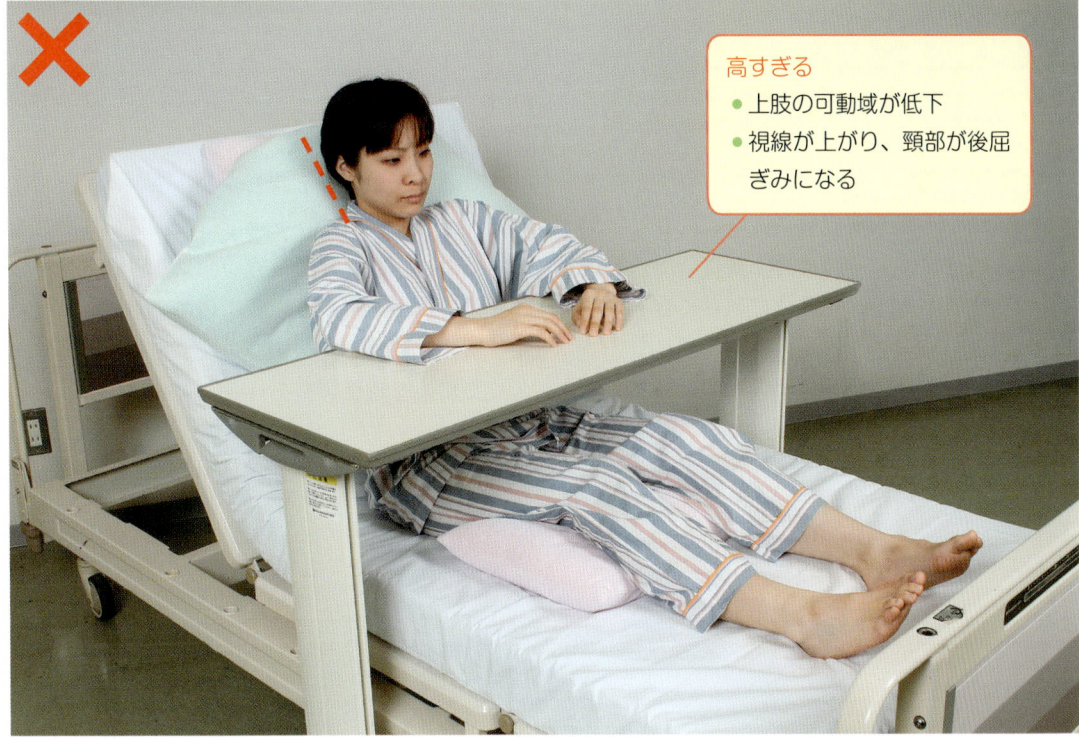

図3 | テーブルの高さの良し悪し

○ 肘の高さに合わせる

✕ 高すぎる
- 上肢の可動域が低下
- 視線が上がり、頸部が後屈ぎみになる

座位（ベッド上、椅子上）での自力食事摂取

6 姿勢の確認（図4）

- 食事にかかる時間によっては、30度頭側挙上よりも姿勢がくずれやすいので適宜確認を行う。
- 姿勢がくずれると食欲低下や食事の通過障害、誤嚥のリスクも高くなる。

図4｜体位のくずれの確認

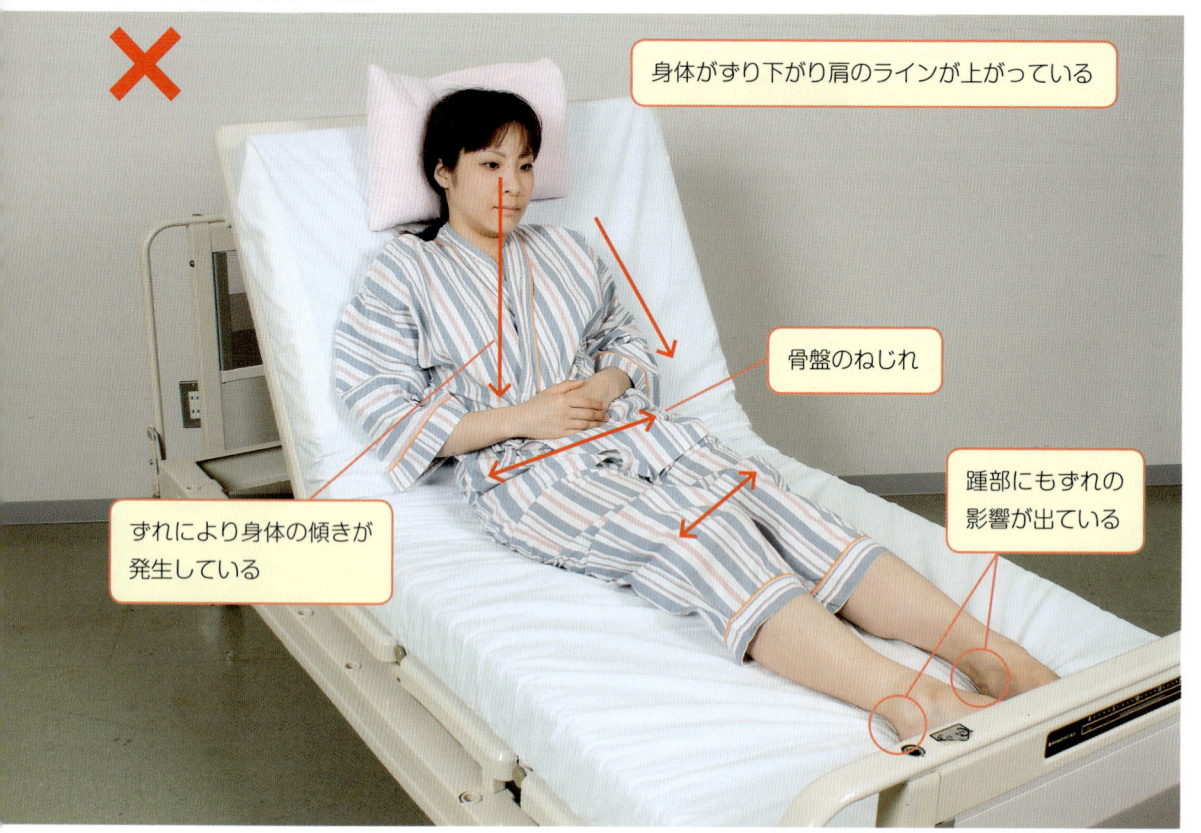

- 身体がずり下がり肩のラインが上がっている
- 骨盤のねじれ
- ずれにより身体の傾きが発生している
- 踵部にもずれの影響が出ている

7 食事終了後

- 食事終了後は、経鼻経管栄養時と同様に、30～60分をめやすに座位姿勢を続け、その後ベッドを平坦に戻し、側臥位に向けて寝衣のずれ等を直す。
- ベッドの頭側挙上機能は最大90度近くまで上げることができる。しかし、この角度まで上げてしまうとベッド上では長座位の姿勢になるため、腹部に圧迫感が発生し、食欲や摂取量の低下を招く。患者の体格を考慮し、また訴えを傾聴し、適切な角度を選択し、ピローを用いて角度調整を行う。

端座位のポジショニングの進め方

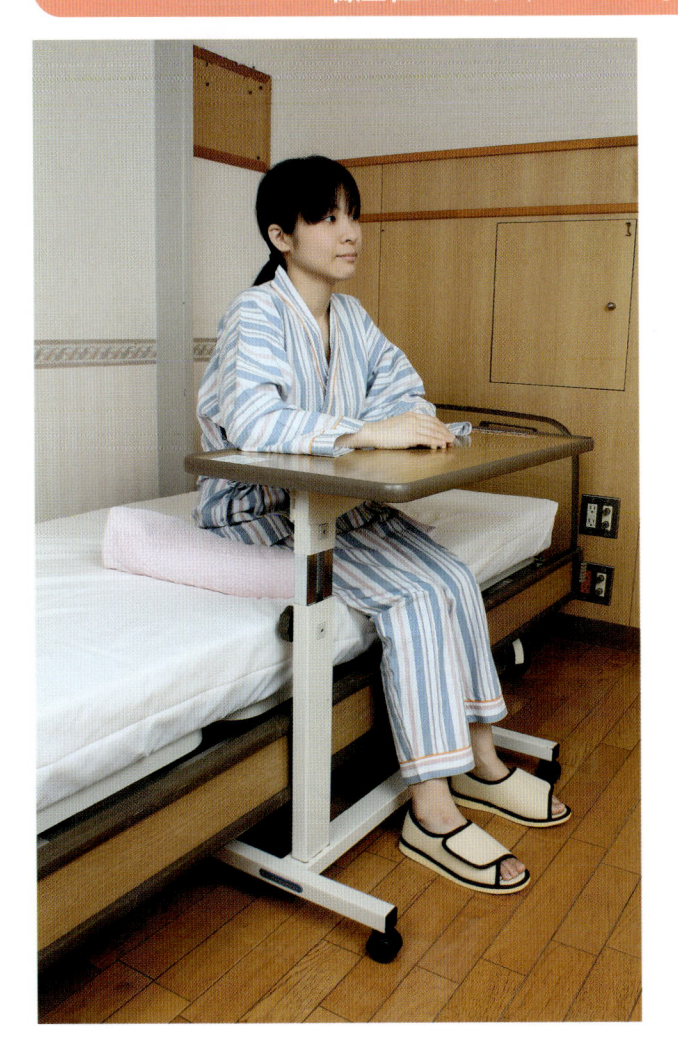

- 自らの体幹を支える力があり、食事時間中それが維持できる患者が行う体位である。
- 食事による疲労感から徐々に姿勢がくずれ、背中が丸くなり顎が前に出てくる姿勢になると、頸部後屈による誤嚥のリスクが発生したり、疲労感による食事摂取量の低下を招くため、安楽な姿勢の支持と環境調整が必要である。

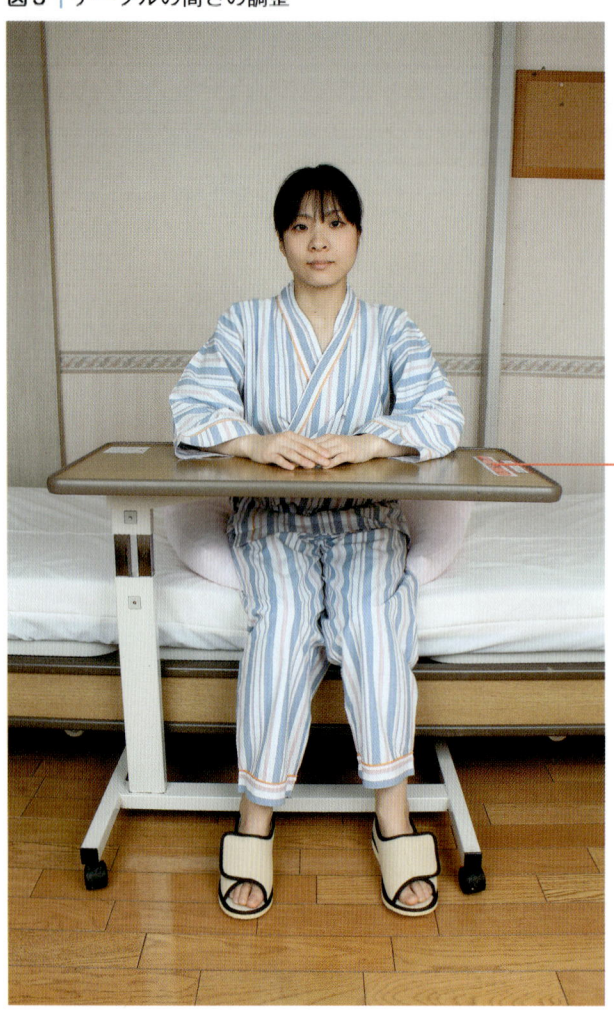

1）テーブルの高さの調整
- テーブルの高さ調整を行い、セットする（図5）。テーブルの高さは肘に合わせる。高いと上肢の可動域を狭めてしまう。
- 症例によっては、背面開放型端座位保持具のような背面を支えるものと座面クッションの併用が望ましい。

図5 | テーブルの高さの調整

テーブルの高さは肘に合わせる

2）背面開放型端座位保持具を用いた場合
- 背面開放型端座位保持具とは、テーブルと一体型となった背面を支える背もたれがついたもので、座位保持が困難な患者に用いる。
- 装置の高さを、上肢が上がりすぎないように調整する（図6）。

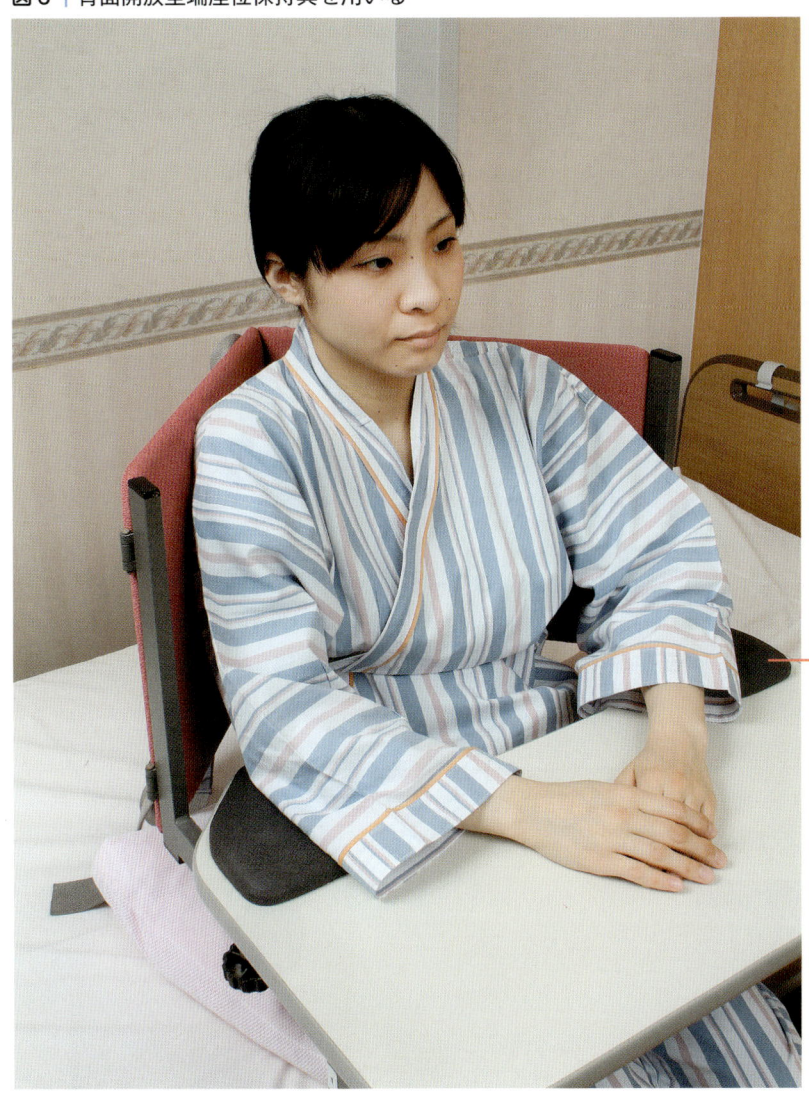

図6｜背面開放型端座位保持具を用いる

> 上肢が上がりすぎないように調整する

座位（ベッド上、椅子上）での自力食事摂取

- 装置によっては背面が硬く、身体との接触面が少ないため部分圧がかかったり安定性が得られないものもあるため、ピロー等を用いてより安定感が増すように使用するとよい（図7）。

図7 | ピローを入れて調整

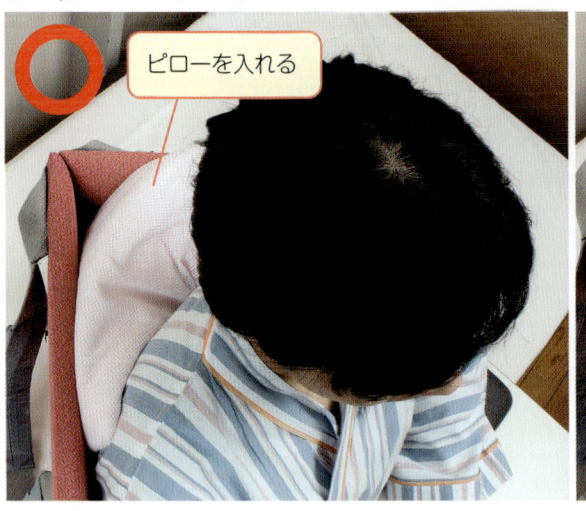

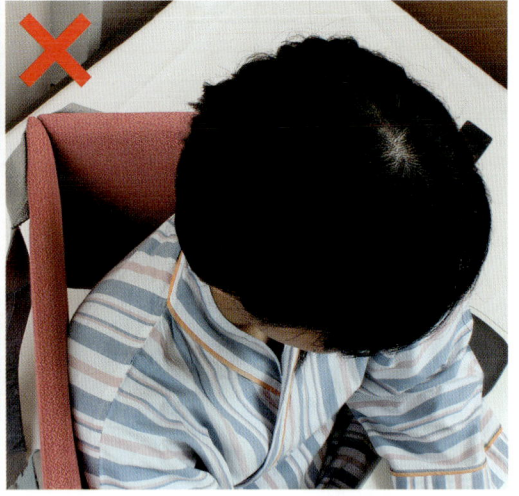

- ピローはウレタンタイプなど、ピロー内のウレタン等が縦方向に使っても移動しないものを使用する。もしくは、ピロー内のビーズ等がずれてしまう場合、図8のようにピローを2つ折りにしてビーズのずれをなくすようにして挿入するとよい。

図8 | ピローの入れ方の工夫

ビーズやビーズタイプのピローは内部でビーズが移動し、平均的に圧分散できなくなる。そのため、下記の方法でビーズを固定して使用するとよい。

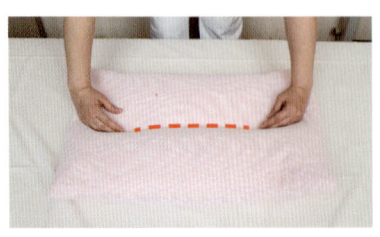

①ピローの縦方向の中心に織り目を入れる

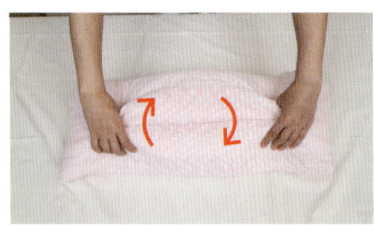

②ピローを縦方向の2つ折りにして保持する

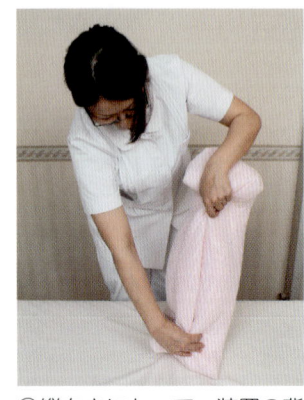

③縦向きにもって、装置の背面に入れる

- セッティング後、全体を見て、身体の傾きや、上肢の可動域等を確認する（図9）。

図9｜セッティング後の調整

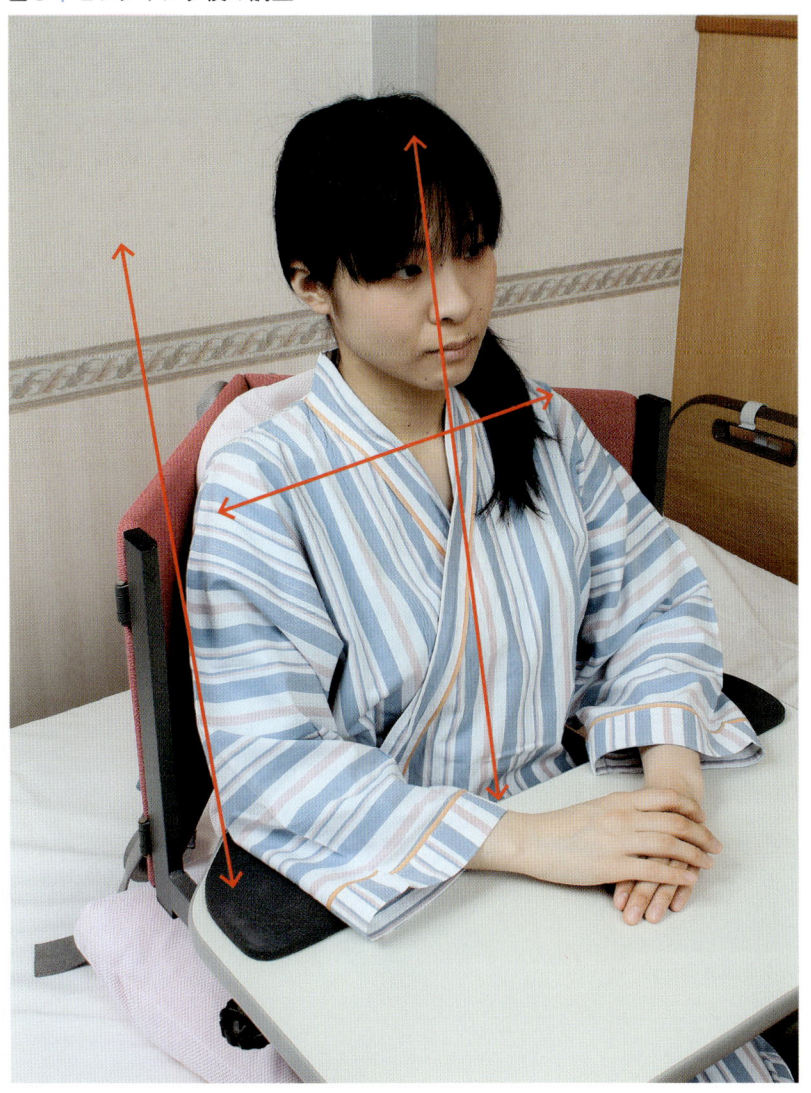

- 端座位は、座位姿勢の保持の持続が必要であるが、ベッドから離れられるのであれば、背もたれのある車椅子座位や椅子での食事を検討する。

車椅子座位のポジショニングの進め方

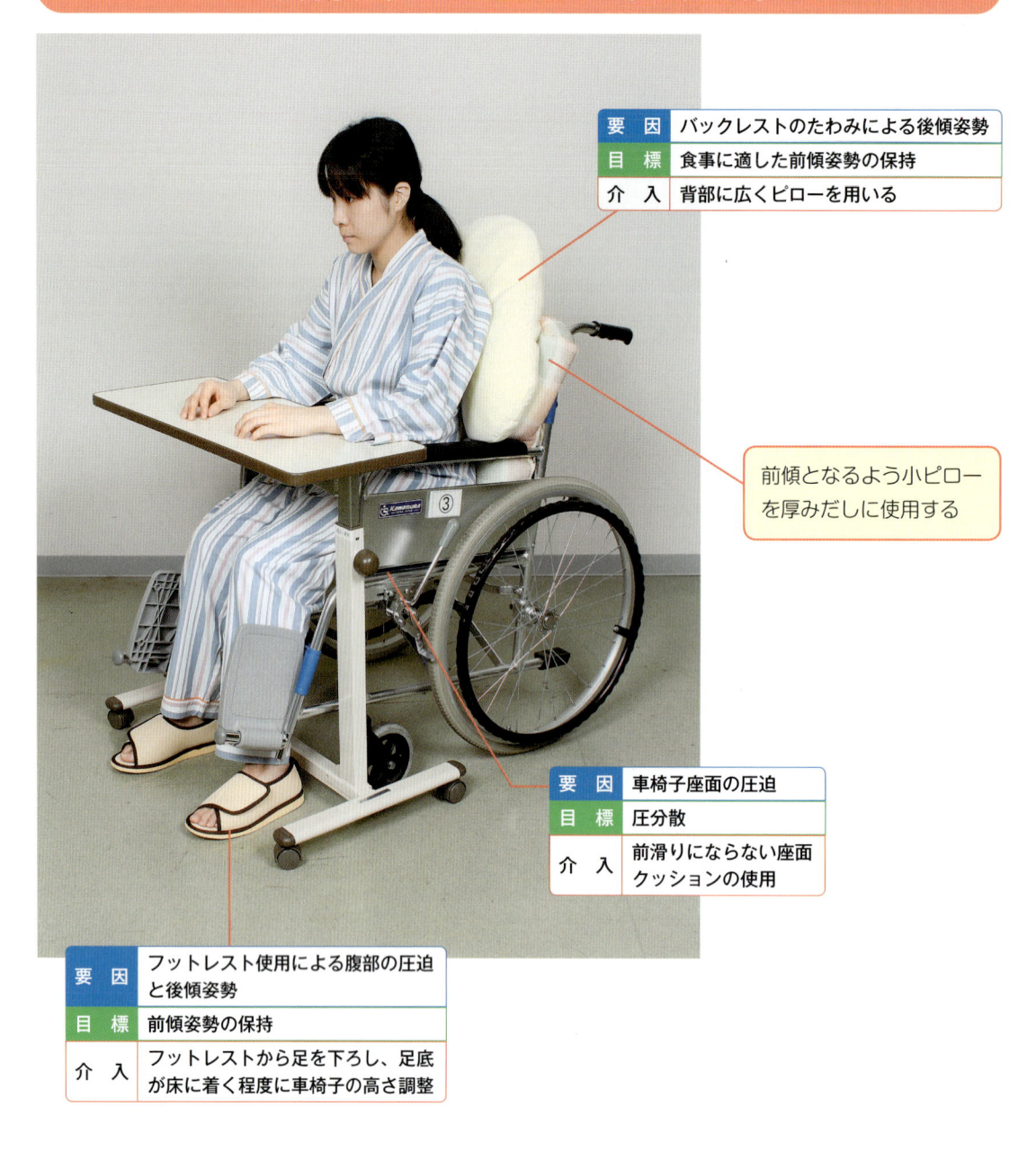

要因	バックレストのたわみによる後傾姿勢
目標	食事に適した前傾姿勢の保持
介入	背部に広くピローを用いる

前傾となるよう小ピローを厚みだしに使用する

要因	車椅子座面の圧迫
目標	圧分散
介入	前滑りにならない座面クッションの使用

要因	フットレスト使用による腹部の圧迫と後傾姿勢
目標	前傾姿勢の保持
介入	フットレストから足を下ろし、足底が床に着く程度に車椅子の高さ調整

- 端座位よりも、背もたれがあることで姿勢保持がしやすい。
- 一般的に施設内にある車椅子は移動手段目的で作られており、座面サイズや高さなどどのような患者にも合うように大きく作ってある。
- 背もたれや座面クッションはハンモック状に折りたためる状態であり、座位時にはその安定性が不十分である。
- 車椅子のサイズや高さ、座面クッションの材質など患者の体格に合ったものを準備するのが難しく、車椅子サイズが合わない場合はピローなどによるポジショニングが必要になる。

1 車椅子の選択

- 車椅子にはさまざまな種類がある。一般に移動手段としての車椅子は座面が大きく、患者

図10 | 一般的車椅子利用時のスペース

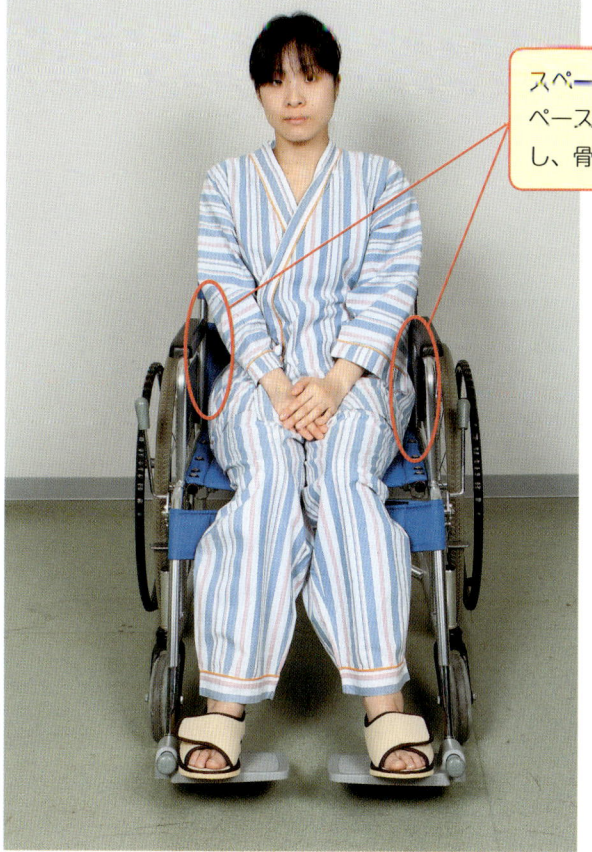

スペースがあかないようにする。スペースがあいた場合はピローを使用し、骨盤を押さえるようにする

図11 | さまざまな座面クッション

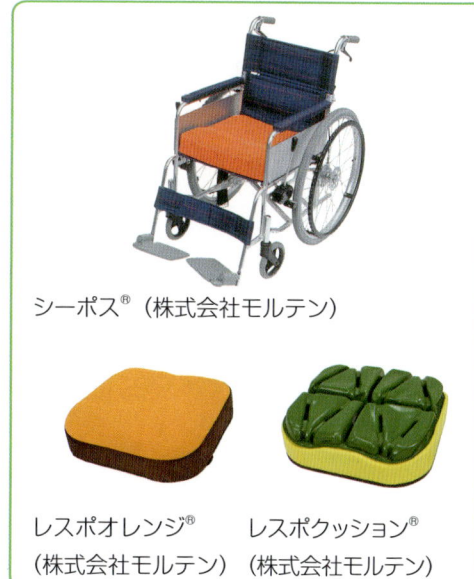

シーポス®（株式会社モルテン）

レスポオレンジ®　レスポクッション®
（株式会社モルテン）（株式会社モルテン）

が座ると後ろや左右に余分なスペースができ、体幹や骨盤の傾きに影響する（図10）。
- 可能な限り患者の体格に合った車椅子の選定を行うことが必要である。

2 座面クッションの評価
- 背もたれがハンモック状の形状になっている車椅子の場合、背中や座面に座面クッションやピロー等を用いて姿勢を保持する。
- 座面クッションは、その材質がさまざまで、材質・厚み・硬さ（安定性）等に配慮する必要がある。なかには、クッションの下に板状のものを入れ、座面クッションのたわみを調整するものや、圧切り替え型のクッションも開発されている（図11）。
- クッションは、厚みによってアームレスト・フットレストとの高さが不適合になる場合があるため、厚みの観察も重要である。
- ただし、自力で体重の移動が困難な患者の場合は、厚みが5cm以下のクッションでは、底付きを起こすため、選択しない。

座位（ベッド上、椅子上）での自力食事摂取

3 フットレストの使用

- 食事の際に、しっかりと床面に足底が着いていることが必要である（図12）。
- フットレストに足をのせると、姿勢が背面に傾斜し、前傾姿勢を保てないので嚥下機能にも影響する。また、下肢の挙上による腹部の圧迫感につながる。食事の際は、フットレストを使わずに足台等の準備もしくは、足底が床面に着くように、車椅子の高さを調整する。

図12｜足底を床面につける

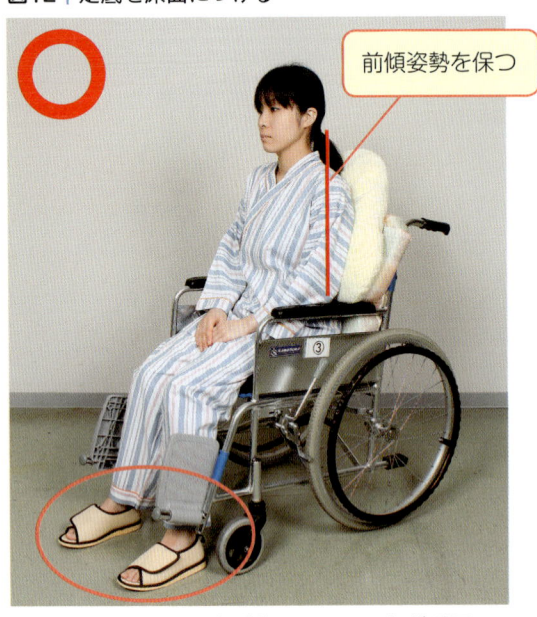

○ 前傾姿勢を保つ
食事の際は床面に足底が着いていることが重要

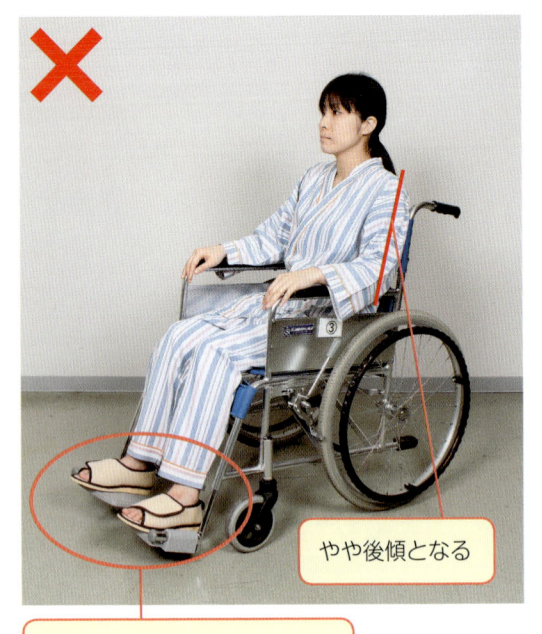

× やや後傾となる
フットレストを使用している

4 背面の調整

- 背もたれのたわみも患者が後屈する原因となるため、ピローで調整する。
- 軽度前屈位姿勢の保持には、テーブルを準備し、上半身を一部テーブルに預けるように調整するとよい。
- 車椅子に深く座り、余分なスペースをピローで調整したら、仙骨座りや左右の傾きがないか正面と側面から姿勢を観察する。

（栁井幸恵）

参考文献

1. 迫田綾子 編：誤嚥を防ぐポジショニングと食事ケア―食事のはじめからおわりまで．三和書店，東京，2013．
2. 三鬼達人 編著：今日からできる摂食・嚥下・口腔ケア．照林社，東京，2013．
3. 聖隷三方原病院嚥下チーム：嚥下障害ポケットマニュアル第2版．医歯薬出版，東京，2005．

COLUMN

座位ポジショニング時のアンカーとバック

座位では、車椅子でのポジショニングが主となりますが、『人の体格に車椅子のサイズが合っていないのでは？』と思う場面に遭遇することが多いのではないでしょうか。

車椅子は、1964年に開催された東京オリンピックの際に、海外からのお客様対応として日本に多量に輸入されたと言われます。このとき輸入された車椅子の規格は、外国人対応のために身長165～175cmが標準とされました。この車椅子が、後になって臨床現場に普及することになりますが、日本人の体格とは異なるため、現在のように、小柄な高齢者が車椅子に座わされているような場面がよく見かけられます。

車椅子はもともとパンテーラという人が1945年レース中の事故で脊髄損傷になり、軽い力で動きまわれて長い時間座っていられることをテーマに作られました[1]。その後、時代の変化とともに、車椅子作りは大きく飛躍していきます。現在では、車椅子のあらゆる個所に調整を施すことが可能となり、オーダーメードな車椅子を使用することで、利用者のQOLを維持・向上させることが可能となりました。

車椅子調整の際の測定個所

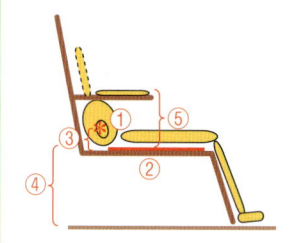

①大転子の位置
②大腿接触部の長さ(座面長)
③座面と大転子の高さ
④足から座面の高さ
⑤手台の高さ

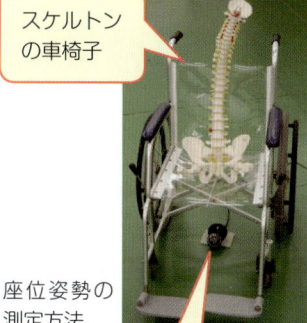

スケルトンの車椅子

座位姿勢の測定方法

CGCカメラ

介護度3
166cm：男性
1日、5時間程度車椅子を使用
座骨位置は、座面後端から12cm

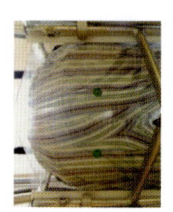

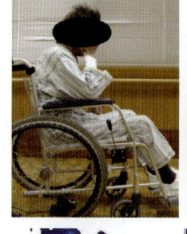

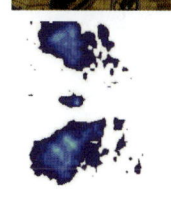

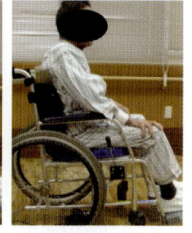

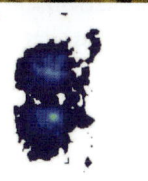

座面クッション・背当て使用前

座面クッション・背当て使用後

筆者と加地株式会社との共同研究で、2008年のEPUAPで発表した

左に示すのは、車椅子調整の際に測定されるべき個所です。この他、駆動を意識しなくてはならない場合には、タイヤの位置においても調整を行います。患者の座位姿勢で、座面クッション（アンカー）に対する認識は十分にもたれるようになったのですが、背当て（バック）サポートへの認識は十分に普及していないように思われます。患者のさまざまなデータから、バックへのサポートが重要なことに気づかれることも多いのではないでしょうか。

昨今では調整可能な車椅子もかなり安価に入手できるようになりました。治療等で一時的に使用する場合には、個人仕様に調整してしまうと弊害が多く出ます。そこで、アンカーとバックへの調整を行うことで、骨盤後傾姿勢の予防・改善等に貢献できます。

患者に適合する車椅子が準備できることが優先されるかもしれませんが、それができない場合には、アンカーとバックへの介入から、より適正な車椅子の仕様を目指していきましょう。

（田中マキ子）

文献

1．光野有次, 吉川和徳：シーティング入門-座位姿勢評価から車椅子適合調整まで-. 中央法規出版, 東京, 2007：73.

Part 2　日常ケア場面でのポジショニング技術

清潔ケア場面

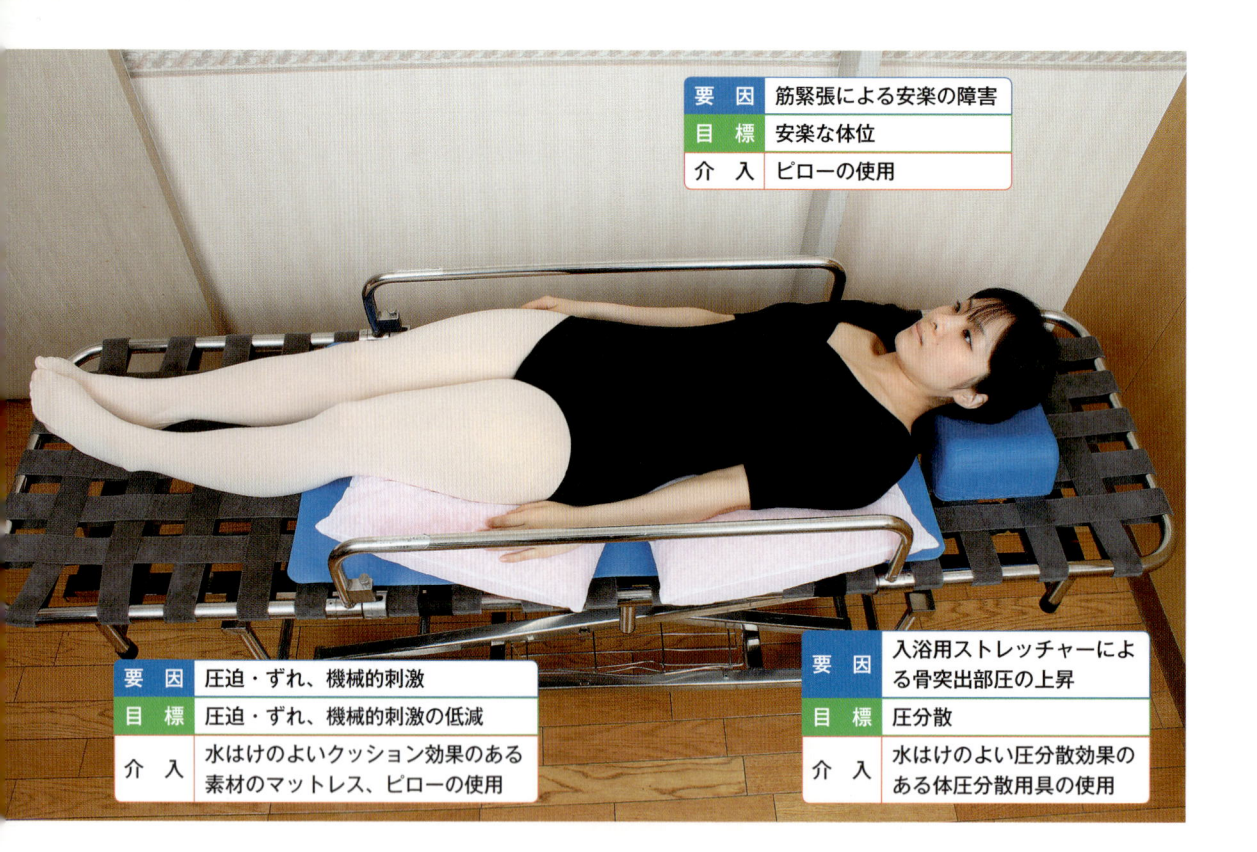

要因	筋緊張による安楽の障害
目標	安楽な体位
介入	ピローの使用

要因	圧迫・ずれ、機械的刺激
目標	圧迫・ずれ、機械的刺激の低減
介入	水はけのよいクッション効果のある素材のマットレス、ピローの使用

要因	入浴用ストレッチャーによる骨突出部圧の上昇
目標	圧分散
介入	水はけのよい圧分散効果のある体圧分散用具の使用

ポジショニングのポイント

- シャワーベッド使用時は、圧迫・ずれにより短時間でも褥瘡が発生・悪化する可能性があるため、シャワーベッドと直接接触しないようにピロー等で体位を整える。
- 背部を洗浄するときの側臥位では、下肢をずらすなどしてベッドとの接触面積を広くとり、大転子部や肩峰部等にかかる体圧をなるべく少なくする。
- 洗髪時は、どのような体勢でも身体の安定を図るとともに、仰臥位であれば患者の背面のずれ力を解除するため背面の圧抜きを行う。また、洗髪時、肩甲骨部から頸部にかけてピロー等で支えると、安楽な体位が保たれる。

清潔ケアの基本

- 清潔のケアには、全身の皮膚や粘膜を清潔にして生理機能を高める効果、温熱刺激等で血液循環を促し代謝を高める効果、リラックスして副交感神経が優位になることによる鎮静や催眠効果などがある。
- 清潔の援助方法には、入浴や全身清拭、陰洗など部分浴や洗髪などがあり、その患者の病態や状況によって選択する必要がある。
- 入浴の効果としては、温熱作用（循環促進・血圧変動・発汗作用）、静水圧作用（新陳代謝の亢進・循環促進）、浮力作用（筋肉負担の軽減・関節可動域の拡大）などがあると言われている。
- リラックス効果等を得るためにも、これらのケアを安楽な体位で行い、より高い効果を得るケアが必要である。

入浴・シャワー浴

入浴の基本

- 入浴方法には、座位での入浴・臥位での入浴、またはリフトバスがある。患者の病態によって、適切な体位・方法を決定する。
- 水面下に沈んだ身体は、水の重量による圧を受けているが、顎の高さまで入浴すると圧の影響を強く受け、心臓への静脈還流が増加し、心臓への負担が増える。そこで、心疾患をもつ患者の場合、深さは横隔膜までがよいとされている。

- 入浴中は、浮力があるため圧迫等の影響は受けづらい。しかし、入浴から上がった後のシャワー浴や更衣の際のポジショニングでは、直接皮膚がシャワーベッド等に接触するため、配慮が必要である。
- 湯船から上がると浮力がなくなり、直接体重がかかる。特にシャワーベッド等でのケアの際は、裸であることや皮膚がベッドに直接触れていること、狭いベッド上であることなどから、筋緊張が増す。やせている、拘縮などがあり骨突出が強い、また、すでに褥瘡形成をしている患者では、シャワーベッド等に直接、創が接触し、その圧迫やずれで短時間でも褥瘡が発生・悪化する可能性もある。シャワーベッドと直接接触しないようにピロー等を用い、身体を保護する必要がある。
- 水はけのよい圧分散効果のあるピローを一緒に浴室に持ち込み、使用することを検討してもよい（図1）。

図1｜水はけがよく圧分散効果のあるピローを使用

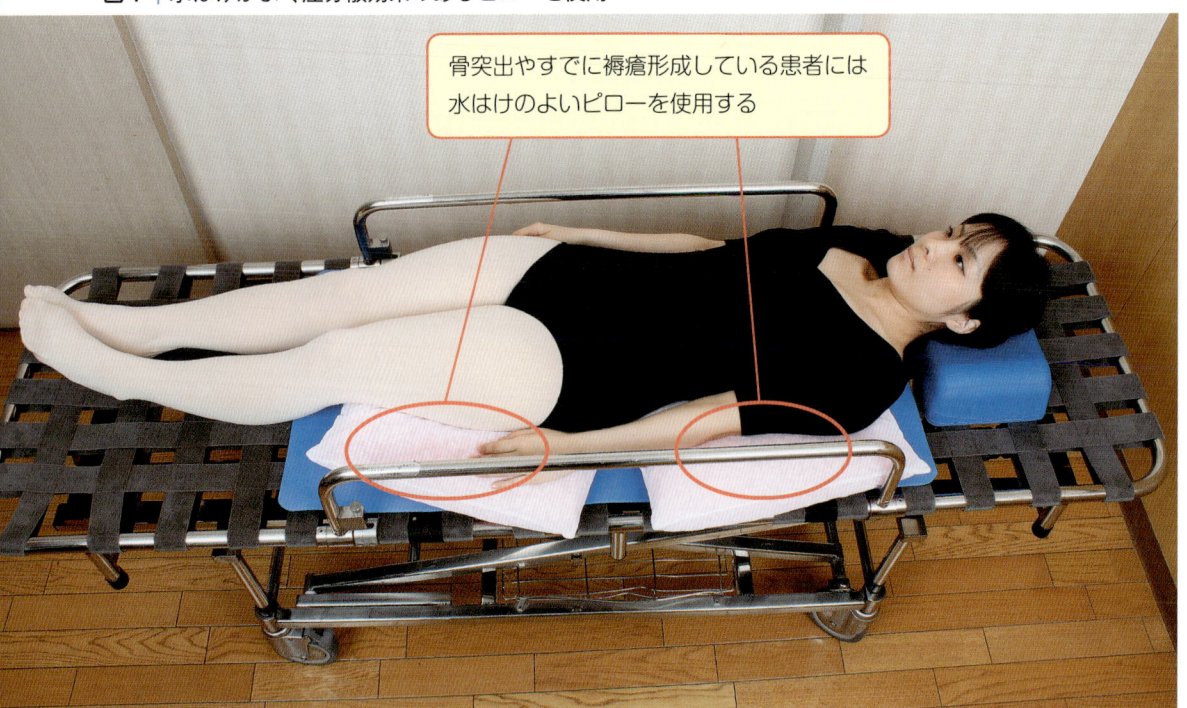

骨突出やすでに褥瘡形成している患者には水はけのよいピローを使用する

- 防水効果のあるシャワー浴専用体圧分散マットレスの開発も望まれる。筆者は防水効果のあるストレッチャー用のウレタンマットレスを褥瘡のある患者や、強い骨突出がある患者に適用している（図2）。
- ただし、シャワーベッドの柵の高さは低いため、安全面の配慮が必要である。

図2｜防水効果のある体圧分散マットレス

防水効果のある体圧分散マットレス

シャワー浴専用のマットレスの開発が望まれる

64　Part2 ■ 日常ケア場面でのポジショニング技術

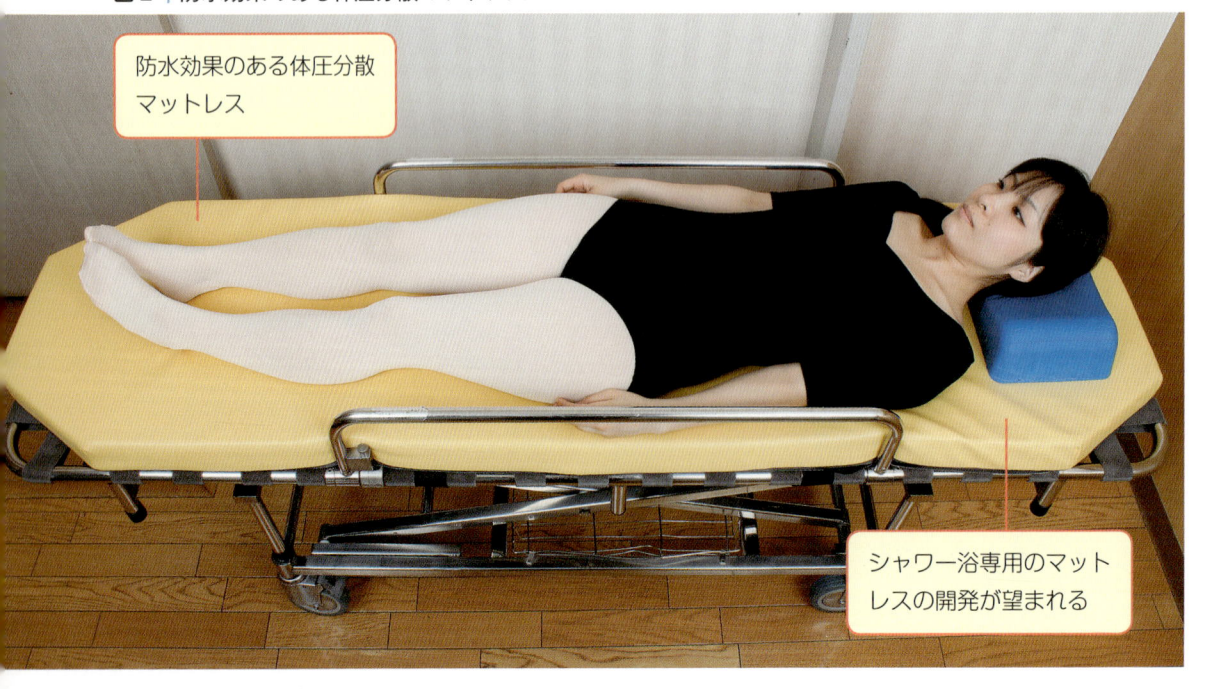

- 背部を洗浄する際は、側臥位の体勢が必要である。しかし、先述のような理由で側臥位をとる時間はなるべく短くするように手順を整える必要がある。
- 側臥位時は下肢をずらす等基底面積を広くとり体位を安定させる他、大転子部や肩峰部等にかかる圧、ずれの影響をなるべく少なくする（図3）。

図3｜シャワーベッド上の側臥位
上（○）：両下肢をずらしく基底面積を広くとることで体位を安定させる。大転子部や肩峰部等にかかる体圧・ずれをなるべく少なくする。

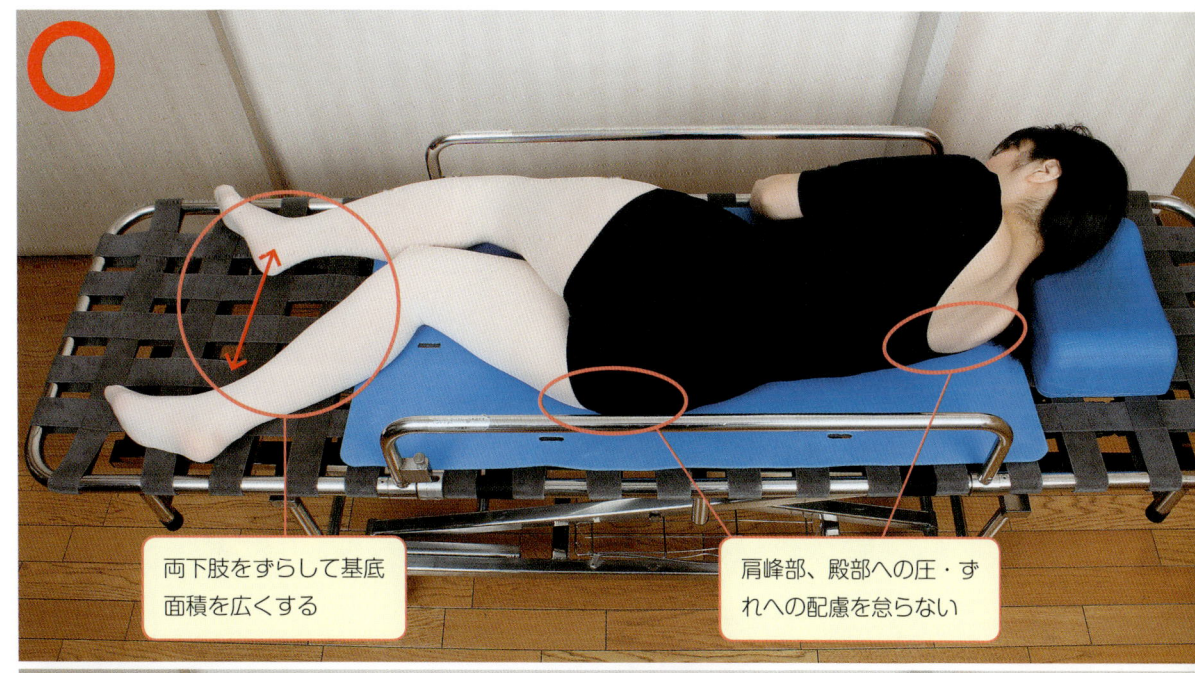

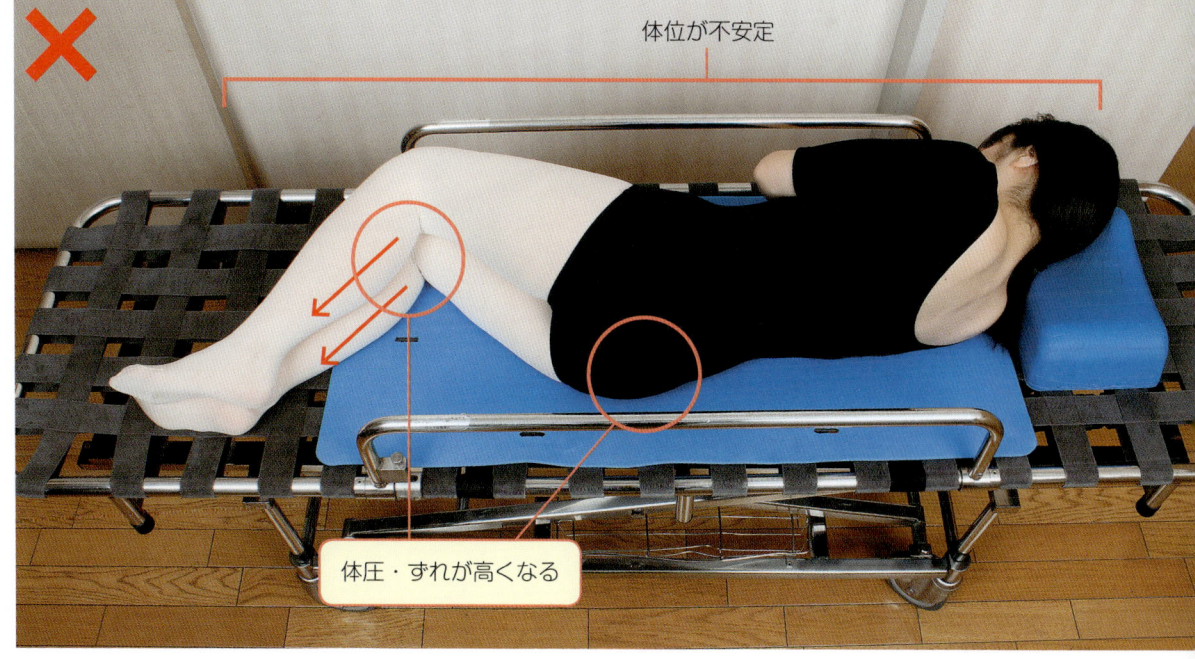

両下肢をずらして基底面積を広くする

肩峰部、殿部への圧・ずれへの配慮を怠らない

体位が不安定

体圧・ずれが高くなる

清潔ケア場面　65

- 入浴用のベッドにも、クッション性を考慮したものがあり、対象によっては適応等を考慮するとよい（図4）。

図4 | さまざまな入浴用ベッド

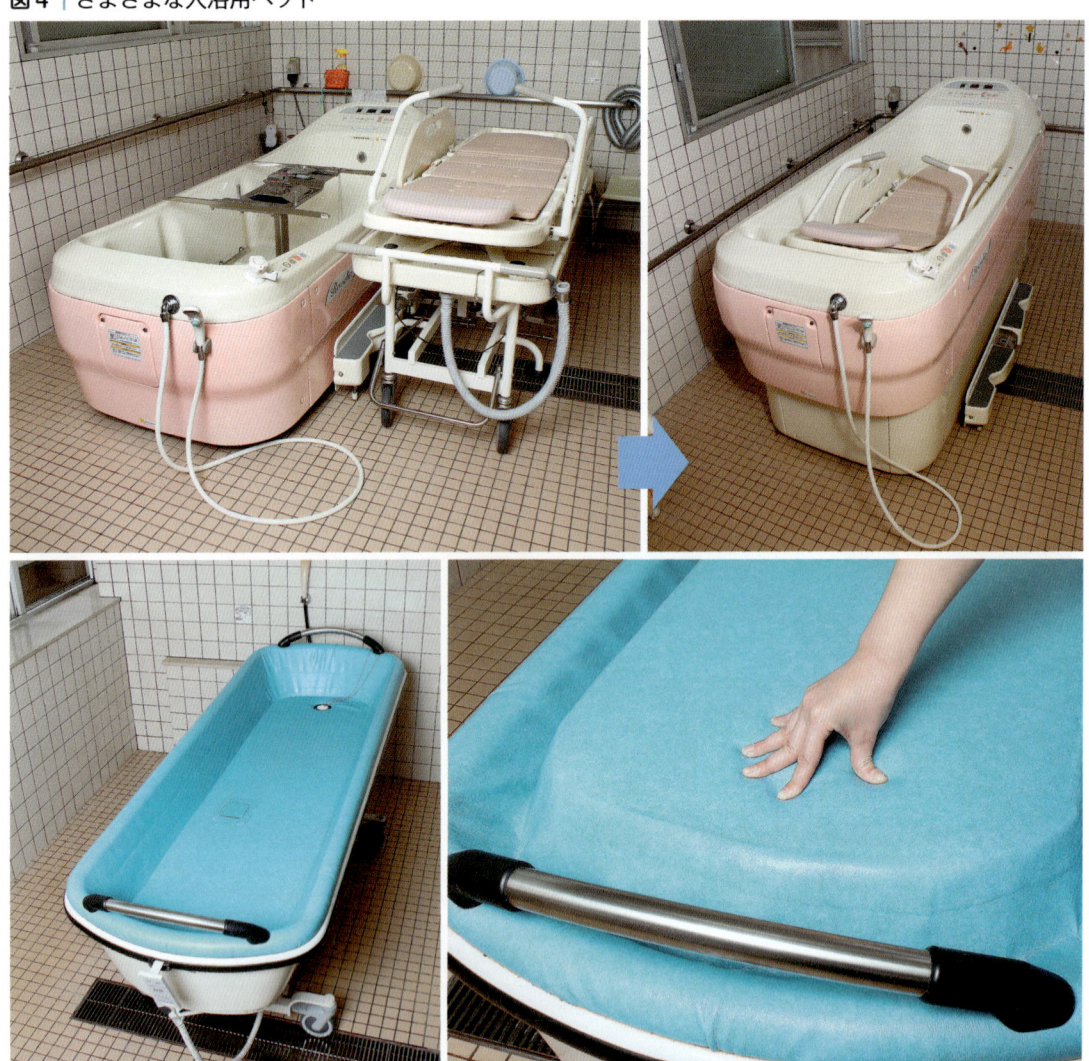

- リラックス効果のある入浴のケアを最大限に生かすためにも、たとえ短時間であっても安楽な体位を心がけることが重要である。

洗髪

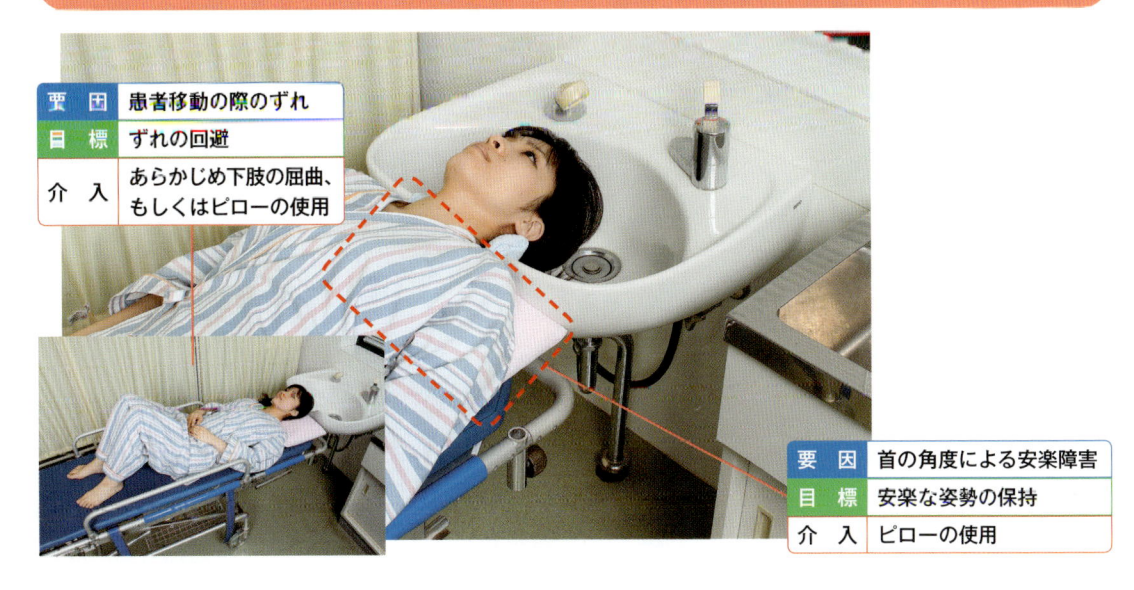

要因	患者移動の際のずれ
目標	ずれの回避
介入	あらかじめ下肢の屈曲、もしくはピローの使用

要因	首の角度による安楽障害
目標	安楽な姿勢の保持
介入	ピローの使用

洗髪の基本

- 洗髪には、頭皮や頭髪の汚れを落とし細菌感染や皮膚疾患の予防を行う目的以外に、頭皮を刺激して血行促進し、爽快感を得ることもある。
- 洗髪方法には、ベッド上や洗髪台において仰臥位で行う場合と、洗髪台にて座位の前屈位で行う場合、リクライニング式の洗髪台で行う場合等がある。それぞれについて、留意点のみを述べる。

1 仰臥位で行う場合

- 洗髪台に頭部を出すために、患者の身体を頭側へ移動する。
- この際、下肢伸展のまま介助者が患者の身体を抱えて移動すると、患者の踵部が引きずられ圧迫・ずれの影響を受けるため、下肢を屈曲した状態、もしくは下肢をピローで支えた状態で頭側へ移動する（図5、6）。

図5｜移動の方法
膝を曲げた状態で頭側へ移動することで、踵部の圧迫・ずれを少なくできる

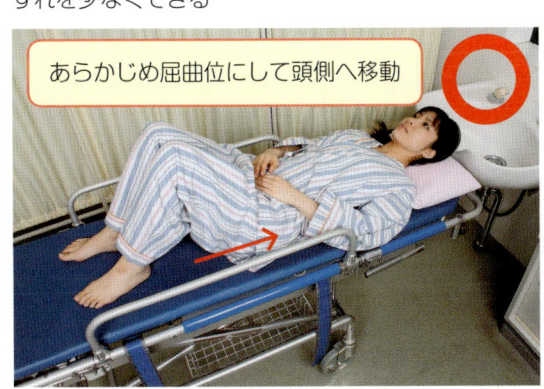

あらかじめ屈曲位にして頭側へ移動

図6｜負担を強いる移動方法

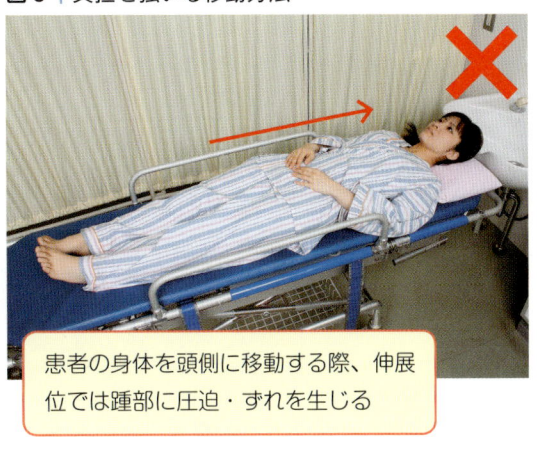

患者の身体を頭側に移動する際、伸展位では踵部に圧迫・ずれを生じる

- 患者の背面にずれ力がかかってしまうため、背面の圧抜きを行ってずれ力を解除してから洗髪を開始する。
- 洗髪時、肩甲骨部から頸部にかけてピロー等で支えると、安楽な体勢に保てる（図7）。

図7｜ピローで支える

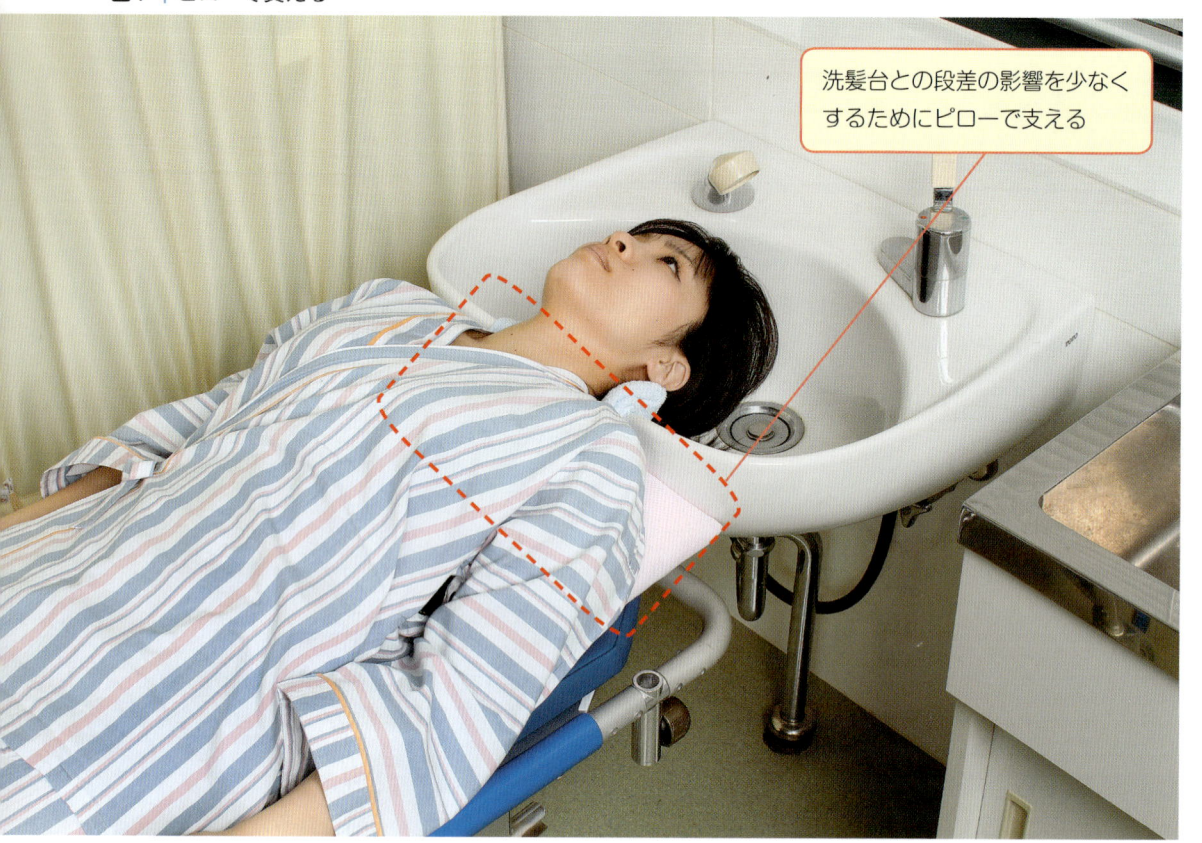

洗髪台との段差の影響を少なくするためにピローで支える

2 座位・前屈位で行う場合

- 前屈位姿勢は、僧帽筋や大腿二頭筋、上腕三頭筋が強く収縮すると言われている。安定した体位をとるためには、足底がしっかり床に着いていることが必要である。
- 椅子のみで調整できなければ、ピローを用いて高さや前胸部と洗髪台との接触面の調整を行う（図8・写真はブーメラン型のピローを使用）。

図8｜前屈位のポジショニング姿勢

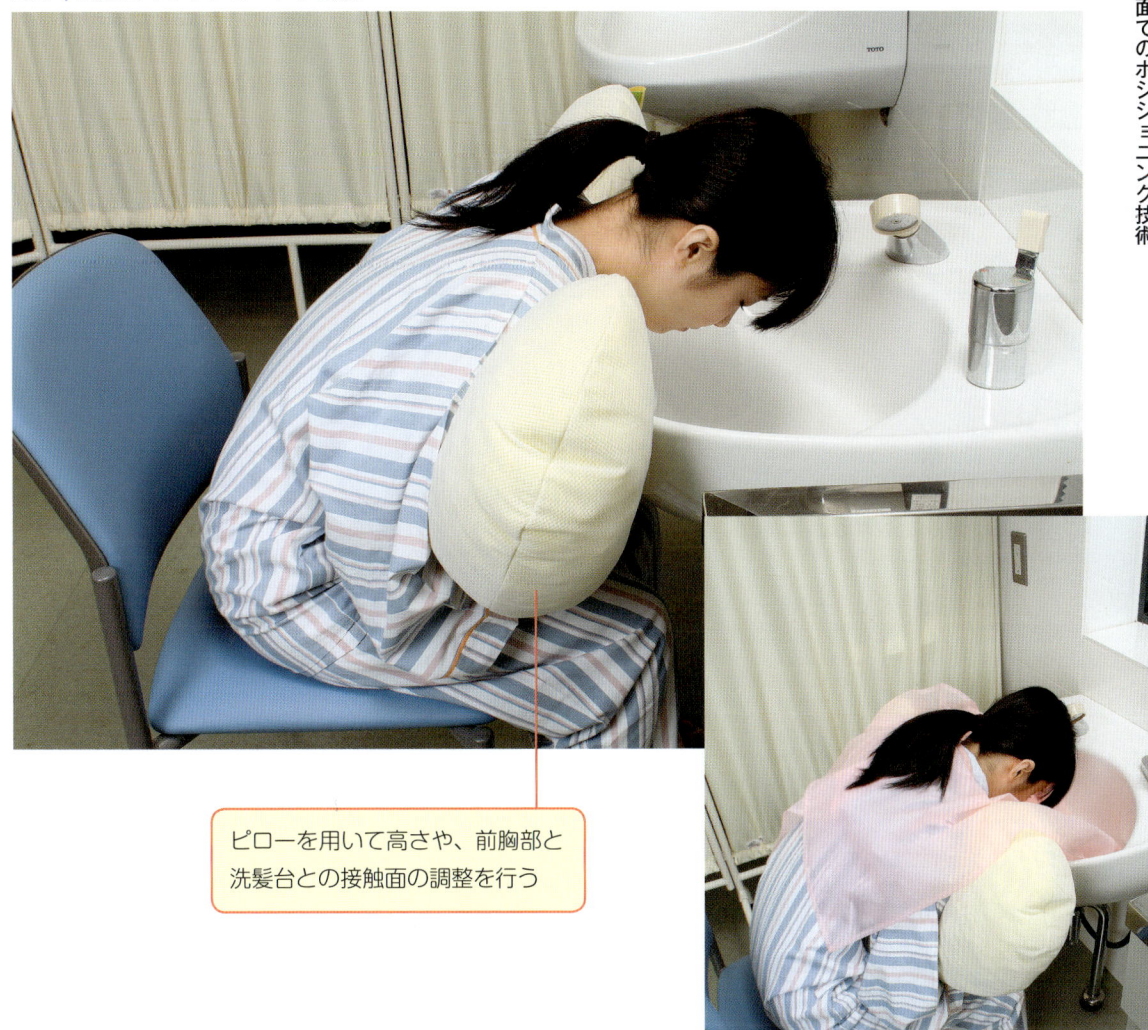

ピローを用いて高さや、前胸部と洗髪台との接触面の調整を行う

足底が床に着いている

清潔ケア場面

3 リクライニング式洗髪台で行うとき

- リクライニング式車椅子と同様に、背もたれを倒す際は、ティルト機能付きのリクライニング洗髪台を使用する（図9）。
- ティルト機能がない場合は、下肢の挙上が行えるように大腿部にピローを挿入する。それによって腹部の緊張を緩めることができ、あわせて下肢方向へのずり下がりも予防できる。

図9｜リクライニング式洗髪台の場合

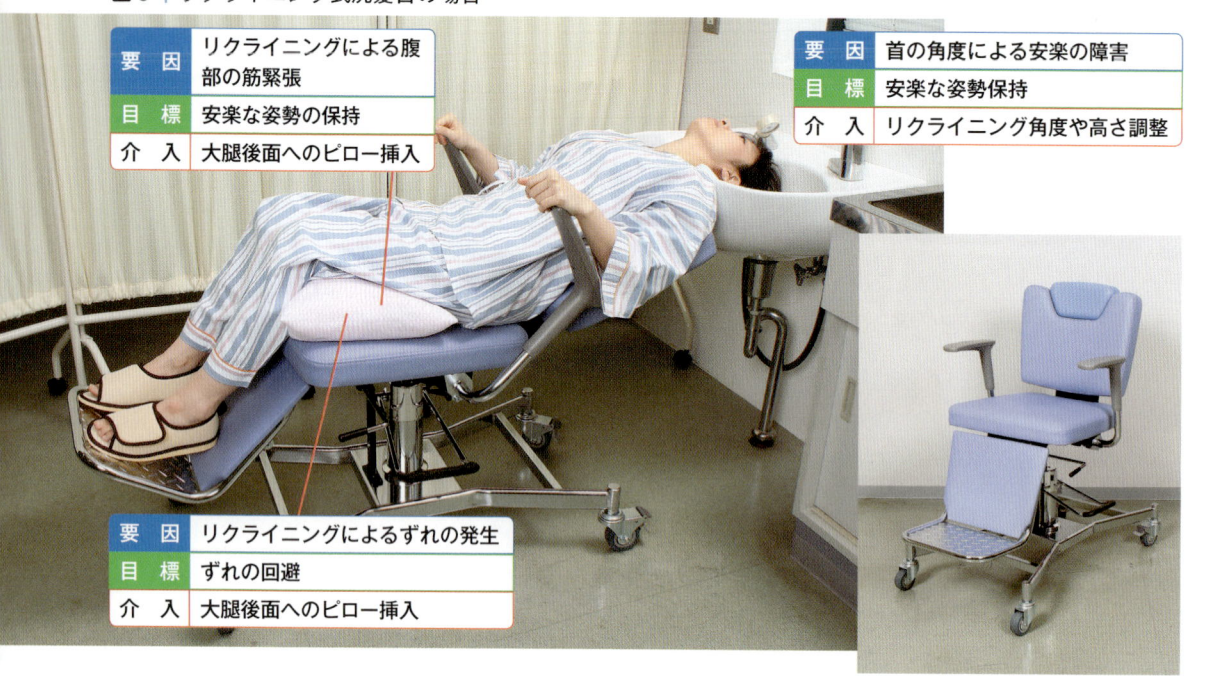

要因	リクライニングによる腹部の筋緊張
目標	安楽な姿勢の保持
介入	大腿後面へのピロー挿入

要因	首の角度による安楽の障害
目標	安楽な姿勢保持
介入	リクライニング角度や高さ調整

要因	リクライニングによるずれの発生
目標	ずれの回避
介入	大腿後面へのピロー挿入

- リクライニング時の背面の高さ調節では、洗髪用シンクの頸部の部分（凹部分）と背面に段差ができないような高さに調節する（図10）。

図10｜リクライニング時の背面の高さ調節

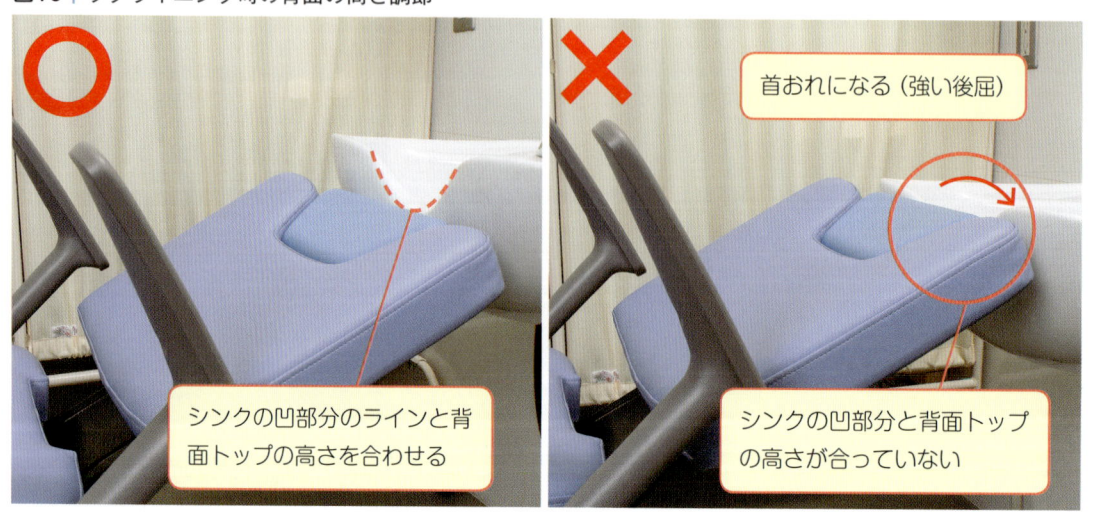

○ シンクの凹部分のラインと背面トップの高さを合わせる

× 首おれになる（強い後屈）
シンクの凹部分と背面トップの高さが合っていない

足浴

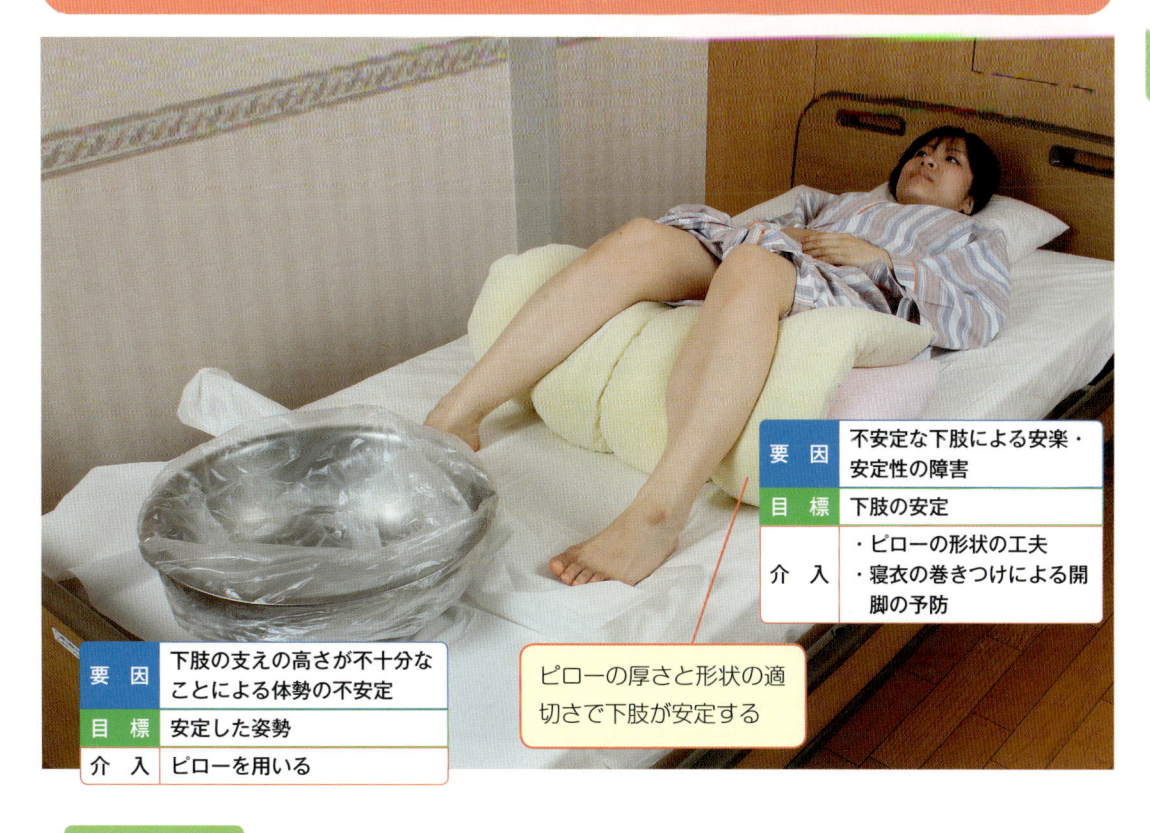

要因	不安定な下肢による安楽・安定性の障害
目標	下肢の安定
介入	・ピローの形状の工夫 ・寝衣の巻きつけによる開脚の予防

ピローの厚さと形状の適切さで下肢が安定する

要因	下肢の支えの高さが不十分なことによる体勢の不安定
目標	安定した姿勢
介入	ピローを用いる

足浴の基本

- 足浴は、清潔にする目的とともに、湯につけることで交感神経の緊張を和らげ、血液循環を促進、催眠効果もあると言われている。
- より温熱効果が高くリラクゼーション効果も得られるとされる密閉式足浴法について述べる。
- 足浴法には仰臥位で行う方法と座位で行う方法がある。

1 仰臥位の足浴

1）下肢を屈曲位にする

- 寝衣を膝上まで緩みなく巻き上げると、下肢が開脚して姿勢がくずれるのを防ぐことができる。
- 自分で屈曲位の保持が困難な場合は、屈曲位の高さに合った大きなピローをビニール袋に入れたり、防水シートの下に入れるなどして防水し、膝下に挿入し支える。
- この際、下肢を支えるピローの高さが低いと、安定せず筋緊張を起こすと同時に足浴ベースも安定しないため、下肢が安定する程度の十分な高さを保つ。また、ピローの形状を利用して下肢を安定させる方法もある（図11）。

図11 下肢を支えるピローが低すぎる場合

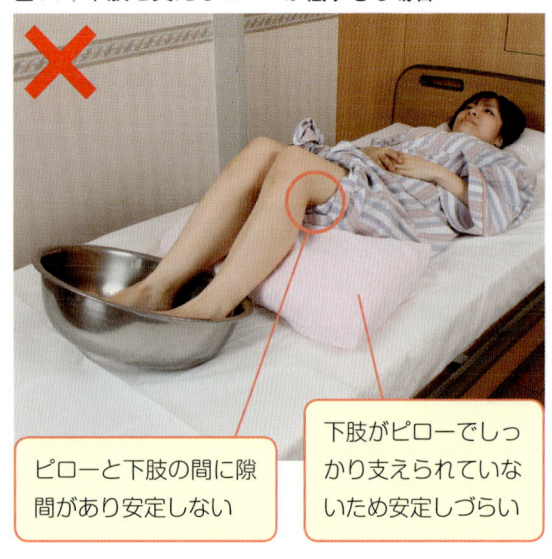

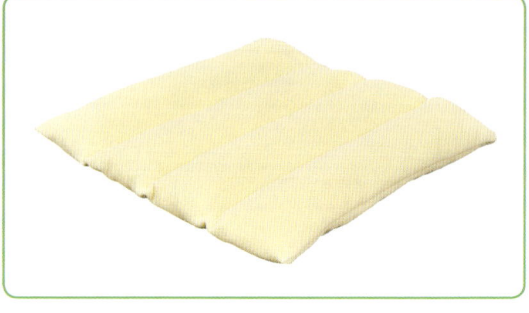

ピローと下肢の間に隙間があり安定しない

下肢がピローでしっかり支えられていないため安定しづらい

下肢を支えるのに使用したピローの例（ミントＦタイプ：株式会社モルテン）

2）足浴用ベースンに湯を入れ下肢を浸す

- ベースンの淵に下腿が長く接触して圧迫・ずれの影響を受けないように、ピローでしっかり支える（ピローでは不十分な場合、毛布等を丸めたものでもよい）（図12）。

図12 ベースンに湯を入れ下肢を浸す

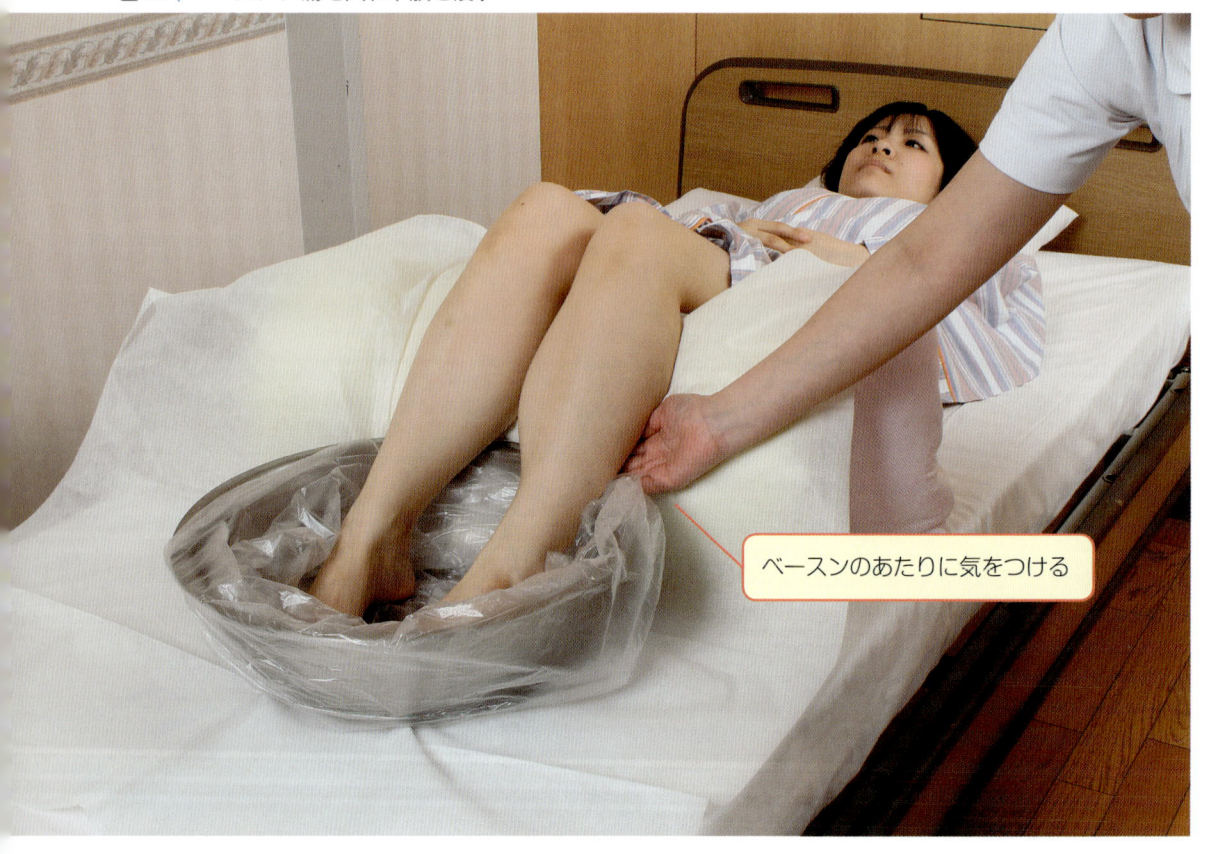

ベースンのあたりに気をつける

3）密閉式足浴法

- 密閉式足浴法は、下肢をビニール袋に入れて足浴を行う方法である。この方法では、ビニール袋で密閉するため、温浴効果も高く、温湯の温度も冷めにくい効果もある。
- 温湯をビニール袋に入れるためベッド上を濡らす可能性も低く、下肢支持のピローを自由に入れ替えられ、下肢の安定も得られやすい（図13）。

図13｜密閉式足浴法
下肢支持のピローを自由に入れ替えられ、下肢の安定も得られやすい

- 温湯をビニール袋に入れる
- 温湯が冷めにくく温浴効果も高まる

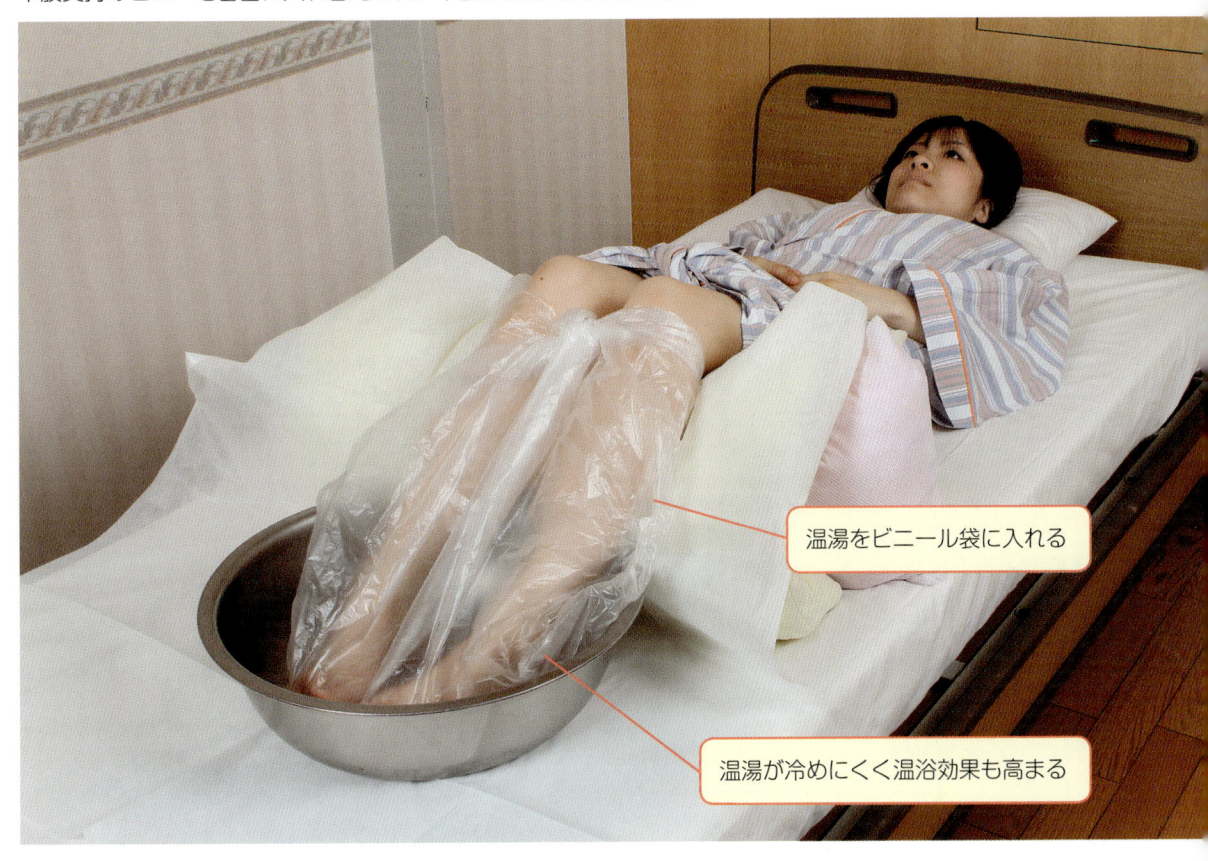

❷ 座位による足浴

1）座位を安定させる
- 一時的に座位保持が可能でも、下肢を上げ下げするため座位の安定性を損なう可能性がある。
- 端座位ではなく、背もたれのある椅子もしくは車椅子で行う。

2）座位の姿勢保持をとる
- 足底が床面にしっかり着く高さの椅子を準備し、姿勢の傾斜がないようにピロー等で保持する。

（栁井幸恵）

参考文献
1. 祖父江正代・近藤まゆみ 編：がん患者の褥瘡ケア．日本看護協会出版会，東京，2009．
2. 藤野彰子，長谷部佳子 監修：看護技術ベーシックス．医学芸術社，東京，2005．
3. 月刊ナーシング編集室 編：スキルアップ臨床看護技術Q&A．学研メディカル秀潤社，東京，2008．
4. 川村佐和子，他編著：ナーシンググラフィカ基礎看護学・基礎看護技術．メディカ出版，大阪，2004．

Part 2　日常ケア場面でのポジショニング技術

排泄援助場面（床上排泄）

ポジショニングのポイント

- 最も注意すべきことは、床上でもできるだけ気持ちのよい、自然な排泄を促すことである。
- そのためには、安定した姿勢が不可欠である。
- さらに安楽で腹圧をかけやすい体位を整える。
- 麻痺がある場合は、麻痺側外側にピローを入れて安定させる。

ポジショニングのアセスメント

- 殿部の挙上保持の可否、安静度、患者の希望、体格などに応じて便（尿）器の選択、オムツ使用を検討する。

● 便（尿）器選択のめやす

種類	適応・特徴	ポジショニングのポイント
洋式便器	差し込み部分が高いため、自力で殿部を挙上することができる患者に適する	小さいピローを防水シーツで包み腰部の隙間に挿入すると腰部の安楽性が高くなる
和式便器	小柄な患者や自力で殿部を挙上することが難しい患者に適する	下肢の保持が難しい患者の場合は、下肢を保持するためのピローを膝下に挿入する
ゴム製便器	るいそうがあって仙骨が突出していたり、褥瘡がある患者に適する	便器を潰した状態で挿入後、空気を入れて膨らませると使いやすい。ただし不安定感がある他、便器と皮膚の接触部にずれが生じるので、使用には注意を要する

● オムツを用いる場合のめやす

- 一般的に尿便の失禁が常時あるいは頻回にある場合
- 殿部の挙上、体動が非常に困難な場合

●**洋式便器**を使用する場合

30度程度

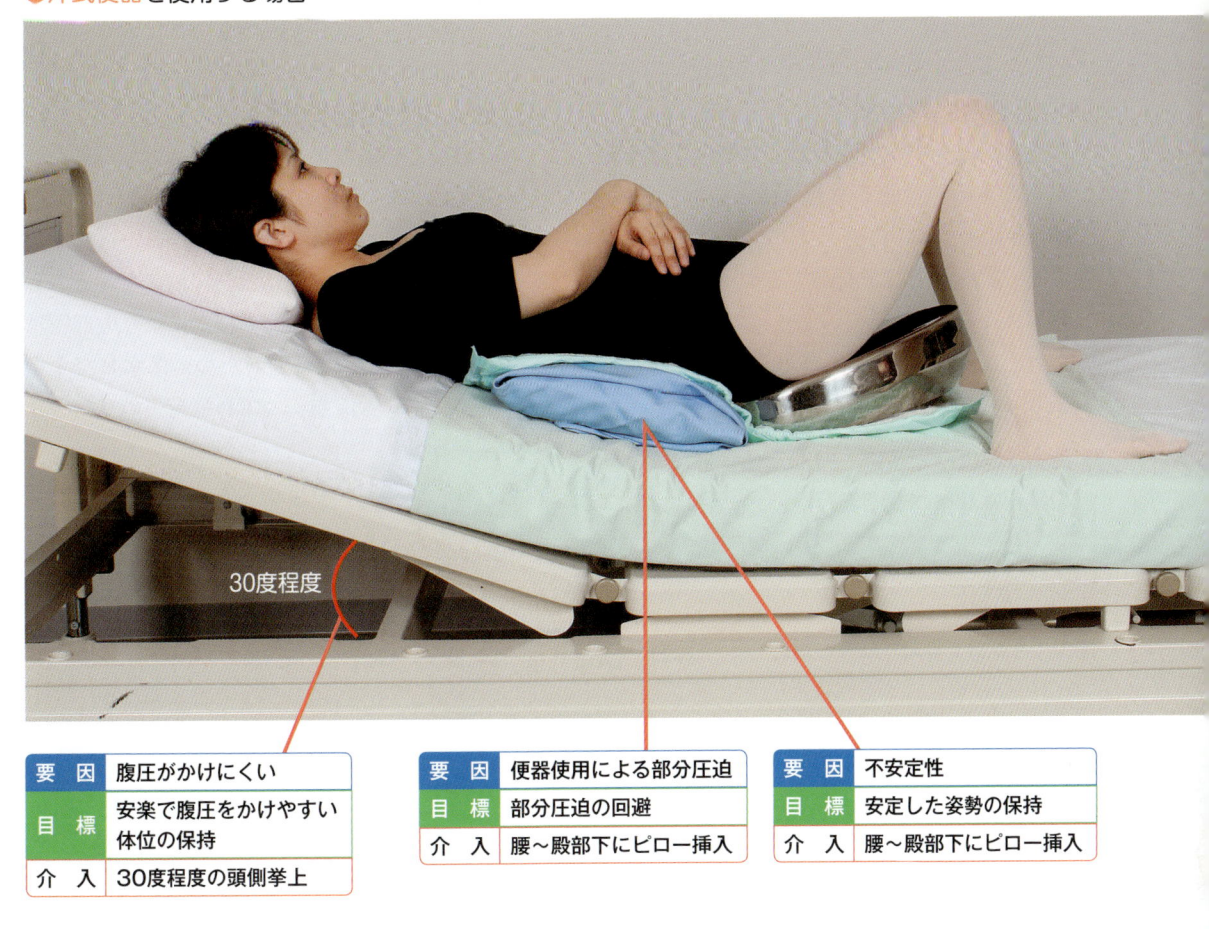

要　因	腹圧がかけにくい
目　標	安楽で腹圧をかけやすい体位の保持
介　入	30度程度の頭側挙上

要　因	便器使用による部分圧迫
目　標	部分圧迫の回避
介　入	腰～殿部下にピロー挿入

要　因	不安定性
目　標	安定した姿勢の保持
介　入	腰～殿部下にピロー挿入

●**和式便器**を使用する場合（下肢の保持が難しい場合）

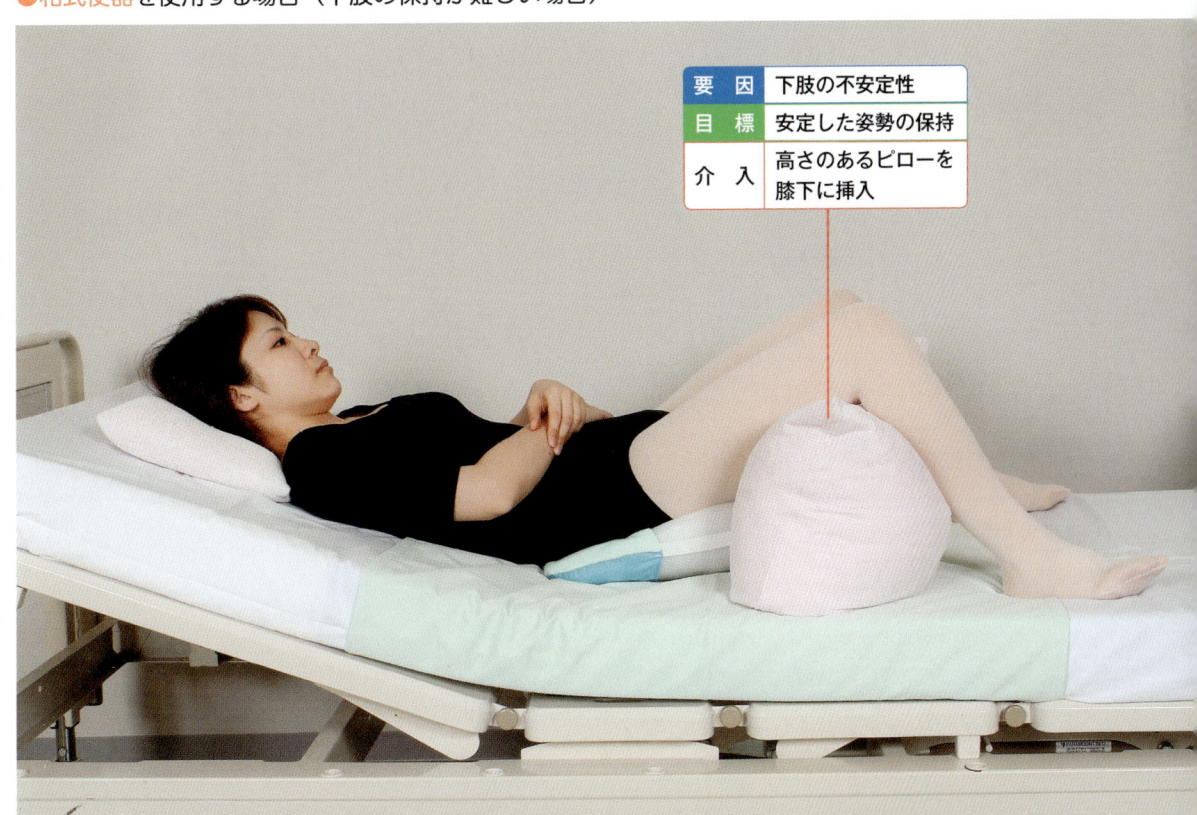

要　因	下肢の不安定性
目　標	安定した姿勢の保持
介　入	高さのあるピローを膝下に挿入

ポジショニングの進め方

1 便器を用いた援助

- 腹圧をかけやすくするため、安静度などを考慮したうえで可能であれば少し（30度程度）頭側挙上をする。
- 患者の殿部、下肢が安定するようにピローなどで支える。

> **注意**
> 便器を除去した後に、殿部や仙骨部に皮膚の異常はないか観察を行う。

2 オムツを用いた援助

- 麻痺などがある場合、麻痺側は外旋位になりやすい。そのため、麻痺側にピローを挿入し、体幹を安定させることも必要である（図1）。
- 排尿によりオムツ内は湿潤環境になるとともに、オムツのポリマーの保水により殿部圧は上昇する（図2）。そのため、保水したオムツで長時間過ごすことで褥瘡発生のリスクは高まる。
- オムツの適切な着用により、尿漏れの軽減・スキントラブルの予防につながる（図3）。

図1 │ オムツ交換時（麻痺の場合の体幹保持）

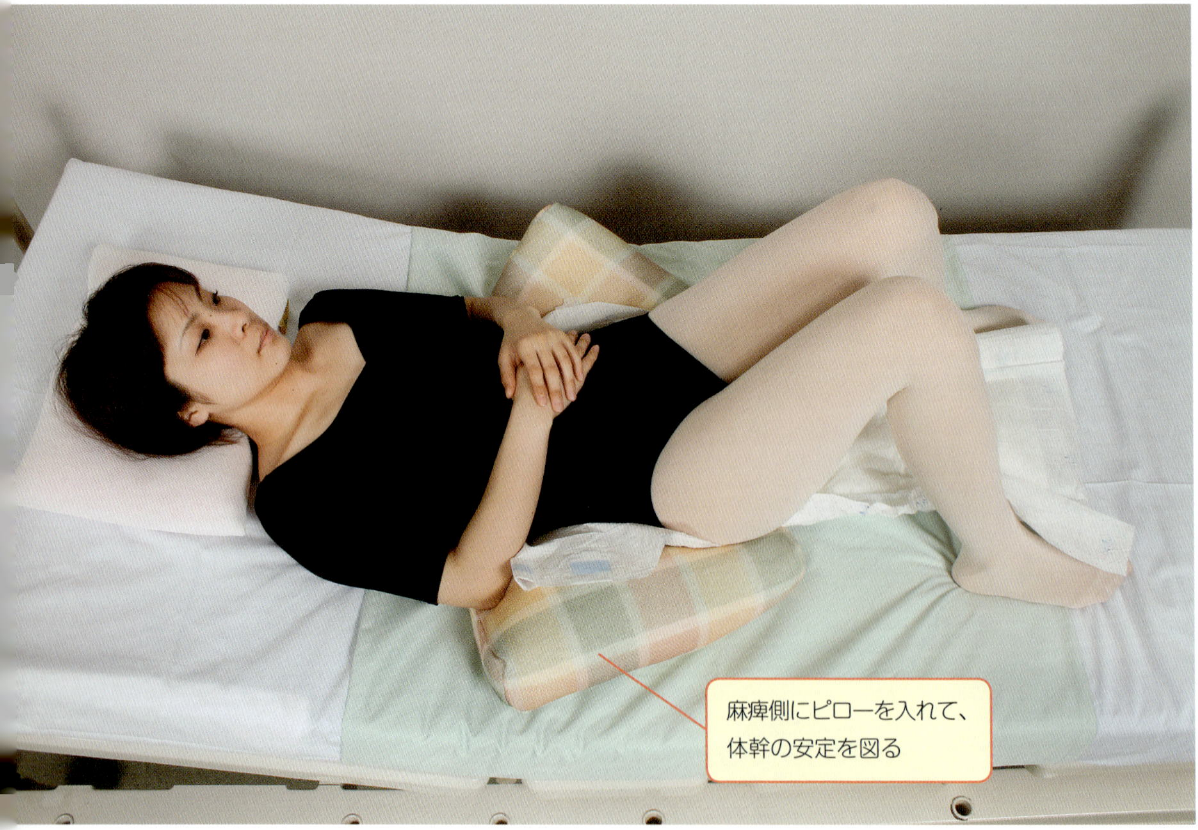

麻痺側にピローを入れて、体幹の安定を図る

図2 | 保水したオムツの殿部圧の違い

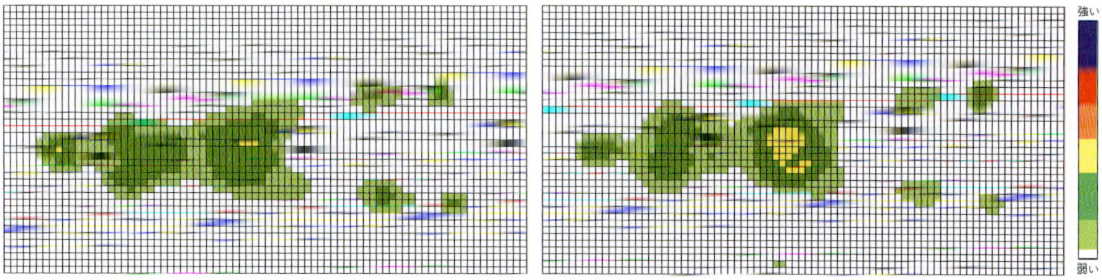

乾燥している場合：テープ式タイプのオムツと尿とりパッド1枚を使用

保水している場合：テープ式タイプのオムツと尿とりパッド1枚を使用（尿とりパッドに400mLの水分を含ませる）。殿部圧が上昇している

図3 | オムツ着用時のコツ

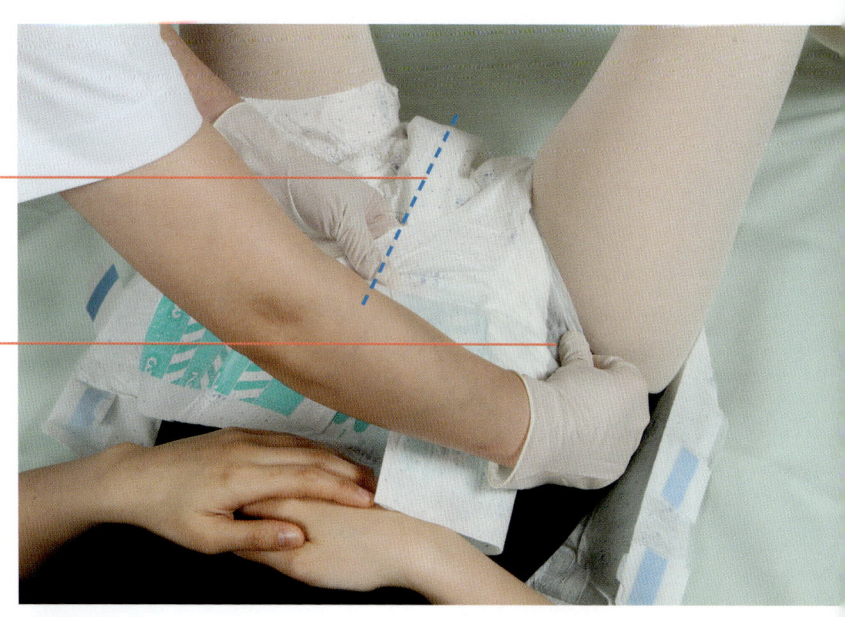

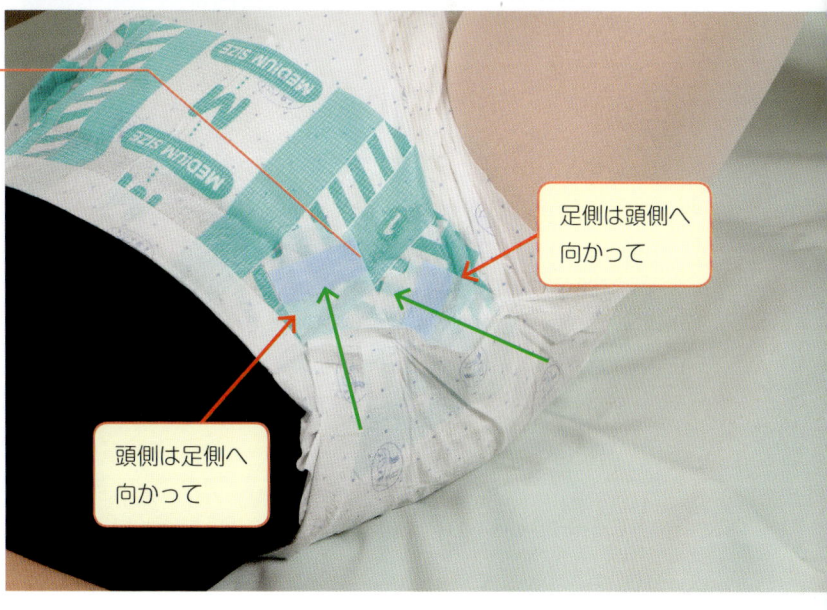

- オムツの中心と脊柱とを必ず合わせる
- オムツのギャザーを立たせ、大腿部に添わせる
- テープは足側は上に向かって、頭側は下に向かって（クロスするように）止め、フィットさせる
- 足側は頭側へ向かって
- 頭側は足側へ向かって

排泄援助場面（床上排泄）

陰部洗浄時の注意点

- 股関節に内転拘縮のある患者の陰部洗浄を行う際、無理に関節を広げようとする行為は、痛みや痙攣をまねき、かえって拘縮を進行させてしまう可能性がある。

- 拘縮した両下肢を開くのではなく、前後に互い違いにずらすことで楽に関節が動く。前後にずらした下肢の隙間にピローを挿入して体位を安定させ、陰部を洗浄する（図4）。

(江村真弓)

図4｜拘縮時の陰部洗浄のコツ

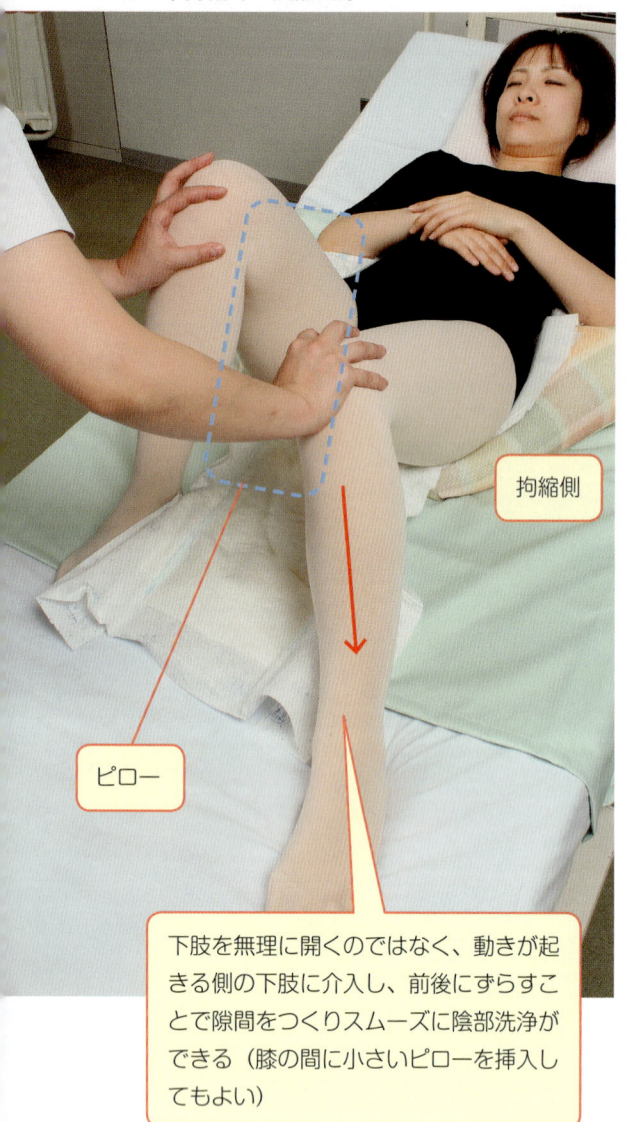

拘縮側

ピロー

下肢を無理に開くのではなく、動きが起きる側の下肢に介入し、前後にずらすことで隙間をつくりスムーズに陰部洗浄ができる（膝の間に小さいピローを挿入してもよい）

排泄援助の基本

床上排泄の適応
- 床上排泄の適応となるのは、以下のような患者である。
  - トイレまで歩行する体力がない患者
  - トイレまでの歩行（運動負荷）が治療上禁止されている患者
  - ベッドから降りられない患者

排泄援助の一般的注意事項
- プライバシーを尊重し、必要最小限の露出ですむように配慮する：排泄は羞恥心を伴う行為であるため、看護者の不用意な言葉が患者を傷つけ、排泄のニーズの表出を阻害する。
- 患者に適した便器・尿器を準備する：体格、ADL、排泄物の性状や量などによって、患者の安全や安楽が阻害される。
- 感染を防止する：清潔な器具の使用、陰部を清潔に保つことで上行感染を防ぐ。また、看護者側の手洗い・手袋の着用によって院内感染を防止できる。

文献
1. 川村佐和子, 他編：基礎看護学-基礎看護技術. メディカ出版, 大阪, 2004.
2. 藤野彰子, 長谷部佳子 監修：看護技術ベーシック. 医学芸術社, 東京, 2005.

Part 3

特殊な状態の患者のポジショニング

Part 3　特殊な状態の患者のポジショニング

呼吸困難を持つ患者

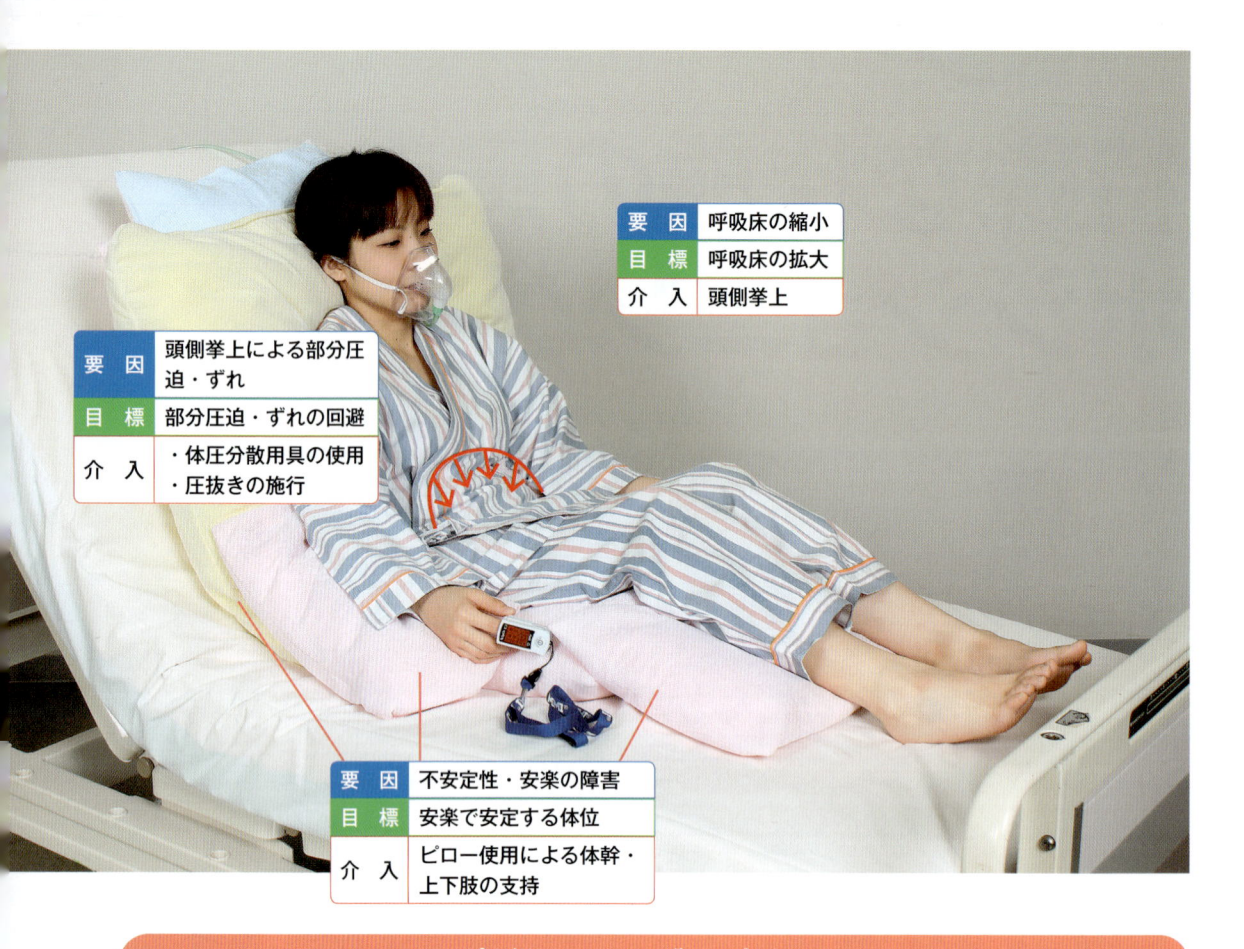

要因	呼吸床の縮小
目標	呼吸床の拡大
介入	頭側挙上

要因	頭側挙上による部分圧迫・ずれ
目標	部分圧迫・ずれの回避
介入	・体圧分散用具の使用 ・圧抜きの施行

要因	不安定性・安楽の障害
目標	安楽で安定する体位
介入	ピロー使用による体幹・上下肢の支持

ポジショニングのポイント

- 呼吸筋の弛緩を図りながら呼吸量を最大に得られる体位としては、「立位」「座位」「仰臥位」「腹臥位」が有効である。
- 最も望ましい体位である立位では疲労しやすいため、実際には「座位」「仰臥位」「腹臥位」を工夫する。
- 呼吸が楽なポジショニングのポイントは、上半身を何かに支えられる状態にすることである。

呼吸困難の際の基本的な体位

- 「呼吸困難」とは、意識的に努力呼吸を行わなければならない状態、または"息苦しい""呼吸がしにくい"等の症状がある場合を言う。
- 呼吸困難を緩和するためには、呼吸筋の弛緩を図りながら呼吸量を最大に得られるようにすることが重要である。
- 一般に、呼吸量が大きい順にとられる体位は、立位＞座位＞仰臥位＞腹臥位である。
- 呼吸筋の弛緩を図るためには腹腔内圧を低下させる必要がある。実際に、重力の影響から胸郭は最大に膨張し、胸腔内臓器が下方へ押し下げられると同時に横隔膜が下がって呼吸面積が広くなることで換気の効率がよくなる。腹腔内臓器も下方へ移動して、腹腔内圧は低下する。
- そのために最もよい体位は立位であるが、立位は疲労しやすく、長時間の体位には適さない。そこで、ベッド上に臥床しつつ、少しでも呼吸筋の弛緩が得られるよう、通常、座位や頭側挙上位をとるようになる（頭側挙上の手順についてはp.34参照）。

頭側挙上による褥瘡発生の危険性と体圧分散用具

- 呼吸を楽にするためにとられる体位である頭側挙上では、同一部位に持続する圧迫とずれが生じる。そこで褥瘡の発生リスクが高まる。
- 褥瘡防止のため体圧分散用具を使用して、より広い接触面積をもたせ、局限された部位への圧迫を減少させる。このとき使用する体圧分散用具は、頭側挙上しても底付きしないものである。
- １日の大半を頭側挙上で過ごす場合は、尾骨部に褥瘡発生の危険性があるため、高機能マットレスを使用することが望ましい（図１）。

図１ | 呼吸困難（１日の大半を頭側挙上で過ごす場合）に適切な高機能マットレス

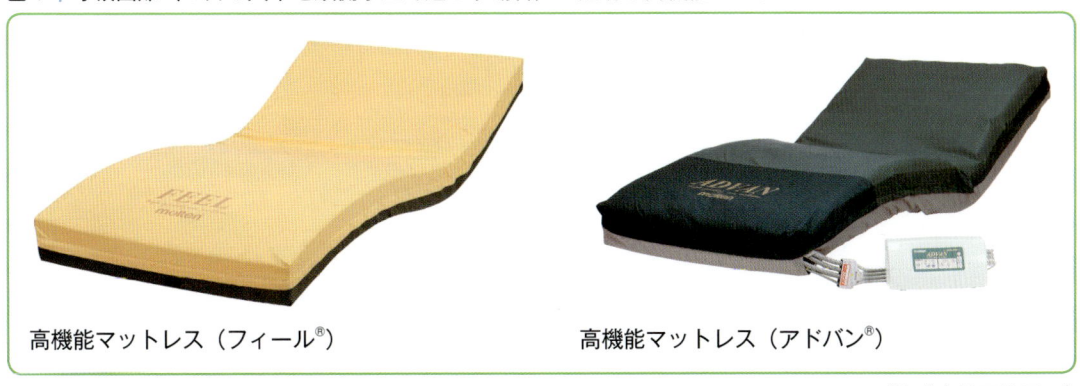

高機能マットレス（フィール®）　　高機能マットレス（アドバン®）

（株式会社モルテン）

呼吸困難を持つ患者

ポジショニングの方法

- 呼吸が楽なポジショニングのポイントとしては、上半身を何かに支えられる状態にすることである。
- そのためには、上肢は垂れた状態にせず、何かの上に置く。例えば、膝の上に手をつく、あるいはテーブル上に肘をつくなどして、上肢が支えられる状態の体位をとることが必要である。

1 立位

- 運動後の息切れが強いとき、または歩行中に呼吸困難になる場合、後ろの壁に寄りかかったり、腕を支えるものに置いて休めたりすると呼吸困難が早く回復する場合がある。

2 座位・前屈位

- 呼吸不全の患者では、前屈位は横隔膜の運動効率をよくすることで呼吸困難を緩和する体位になるという報告がある[1]。
- 肺水腫など肺循環にうっ血がある状態では、起座位や前屈位をとることで、うっ血した血液が重力の影響で下方に移動することにより呼吸が楽になる。

①座位（図2）

- 前方に傾くことから坐骨が突出し、部分圧の上昇を招く。部分圧が上昇することで褥瘡発生の可能性が高まるので、圧分散を図るために体圧分散用具を使用する。
- 下肢に挿入するピローは下肢の緊張を緩め、また胸腹部に圧迫がかからない程度の厚みのものを使用する。
- 背部に挿入するピローは、安楽・安定性を重視し上半身全体を支持できる大きさのものを使用する。
- 上肢は溝を作ったピローで支持し安楽に保つ。
- ピローを身体全体に挿入した後に、必ず圧抜きを行い、部分圧迫やずれの解除を行う。
- さらに、体位の安定を図り、疲労の低下、腹部への圧迫の回避のために、大きいピローを抱えるように挿入してもよい。

図2｜座位でのポジショニングの方法

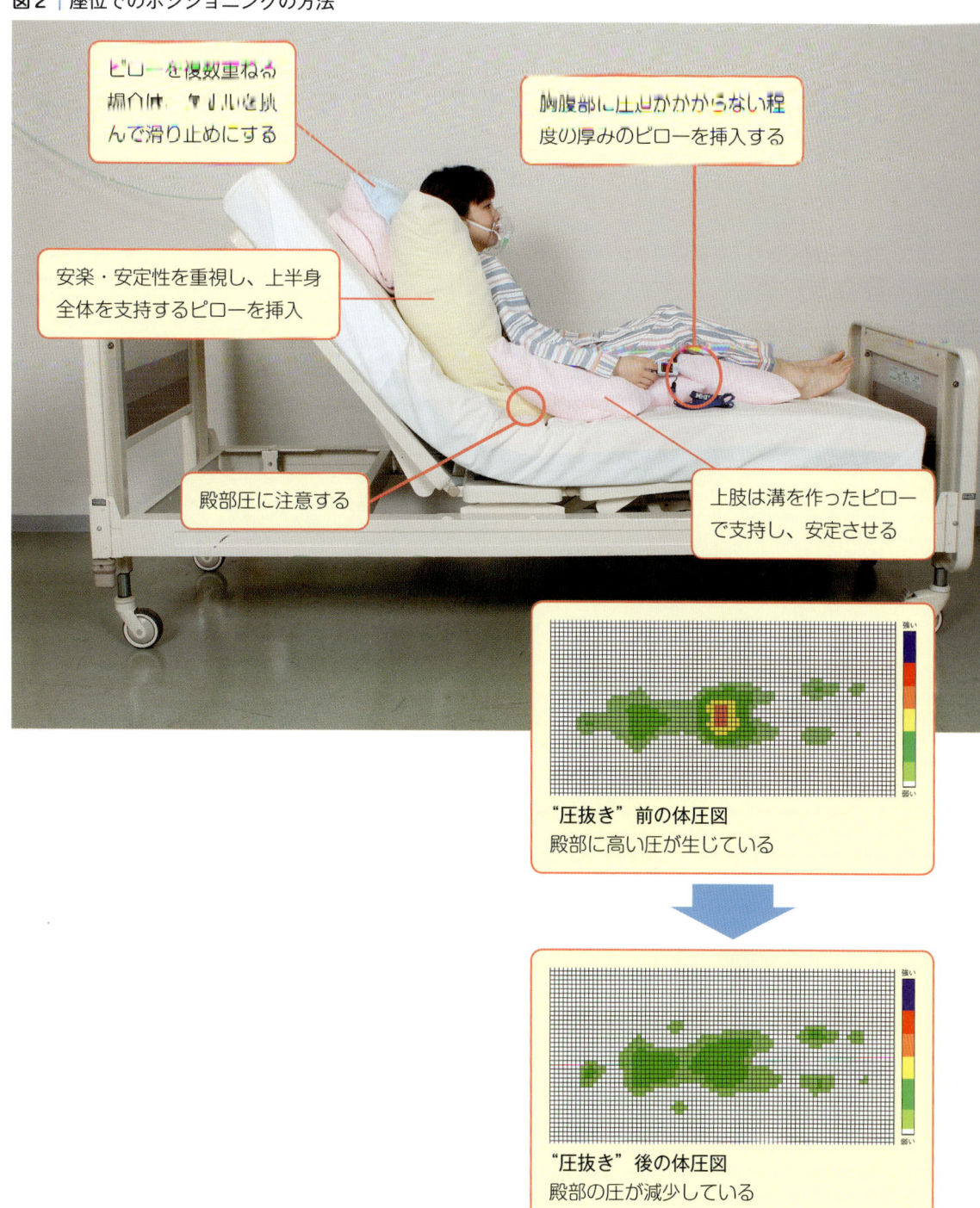

ピローを複数重ねる。介助は、タオルを挟んで滑り止めにする

胸腹部に圧迫がかからない程度の厚みのピローを挿入する

安楽・安定性を重視し、上半身全体を支持するピローを挿入

殿部圧に注意する

上肢は溝を作ったピローで支持し、安定させる

"圧抜き"前の体圧図
殿部に高い圧が生じている

"圧抜き"後の体圧図
殿部の圧が減少している

②**前屈位**（図3）
- 前屈位は、座位時に最も呼吸が楽なポジションである。
- 留意点としては、殿部圧を減じるために体圧分散用具を使用することである。
- 背中が曲がることを予防し、胸腔・腹腔内臓器を下方へ下げることができ、体位の安定と疲労の低下、腹部への圧迫の回避のために、オーバーテーブルと身体との間にピローを挿入する。オーバーテーブルの高さは、患者の状態に応じ、患者の意見や要望を取り入れながら調整する。

図3｜呼吸困難における前屈位のポジショニング

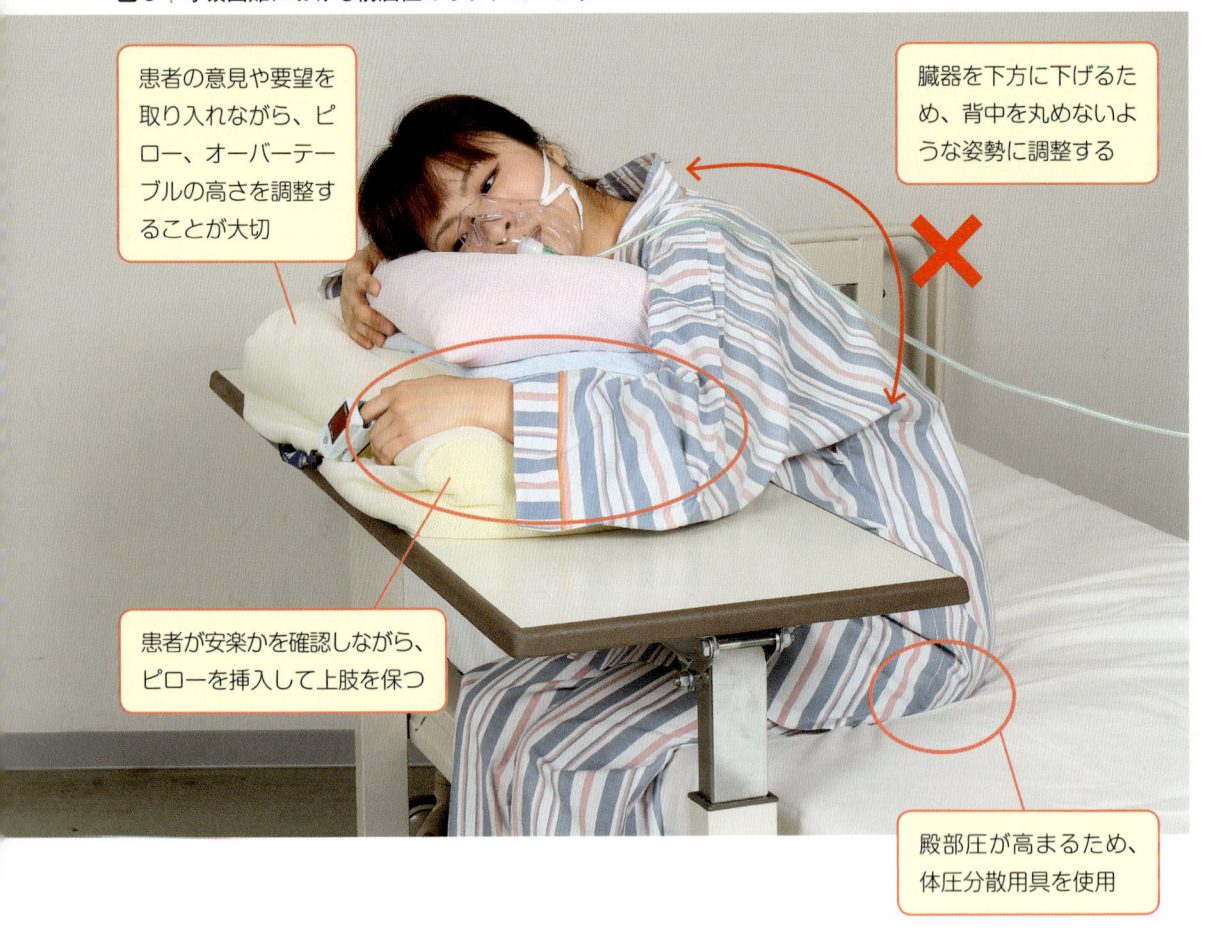

- 患者の意見や要望を取り入れながら、ピロー、オーバーテーブルの高さを調整することが大切
- 臓器を下方に下げるため、背中を丸めないような姿勢に調整する
- 患者が安楽かを確認しながら、ピローを挿入して上肢を保つ
- 殿部圧が高まるため、体圧分散用具を使用

3 臥位（頭側挙上）

- 殿部から大腿後面の接触面積が増し、圧分散されやすいように頭側挙上は30度を基準とする（図4）。
- 腹部の緊張を緩め、腹腔内臓器を下方へ下げる。また、下肢の緊張を緩め、安楽感をもたらすことができるよう膝下にピローを挿入する。これは、踵部への部分圧迫を回避することにも効果的である。

図4｜呼吸困難における臥位のポジショニング

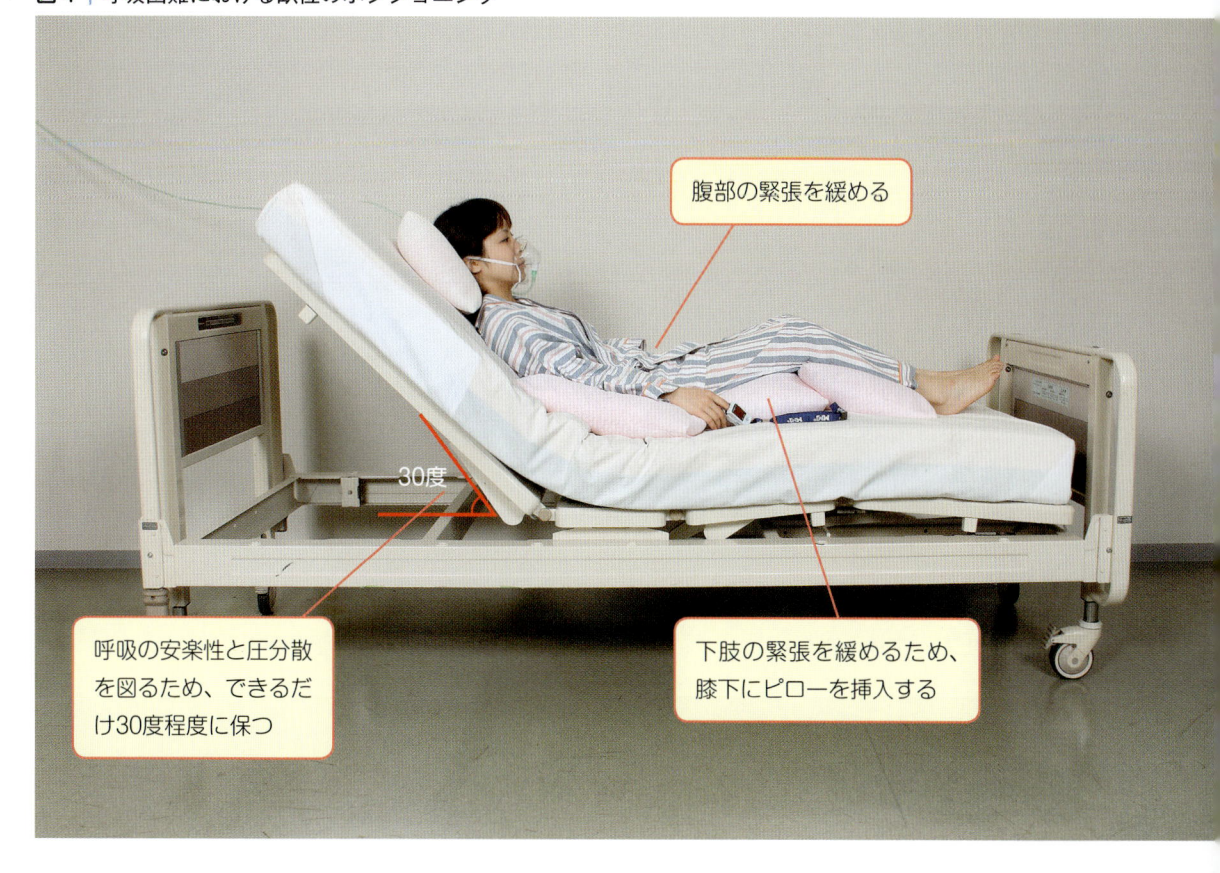

- 腹部の緊張を緩める
- 呼吸の安楽性と圧分散を図るため、できるだけ30度程度に保つ
- 下肢の緊張を緩めるため、膝下にピローを挿入する

4 側臥位

- 呼吸筋は上肢の運動にも関与する。上肢を運動状態にしておくと呼吸筋は呼吸のために十分にはたらくことができなくなるため、上肢を支えて非運動状態にする。そのため上肢をピローで支える（図5）。
- 腹部の緊張を緩めるため、膝関節が屈曲するようにピローで支えるとよい。

図5｜呼吸困難における側臥位のポジショニング

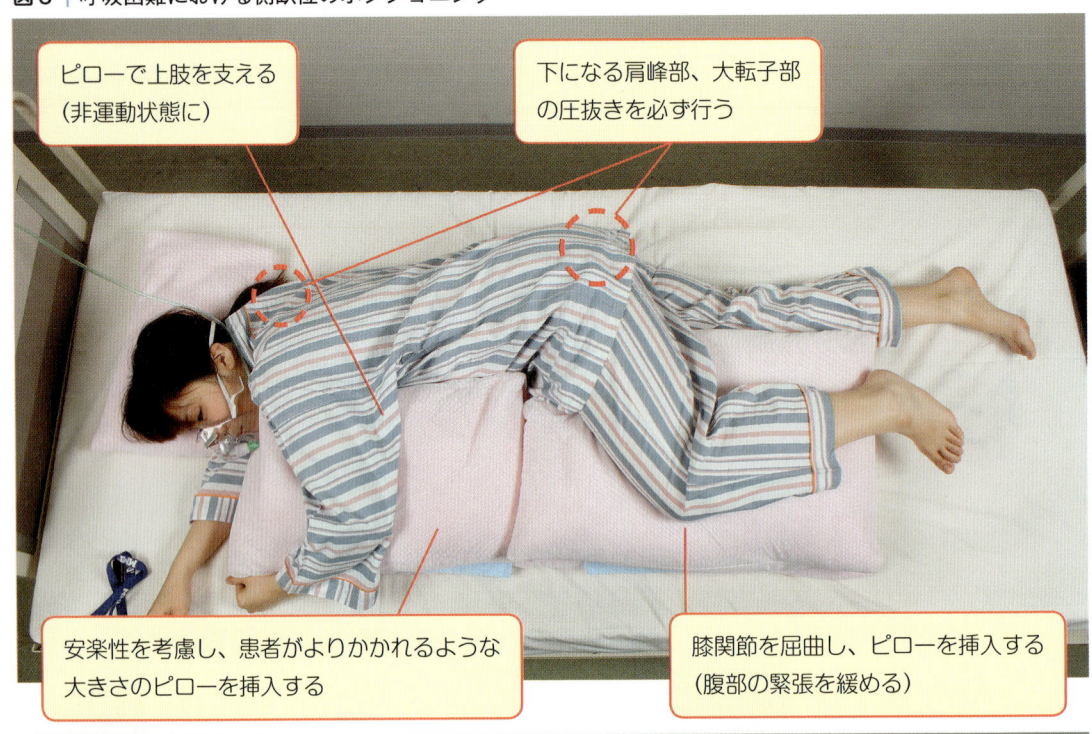

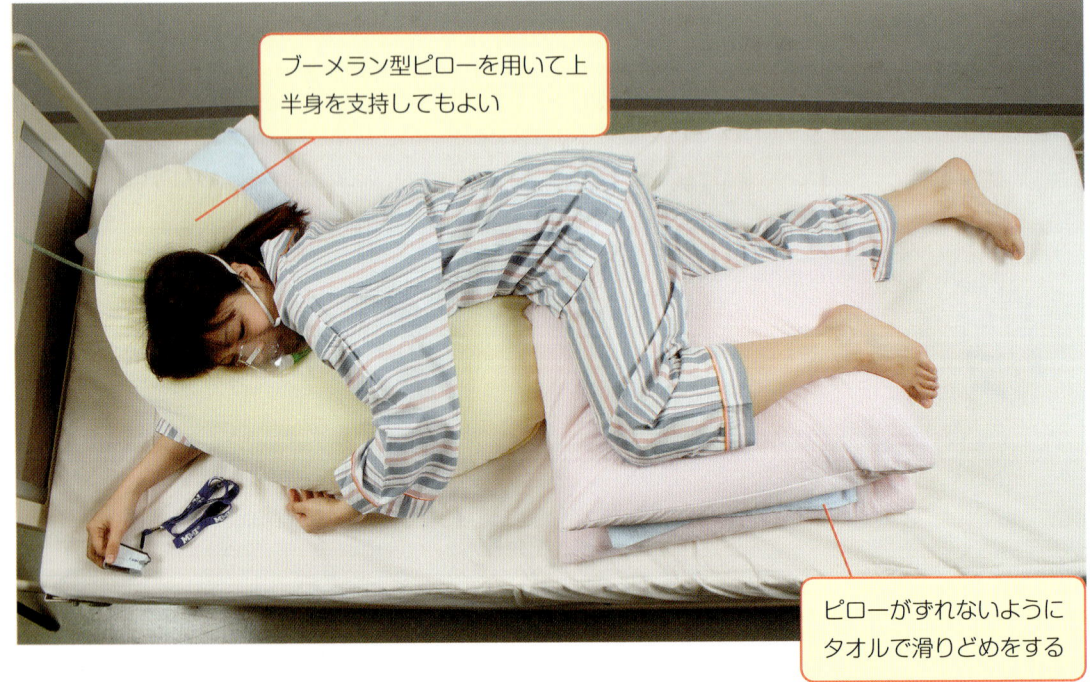

- ピローで上肢を支える（非運動状態に）
- 下になる肩峰部、大転子部の圧抜きを必ず行う
- 安楽性を考慮し、患者がよりかかれるような大きさのピローを挿入する
- 膝関節を屈曲し、ピローを挿入する（腹部の緊張を緩める）
- ブーメラン型ピローを用いて上半身を支持してもよい
- ピローがずれないようにタオルで滑りどめをする

5 セミファーラー位

- 仰臥位に比べ、腹部の緊張を緩め安楽感をもたらすことができるセミファーラー位も呼吸が楽なポジショニングである（図6）。
- 下肢の緊張を緩めるため、下肢は軽度屈曲させる。
- 上肢は溝を作ったピローで支持し、安定させて安楽に保つ。

図6｜呼吸困難におけるセミファーラー位のポジショニング

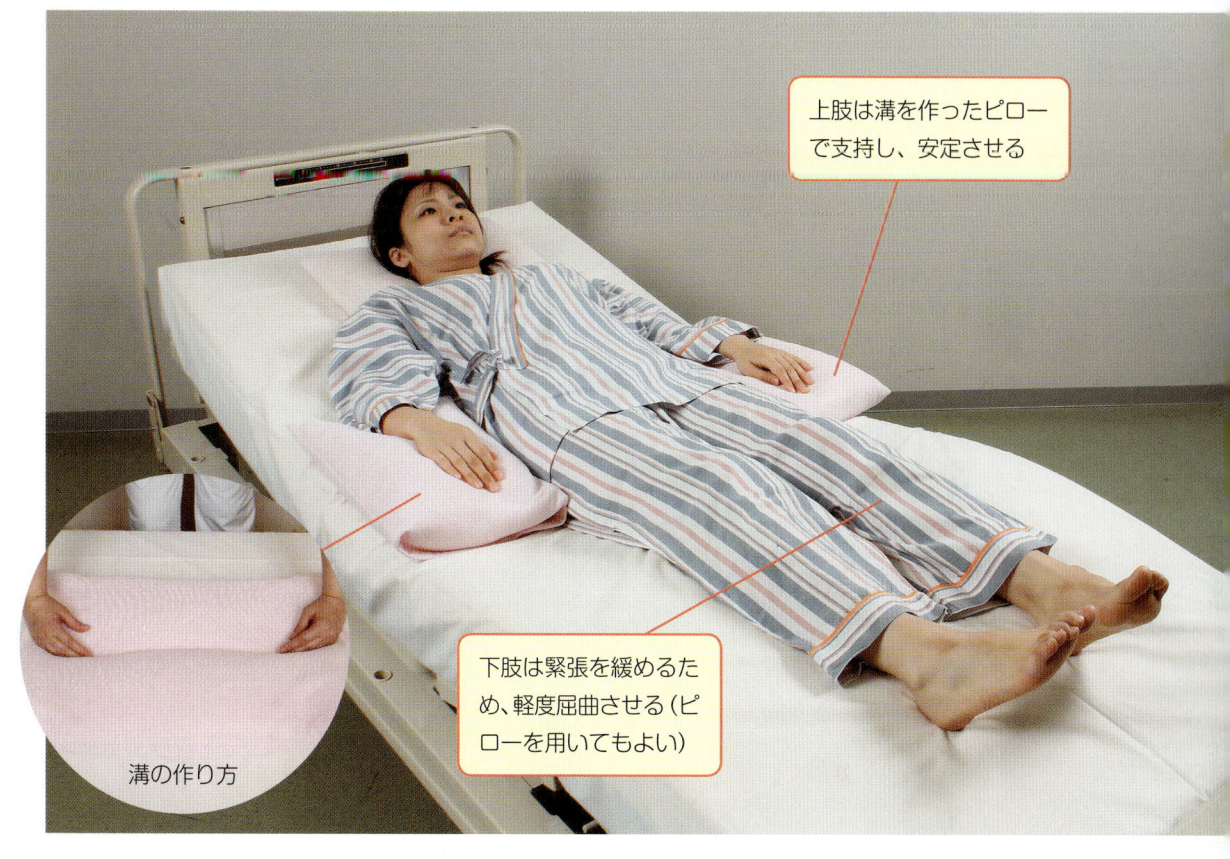

上肢は溝を作ったピローで支持し、安定させる

下肢は緊張を緩めるため、軽度屈曲させる（ピローを用いてもよい）

溝の作り方

- 呼吸困難を持つ患者では、呼吸困難の程度、個々の体型および個々の条件（麻痺の有無や医療処置から発生する制限事項）など、いくつもの制約がかかる。
- 意識のある患者の場合には、患者の意見や要望を取り入れながら頭側挙上の高さや角度、使用するピローの素材や形状等を吟味する必要がある。
- 自力での体位調節が困難な場合には、人手を確保し、安楽を保ちながら速やかに体位を整えることが必要である。

（江村真弓）

文献
1. 田中マキ子, 柳井幸恵 編：これで安心！ 症状・状況別 ポジショニングガイド. 中山書店, 東京, 2012.
2. 祖父江正代, 近藤まゆみ 編：がん患者の褥瘡ケア. 日本看護協会出版会, 東京, 2009.
3. 川村佐和子, 他 編：基礎看護学 基礎看護技術. メディカ出版, 大阪, 2004.

Part 3　特殊な状態の患者のポジショニング

人工呼吸器装着患者の褥瘡予防

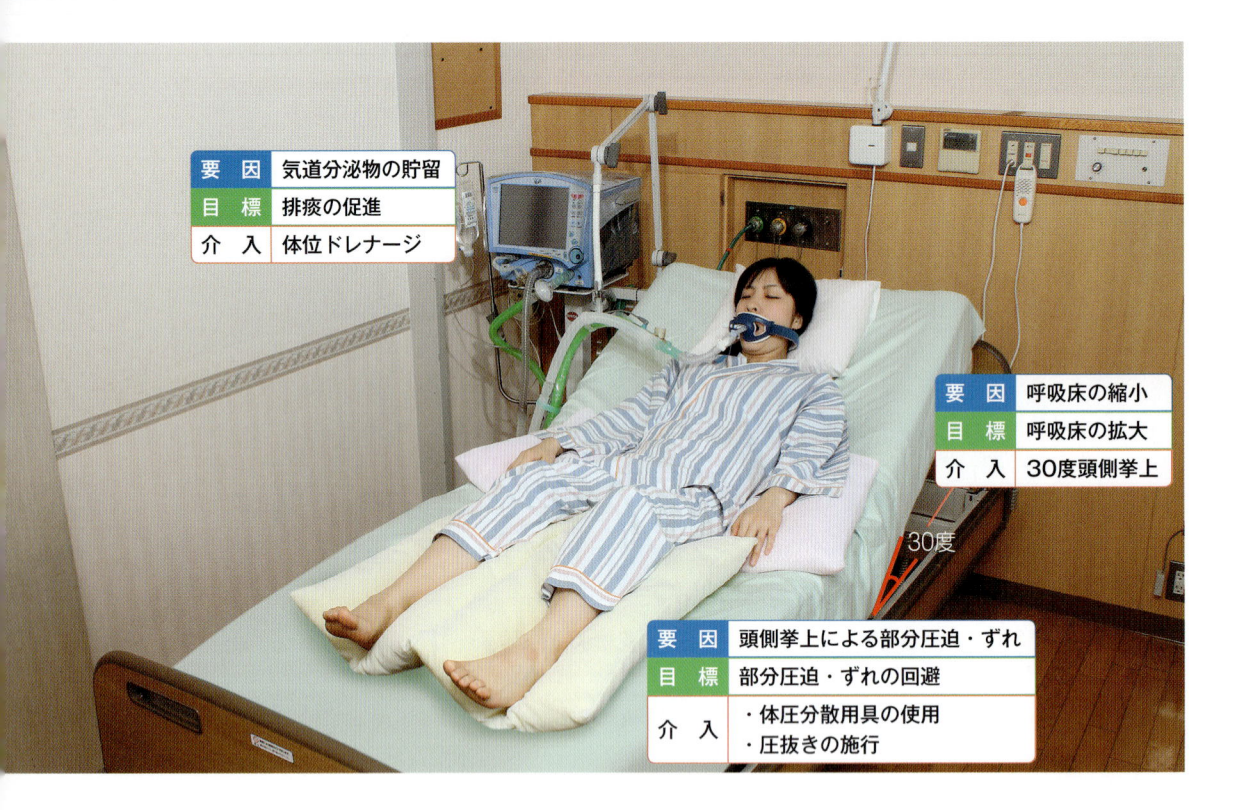

要因	気道分泌物の貯留
目標	排痰の促進
介入	体位ドレナージ

要因	呼吸床の縮小
目標	呼吸床の拡大
介入	30度頭側挙上

30度

要因	頭側挙上による部分圧迫・ずれ
目標	部分圧迫・ずれの回避
介入	・体圧分散用具の使用 ・圧抜きの施行

ポジショニングのポイント

- 人工呼吸器装着患者の体位保持の基本は頭部を挙上させることであるため、禁忌でなければ、頭部を極力30度以上挙上した体位をとらせる。
- 頭側挙上を行うことにより、同一部位への持続的な圧迫とずれが増加し、褥瘡発生のリスクが高まる。
- 褥瘡予防のためには高機能マットレスを導入すること、"2時間"にこだわらず適切な間隔で体位変換を行うことも考慮できる。
- 鎮静状態が深い夜間は、日中よりも頭部挙上を浅くし、病変部位を上にした体位を中心に体位変換を行う。

(注) 今回は見やすくするために柵を取り払っているが、通常は必ず両サイドに設置する。

人工呼吸器装着患者の体位の基本

- 人工呼吸器装着患者の体位管理の基本は頭部を挙上させることである。そこで、禁忌でなければ、頭部を極力30度以上挙上した体位をとらせる。体位によって肺容量は大きな影響を受けるためである（表1）。
- 頭側挙上は人工呼吸器関連肺炎の発生率を減少させるとされている[1]。
- しかし頭側挙上を行うことにより、同一部位への持続的な圧迫とずれが増加し、褥瘡発生のリスクが高まる。

表1｜30度頭側挙上の理由

- 仰臥位より頭部を挙上した体位のほうが横隔膜が下がり肺容量が増え、機能的残気量が上昇し、肺の収縮する力と胸郭の広がる力がつり合った状態になる。
- 仰臥位では腹腔内臓器が頭側に移動し横隔膜の動きが障害されて、肺容量が減少すると考えられている。背側が換気されにくく、分泌物も貯留して、無気肺や肺炎が生じる可能性が高くなる。また、胃内容が逆流して気道に流入しやすく感染を引き起こしやすくなる。
- 鎮静・鎮痛状況や自発呼吸の残存の程度にもよるが、病態的な状況も考えると、多くの患者で背側に無気肺を生じていると思われる。肺容量を増加させることを目的に頭部を挙上させることは、無気肺を予防することに有用である。

COLUMN

観察とアセスメント、そして混沌

ポジショニングを行う際には、観察とアセスメントが重要になります。常に意識していることは、「森を見て木を見ず、木を見て森を見ず」の格言のように、細部と全体を行き来させながら見るように努めていることです。子どもの頃、風景画や写実画をよく描きましたが、その際、近くと遠く、細部と全体を見ながら描くということが求められるので、こうした物の見方が自然と身についたように思います。この見方・観察の仕方は、看護師として働くなかでいろいろ便利であることに気づきました。

患者さんに傷があるとき、目は傷そのものにいきますが、傷の周辺から傷がある手、そして受傷した患者さんの表情など、傷そのものからどんどん傷を持つ患者さんの全体像へ目が広がっていきます。そして、また傷に戻ります。無意識のうちに身についたこの観察方法は、ただの観察から「よいのか/悪いのか」という判断につながり、アセスメントに至ります。

私がポジショニング方法において、身体のアライメントを強調し、その見方や観察の仕方を説明するのは、私のこんな癖というか成長過程が影響しているのかも知れません。

しかし昨今、大きな課題を抱えています。これまでのように、観察とアセスメントの重要性を強調するのみではなく、もっと「どう介入すればよいのか」「より自然に近づけるためにどうすればよいのか」等、具体的介入について、多くの場面でシンプルに、そして普遍的理論のもとに説明したいという混沌とした思いの中にいるのです。

日常ケア場面で遭遇するさまざまな、子どもから高齢者、女性や男性等、いろいろな人や状況に適応・応用できる、シンプルな真実と方法を抽出・析出し、そして解明できたらと思い願いながら、細部と全体を行き来させつつ観察しアセスメントを続けています。

（田中マキ子）

褥瘡予防のための体圧分散

1 マットレスの選択
- 圧分散のために高機能マットレスを使用し、同一部位に持続する圧迫・ずれに対応すると同時に、適切な接触面積を確保する。
- 自動体位変換マットレスは、ALI（急性肺傷害）患者の酸素化を改善するが[2]、肺炎などの合併症を予防するかどうかについてはさまざま意見がある。

2 体位変換の頻度
- 一般的に、体位変換は"2時間ごと"に"側臥位-側臥位"で行うことがよいと考えられている。
- 2時間間隔の体位変換と体位ドレナージは混同されがちだが、体位ドレナージは選択された患者で行うものであって、通常の体位変換とは異なる。
- 体位ドレナージは、同一体位を10～20分間継続する。「10～20分」の根拠は、気道分泌物が線毛運動により1分間に約1cm末梢から移動するためと考えられる。
- 体位ドレナージなどの排痰手技は、主に慢性呼吸不全などで喀痰量が著しく多い患者での有用性が証明されている[3]。しかし、ICUなどで急性期に人工呼吸管理を受けている患者での有用性は不明であり、積極的に行う必要はないとされている。
- ただし、末梢気道における分泌物の貯留を認める患者の場合、体位変換スケジュールのなかに体位ドレナージを組み込むことは効果的であると考える。

3 体位変換方法
- 鎮静状態が浅い日中は人きく頭部を挙上させる。
- 夜間は鎮静状態を深くし、頭側挙上を日中よりも浅くする。
- 呼吸状態が非常に不安定で鎮静状態が常に深い場合や、重度の意識障害の場合は、日中、夜間を問わず病変部位を上にした体位を中心に体位変換を行う必要がある場合もある。
- 換気が不良な部位を上にすることによって、その部位の換気を改善できることが多い。この効果は「喀痰が落ちる」という体位ドレナージ的な従来の考えではなく、換気が不良な部位に対して換気が行われやすくなるという現象の効果である考えられる。
- 人工呼吸器装着患者の体位変換は、褥瘡予防だけでなく無気肺や肺炎の予防にも重要である。そのため通常の体位変換（左右の30度側臥位、図1）に加えて、90度側臥位（図2）、側臥位（図3）も取り入れる。
- 側臥位は、自発呼吸が少ない患者では換気改善に効果がある場合が多く、腹臥位と比較して容易に行うことができる。さらに、側臥位から体位変換すると実施しやすい。

図1−① | 30度側臥位（良い例）

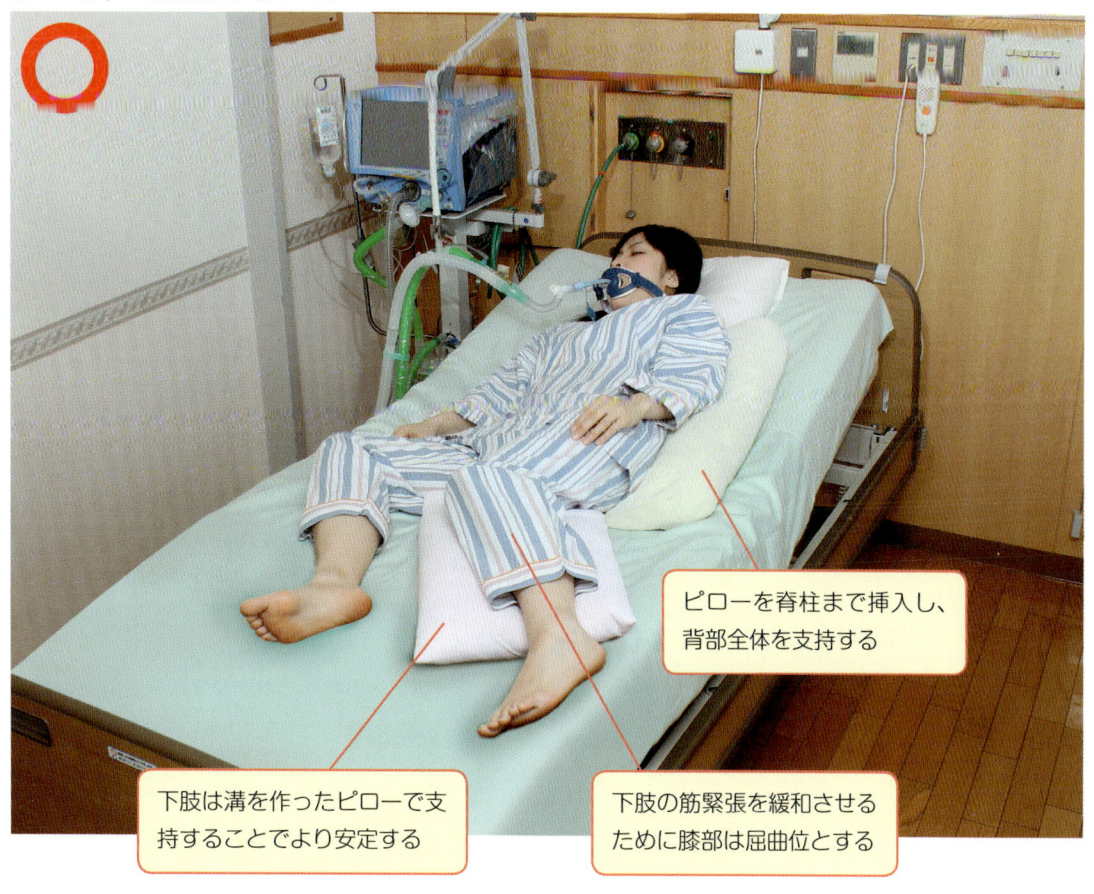

ピローを脊柱まで挿入し、背部全体を支持する

下肢は溝を作ったピローで支持することでより安定する

下肢の筋緊張を緩和させるために膝部は屈曲位とする

図1−② | 30度側臥位（悪い例）

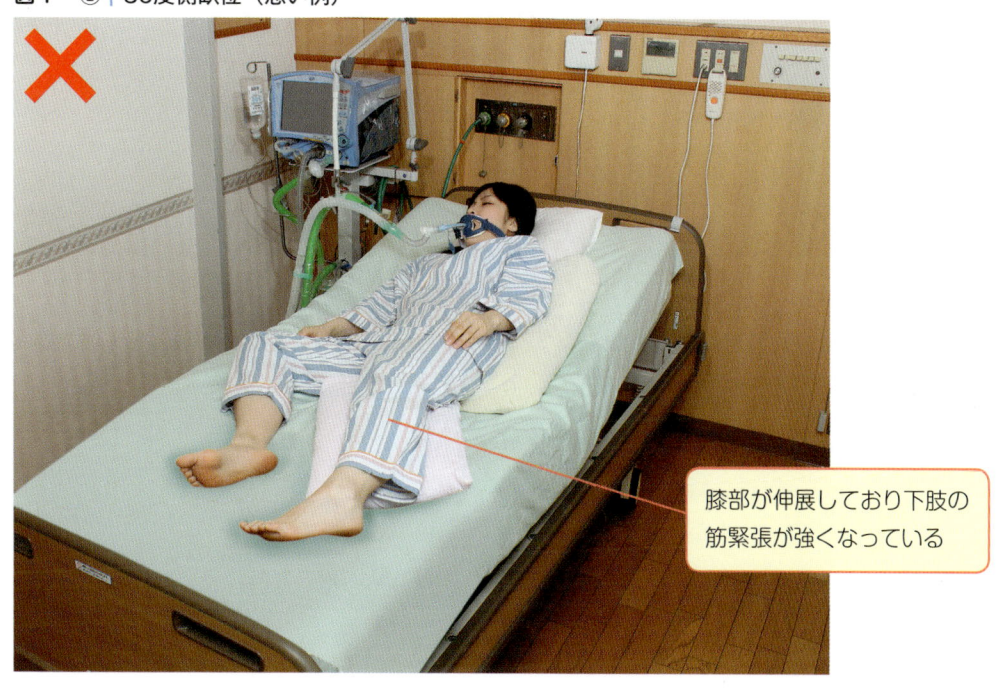

膝部が伸展しており下肢の筋緊張が強くなっている

人工呼吸器装着患者の褥瘡予防

図2-① | 90度側臥位時の注意点

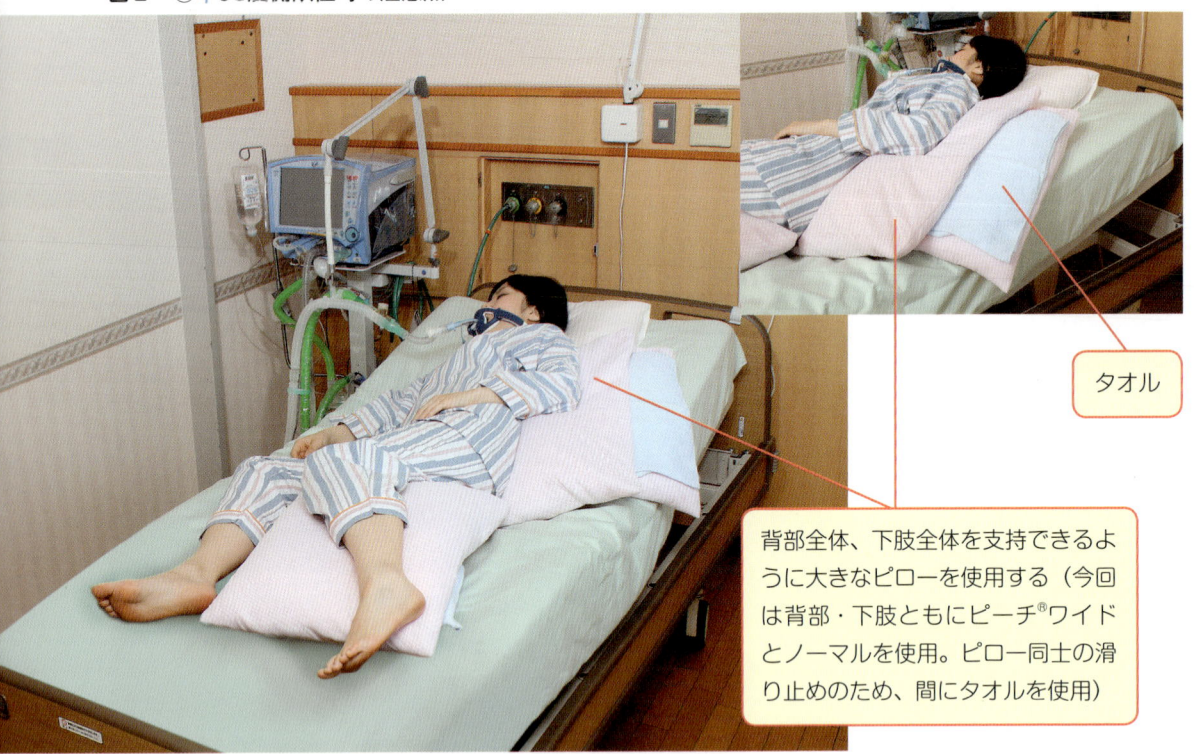

タオル

背部全体、下肢全体を支持できるように大きなピローを使用する（今回は背部・下肢ともにピーチ®ワイドとノーマルを使用。ピロー同士の滑り止めのため、間にタオルを使用）

図2-② | 90度側臥位時の下肢の高さの注意点

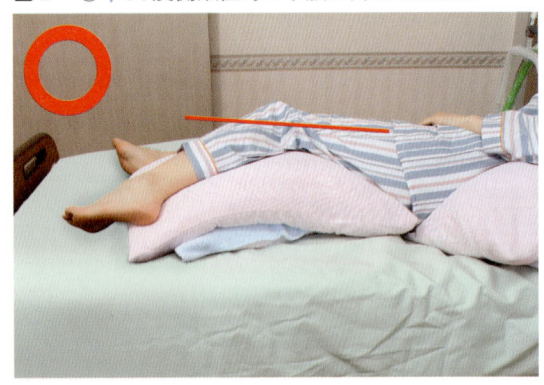

良い例：大腿と下腿の高さがほぼ同じになるように、また軽度屈曲させることで安楽な体位となる

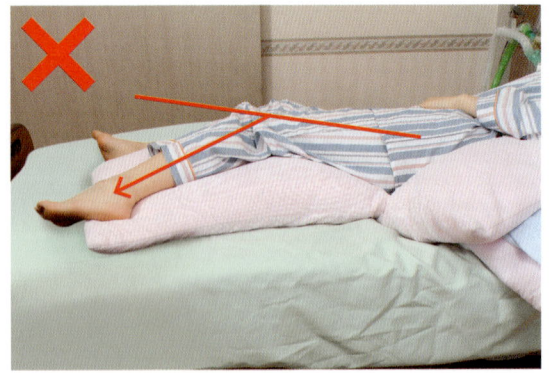

悪い例：大腿より下腿が低くなっているために、下肢全体がピローに均一に接触せず、筋緊張をもたらす

92　Part3 ■ 特殊な状態の患者のポジショニング

図3｜側臥位時の注意点

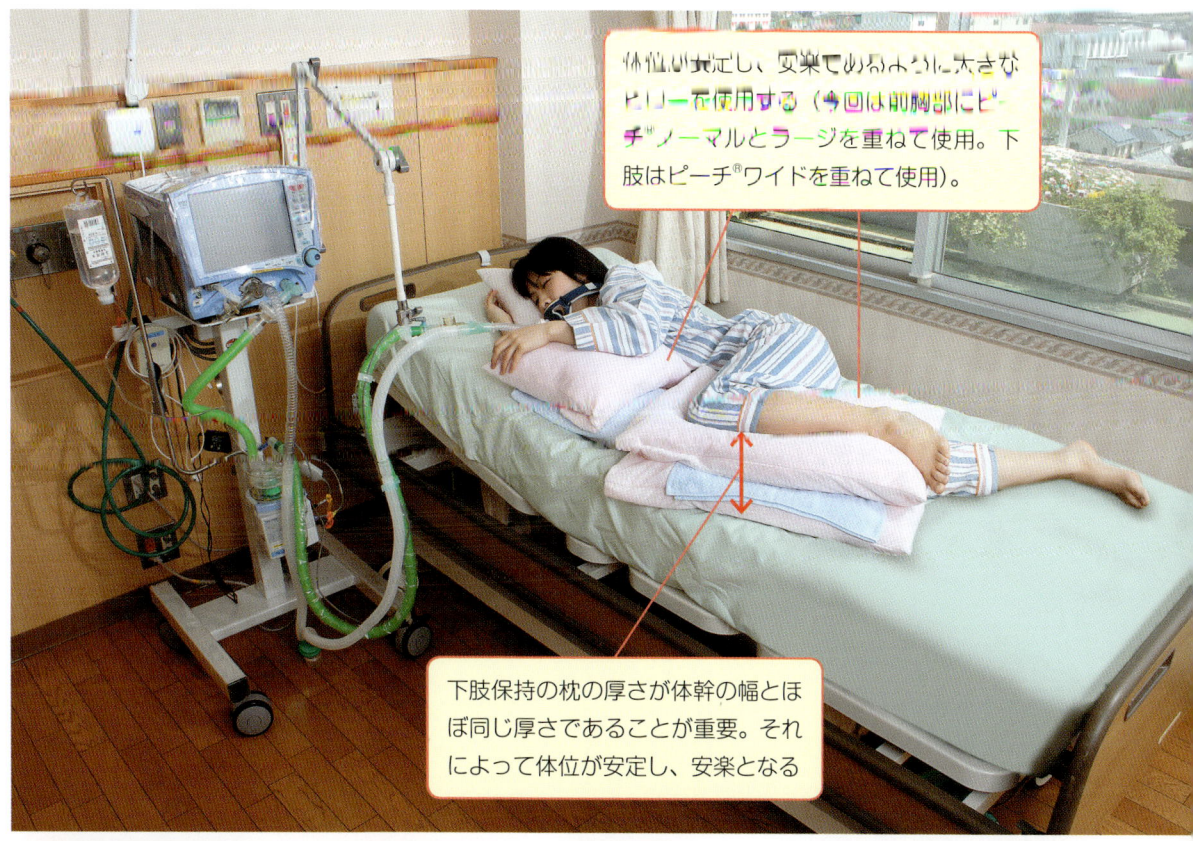

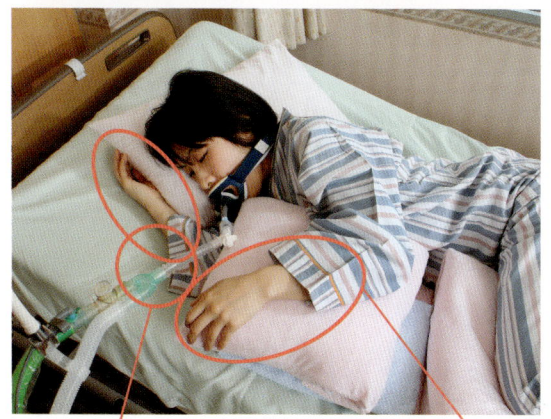

体位が安定し、安楽であるように大きなピローを使用する（今回は前胸部にピーチノーマルとラージを重ねて使用。下肢はピーチ®ワイドを重ねて使用）。

下肢保持の枕の厚さが体幹の幅とほぼ同じ厚さであることが重要。それによって体位が安定し、安楽となる

側臥位の場合、人工呼吸器の回路下で上肢を保持することになり事故抜去の危険性もあるため、上肢の位置に注意する

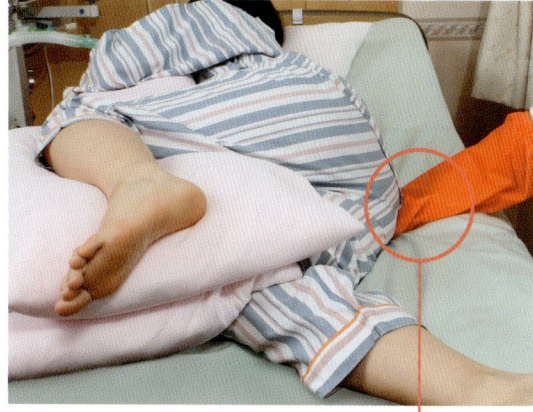

下になる肩峰部・大転子部に部分圧迫・ずれが加わるため、必ず圧抜きを行う

患者のそばから離れる際はリスク回避のためにやむを得ず抑制を行うなどして抜去への対策を考慮する

人工呼吸器装着患者の褥瘡予防　93

ピローの素材と大きさ

- 鎮静や意識障害の患者の頭部は後屈しやすいため、頭部から肩までをしっかり支えることができる大きめのピローを使用する（図4）。
- 側臥位を安定させ、患者にとって苦痛のない体位を保持するため、上半身、下半身に大きなピローを挿入する（図5）。

（江村真弓）

図4｜ピロー挿入のコツ（頭部・肩部〜背部）

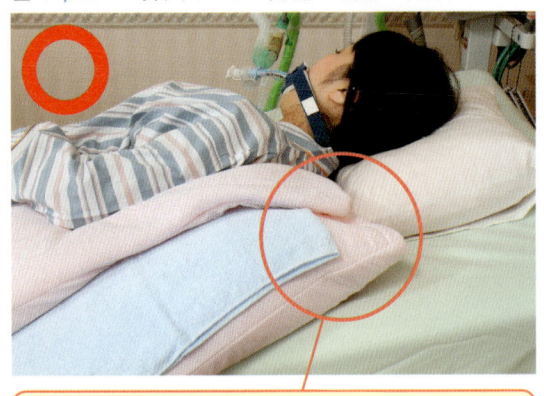

良い例：頭部が後屈しないように大きめのピローを使用。肩が落ちないように下のピローに厚みをもたせ、頸部近くまで挿入し接触面積を広くすることで安楽性が増す

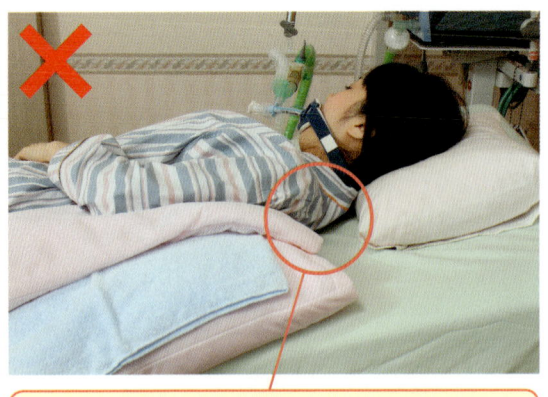

悪い例：肩に挿入しているピローの位置が低く、肩が落ちている。肩が落ちることで胸部にねじれが生じ、安楽な呼吸を障害する。

図5｜ピロー挿入のコツ（上半身、下半身）

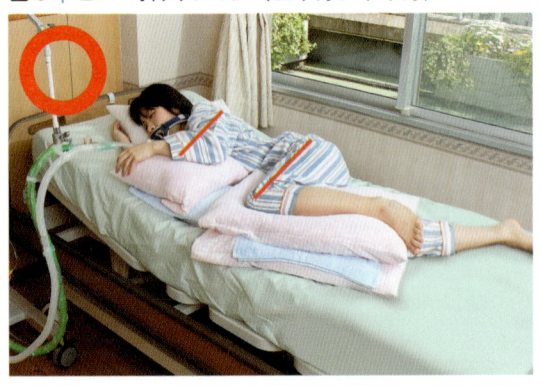

大腿が引っぱられ安楽を障害する

良い例：上半身、下半身ともに一定の高さが保持できるように大きいピローを使用することで安楽性が増す

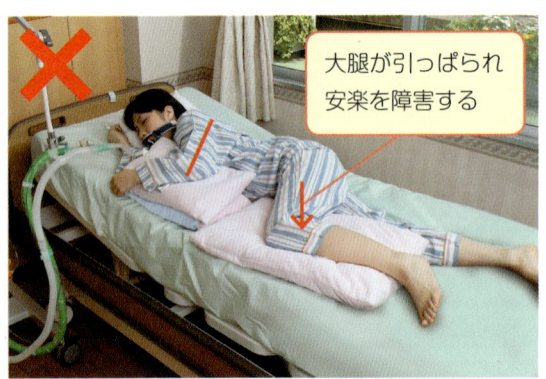

悪い例：下半身のピローが低いことで、ピローに大腿部を十分にあずけることができず、大腿に筋緊張が生じ安楽性を障害する

文献
1. 豊岡秀訓 編：人工呼吸器の使い方．照林社，東京，2004．
2. 坂本すが 他 監修：決定版 ビジュアル臨床看護技術．照林社，東京，2011．
3. 藤野彰子，長谷部佳子 監修：看護技術ベーシックス．医学芸術社，東京，2005．

Part 3 特殊な状態の患者のポジショニング

牽引中の患者の褥瘡予防

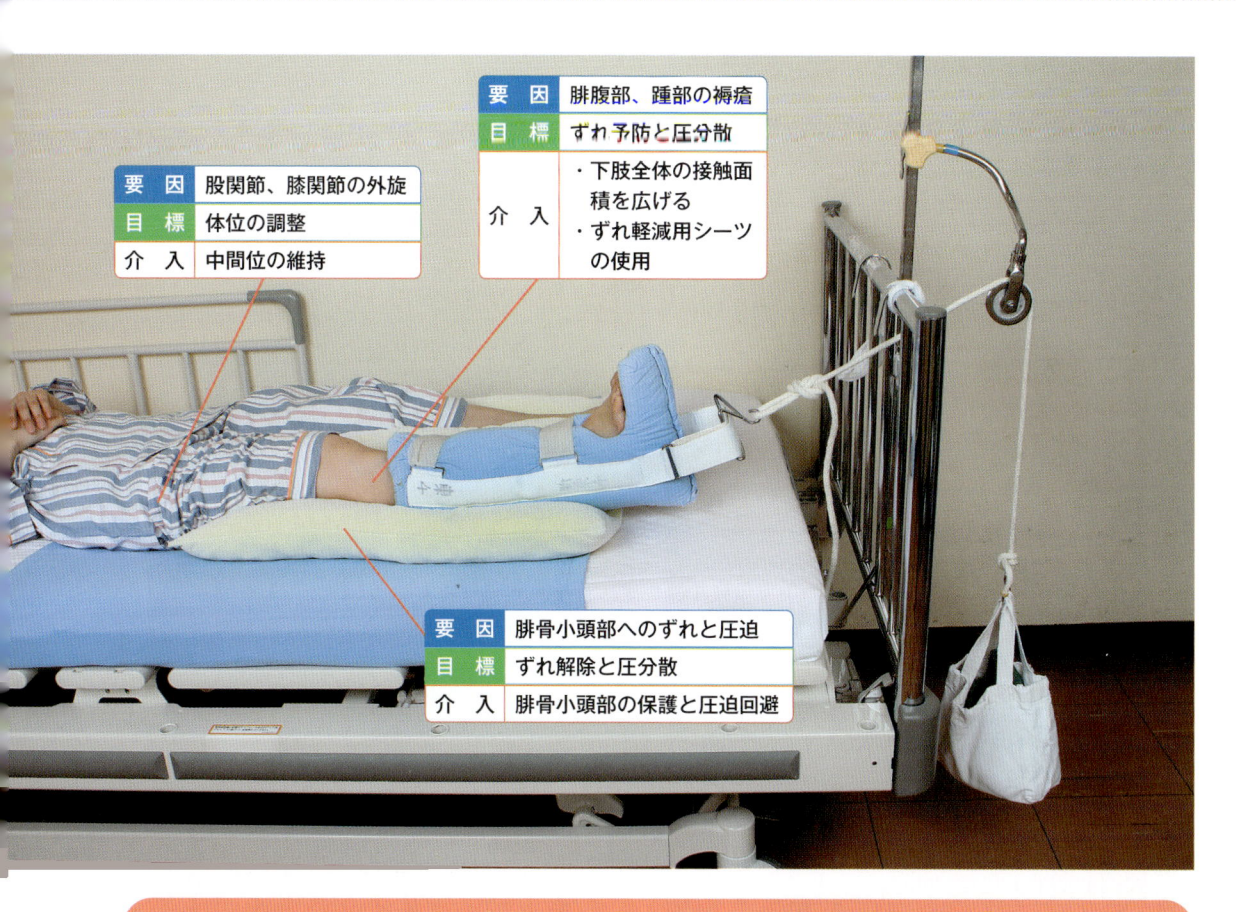

要因	股関節、膝関節の外旋
目標	体位の調整
介入	中間位の維持

要因	腓腹部、踵部の褥瘡
目標	ずれ予防と圧分散
介入	・下肢全体の接触面積を広げる ・ずれ軽減用シーツの使用

要因	腓骨小頭部へのずれと圧迫
目標	ずれ解除と圧分散
介入	腓骨小頭部の保護と圧迫回避

ポジショニングのポイント

- 牽引中は、同一体位が続くこと、牽引によるずれ力の影響などから褥瘡が発生しやすい。そのため、マットレスやシーツの選択・使用上の工夫が必要となる。
- 大腿骨頸部骨折等における牽引では、骨折面に応じて牽引角度の指示が異なる。この際、股関節の角度に応じて牽引されなくてはならないが、下肢（膝下）からの位置調整に終始せず、股関節からアプローチすることが重要である。
- 殿部・踵部には、特に圧迫とずれ力が生じやすいため、定期的に部分圧迫による圧上昇、ずれ力の上昇を軽減させる。

寝床環境の検討

1 マットレスの機能と構造の選択（図1）

- 牽引中は、同一体位が続くこと、牽引によるずれ力も生じるため、厚みもあり柔らかな高機能の静止型マットレスを選択する。
- マットレスの表面にジェル等が使用されているものでもよい。
- エアーマットレスの上にウレタンフォームを重ねたハイブリッドタイプのマットレスも有効である。
- ブラウン架台の場合は、柔らかいマットレスの上に段ボールや板を置き、据える牽引台の床面が安定するように工夫する必要がある。

図1│適切なマットレスの選択

圧分散がよく、部分圧迫が少なく、ふわふわした感じがなく、身体全体の"包まれ感"があるマットレスを選択する
＊以下、体圧データは被験者や測定条件、測定器の感度特性によっても異なるため、一例として示す

ソフィア®
（ウレタンフォームマットレス）

フィール®
（エアとウレタンフォームマットレスのハイブリッド）

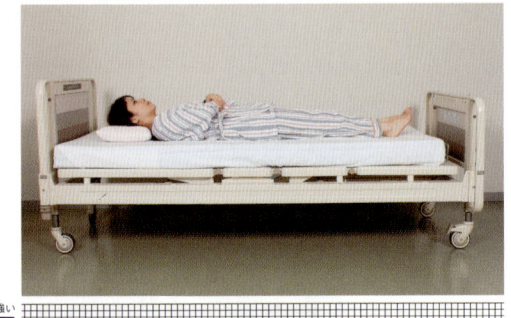

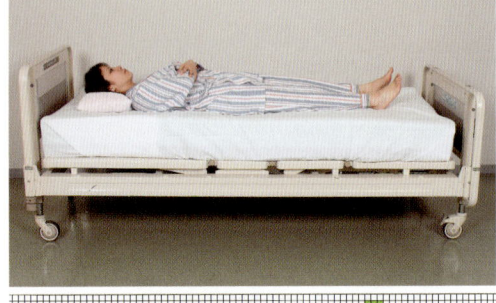

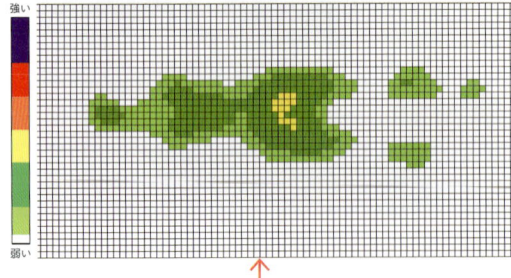

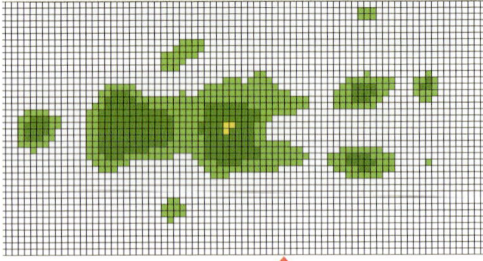

身体全体が圧分散されて、部分圧迫も低値である

2 シーツの素材

- 殿部、牽引されている下肢下には、牽引によるずれ力が機械的にかかる。
- そのため、滑る素材のシーツ等を使用しないと皮膚にずれが生じる。下着、寝衣にも滑りが効く素材のものを使用するよう勧める（図2）。
- バスタオルは、表面の糸がループ構造になっており、滑らない素材と言える。そこで、牽引中の患者の殿部にバスタオルを使用すると、下肢は牽引方向に引っ張られる（滑る）が、殿部は滑らず、その位置にとどまるのでずれ力が高くなると同時に体圧の上昇を招く。

図2 | ずれに対する摩擦係数を少なくできるシーツ（ハイパー除湿シーツ®：株式会社モルテン）

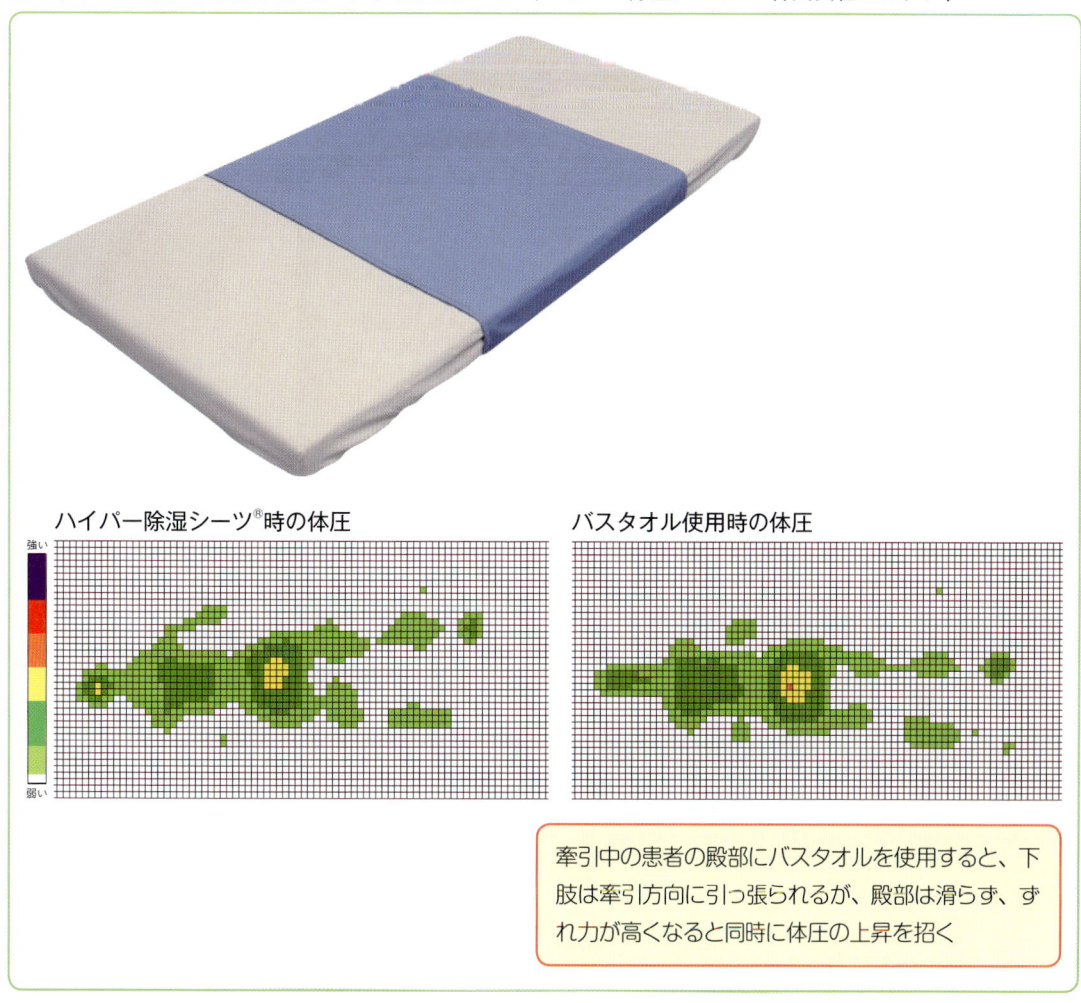

ハイパー除湿シーツ®時の体圧　　バスタオル使用時の体圧

牽引中の患者の殿部にバスタオルを使用すると、下肢は牽引方向に引っ張られるが、殿部は滑らず、ずれ力が高くなると同時に体圧の上昇を招く

ポジショニングの際の牽引角度の維持

- 牽引は大腿骨頸部骨折等において多用される。そこで、骨折面に応じて牽引角度の指示が異なる。
- ポジショニングの際、股関節の角度に応じて牽引されなくてはならず、股関節からアプローチすることが重要である（図3-①）。特に、下肢（膝下）からの位置調整にのみ終始してはならない（図3-②）。

図3｜牽引角度の維持

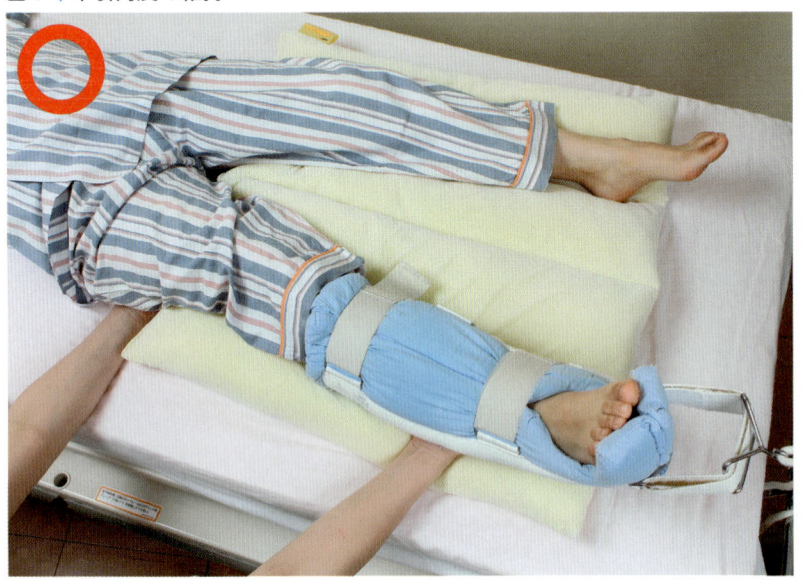

①股関節から下肢全体を動かす

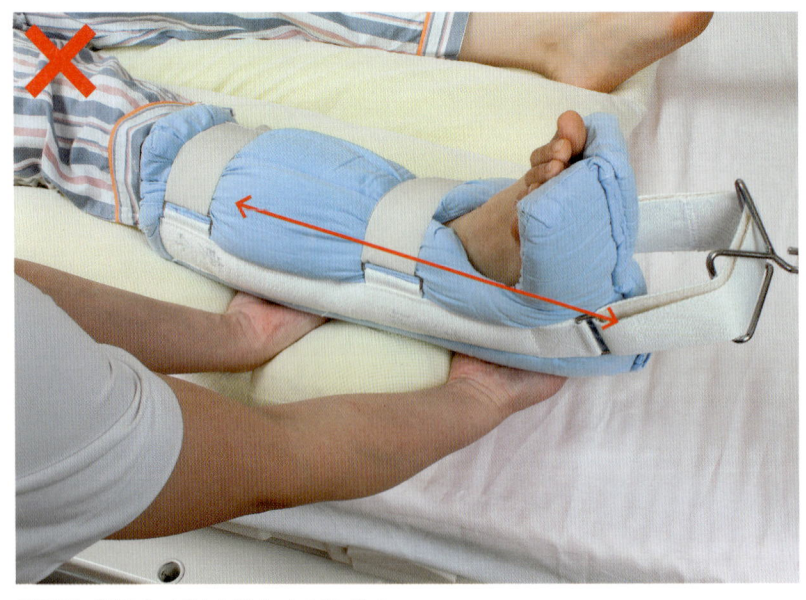

②下肢（膝下）だけを動かすのはダメ

ずれ力緩衝のためのケア

- 下肢がより広い支持面で体重を支えられるよう、膝蓋骨がまっすぐ上を向くようなポジション維持に努める（図4-①）。牽引下肢が外旋しない（図4-②）ように、そのポジションを維持する。部分的な圧分散は、下肢全体を支えることを妨げ、その結果、部分圧迫につながる（図4-③）。そこで部分的に圧分散するのではなく、下肢全体の圧分散を図ることを目指さなくてはならない。
- 牽引下肢が外旋すると、腓骨小頭部の部分圧迫につながり尖足を生じる可能性が高くなる。
- 殿部・踵部には、圧迫・ずれが生じやすい。そこで、ポジショニング・グローブを用い、定期的に部分圧迫による圧上昇、ずれ力の上昇を軽減させる（図5）。

図4-①｜下肢のポジショニング

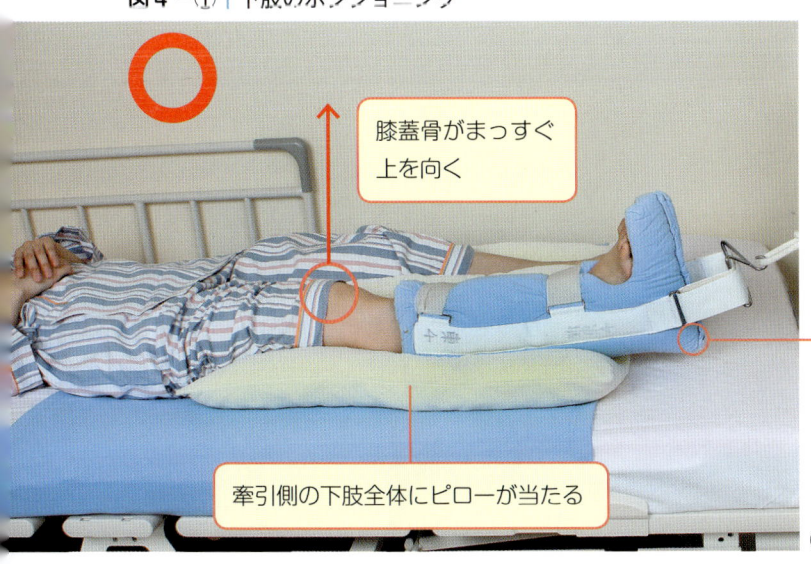

○
膝蓋骨がまっすぐ上を向く
踵部は浮かせるようにする
牽引側の下肢全体にピローが当たる

①適切なポジショニング

図4-②｜下肢の外旋と滑り

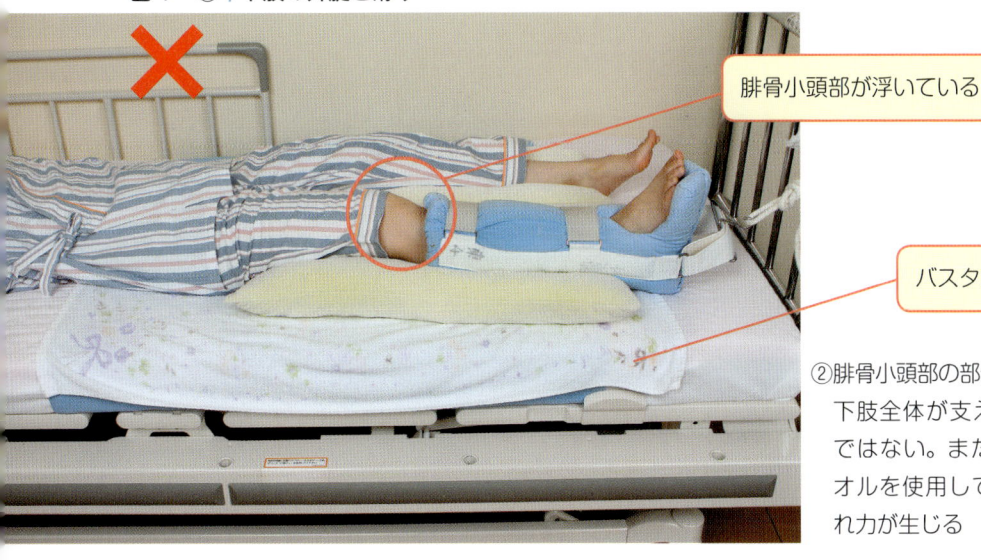

×
腓骨小頭部が浮いている
バスタオルを使用している

②腓骨小頭部の部分圧迫は回避できても、下肢全体が支えられないので、安楽ではない。また、下半身下にバスタオルを使用していることで殿部にずれ力が生じる

牽引中の患者の褥瘡予防　99

図4-③ 下肢の部分圧迫

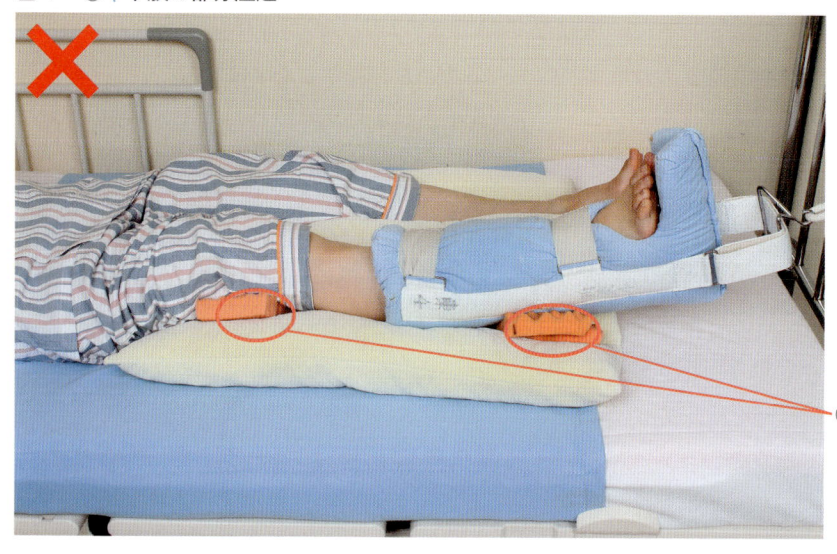

③部分的なピロー使用は、下肢全体を支えることを妨げ、逆に部分圧迫につながる

図5 圧の解消

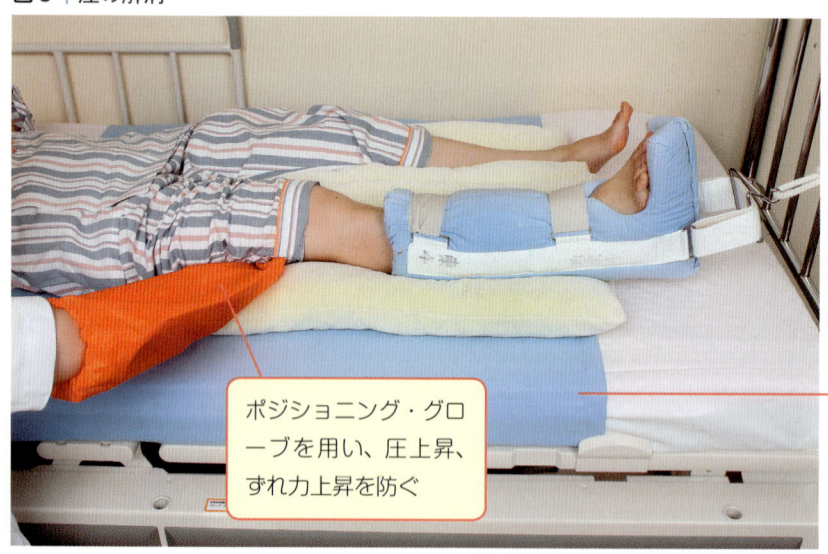

ポジショニング・グローブを用い、圧上昇、ずれ力上昇を防ぐ

下半身全体に滑るシートを使用する

- ピローに沿って手を入れていく
- 殿部も同様に行う
- ベッド側を押しながら（手のひらが下側）、患者の身体側に生じるずれを緩和するイメージで行う

圧迫の予防

- 腓骨小頭部は、表在し圧迫を受けやすい形態学的特徴を有する。圧迫による腓骨小頭麻痺は尖足位をもたらし、歩行時の障害となるので、徹底した予防管理を行わなくてはならない。
- 予防方法としては、患者にしっかり説明し、膝頭が天井へ向くように意識してもらうことが重要である。
- 睡眠等、無意識な状態に置かれると、身体が弛緩して股関節が外旋しやすくなる。そのため、患者がリラックスする際や睡眠等の無意識下にあっても、股関節が外旋しないようなポジショニングをする必要がある。
- 牽引側の大転子下に小ピローを「股関節が開かないようなイメージ」で挿入すると股関節が中間位に保たれ、それにつながる膝部も倒れない。
- 小枕は大転子下に挿入するが、殿筋（人間が持つ、天然のクッション）があるので部分圧迫とはなりにくい（安全である）。ただし、できるだけ柔らかい素材のものを使用することが安楽の面からも望ましい。

（田中マキ子）

下肢に装着する牽引用ブーツとして考案されたもの
下肢全体を包むと同時に部分圧迫がかからないよう工夫されている。また、下肢が外旋し腓骨小頭部が部分圧迫を受けないよう、下肢の外旋防止のためにブーツ上に支持用ウレタンが設置されている。

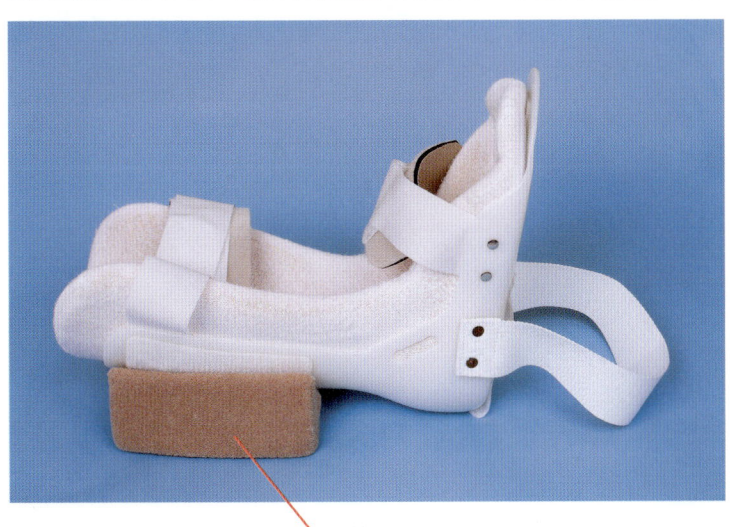

支持用ウレタン

牽引中の患者の褥瘡予防

Part 3　特殊な状態の患者のポジショニング

深部静脈血栓症（DVT）管理時の褥瘡予防

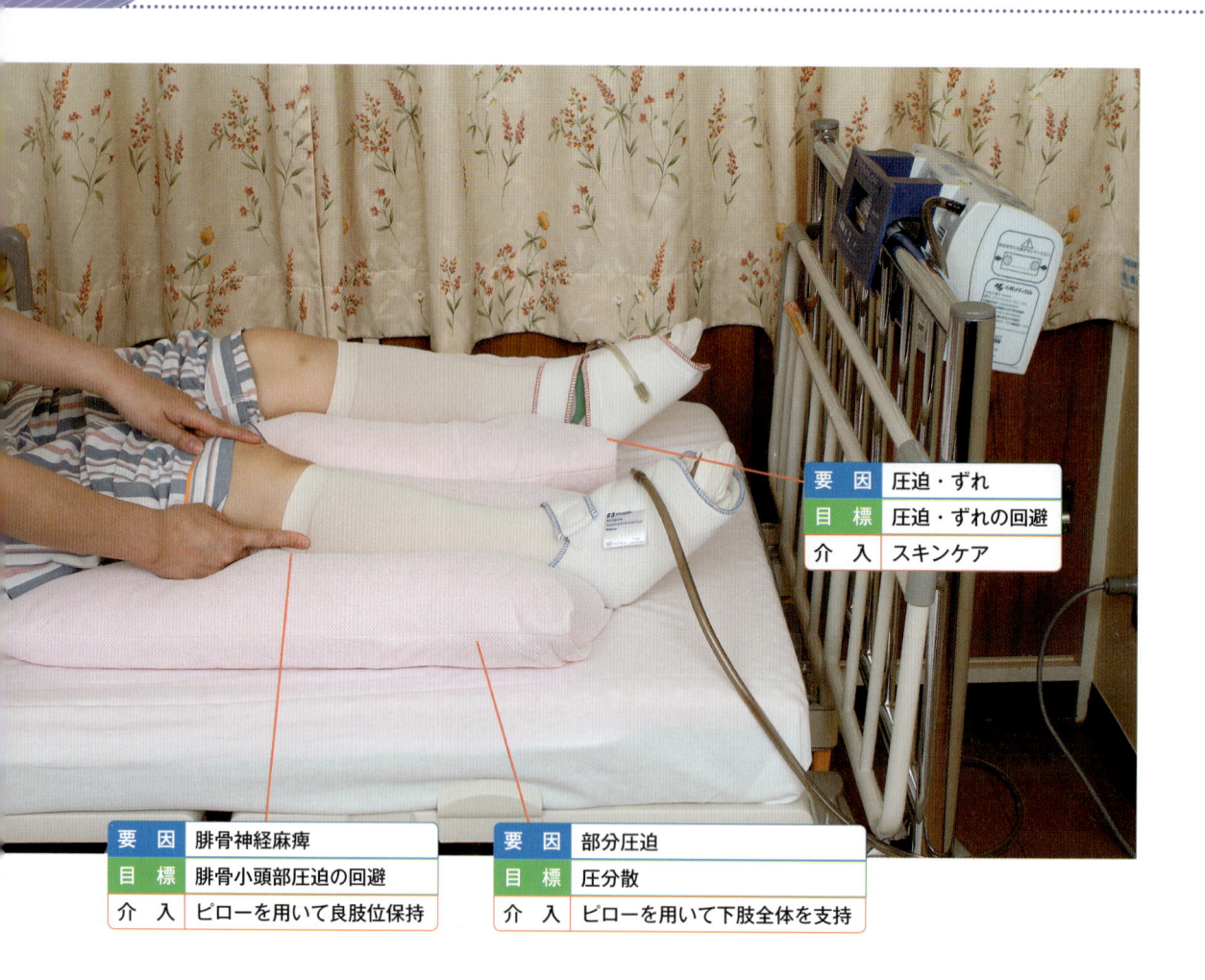

要因	圧迫・ずれ
目標	圧迫・ずれの回避
介入	スキンケア

要因	腓骨神経麻痺
目標	腓骨小頭部圧迫の回避
介入	ピローを用いて良肢位保持

要因	部分圧迫
目標	圧分散
介入	ピローを用いて下肢全体を支持

ポジショニングのポイント

- 褥瘡予防のため下肢全体の血流障害が起こらないように、下肢全体が支持される柔らかなピローを使用する。
- フットポンプのカフや弾性ストッキングによって生じる圧迫・ずれからできる圧迫創を予防する。

ピローの選択と使い方

- 下肢全体が支持される柔らかなピローを使用し、下肢全体の血流障害が起こらないようにする。
- 褥瘡発生回避も考慮した患肢の挙上方法を検討する。下肢先端を挙上しすぎると、下肢末端の血流量が低下し、血流障害の原因となる。

踵がつかない程度に挙上
- 下肢がほぼ水平であり、血液循環にストレスがない
- 柔らかく薄いピローで下肢全体を支えているため、部分圧迫を防ぐことができる

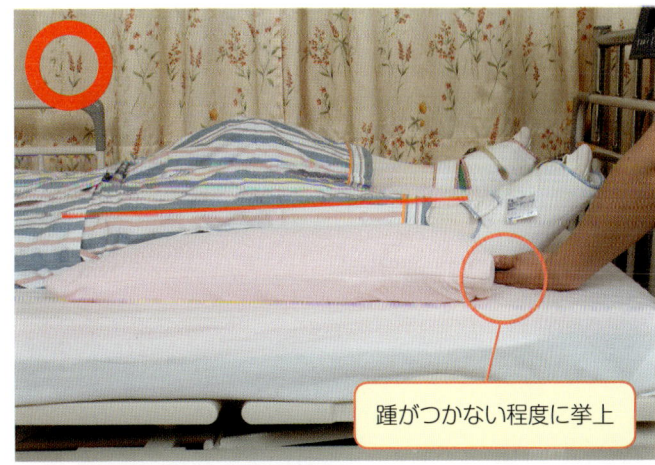

踵がつかない程度に挙上

高すぎて仙骨部圧迫の原因に
- 下肢を挙上しすぎることで仙骨部圧が上昇し、褥瘡発生の可能性を高める

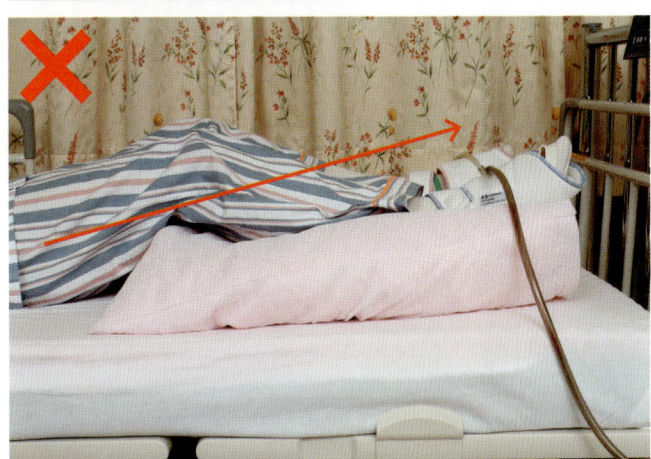

外旋して骨突出部に圧迫
- 腓骨小頭部、外踝部に部分圧迫が加わり褥瘡発生の可能性を高める
- 腓骨小頭部が圧迫されることで、腓骨神経麻痺の可能性が生じる

腓骨小頭部に圧迫　　外踝部に圧迫

下肢挙上時の注意点（例として「ピーチ®ワイド」を使用）

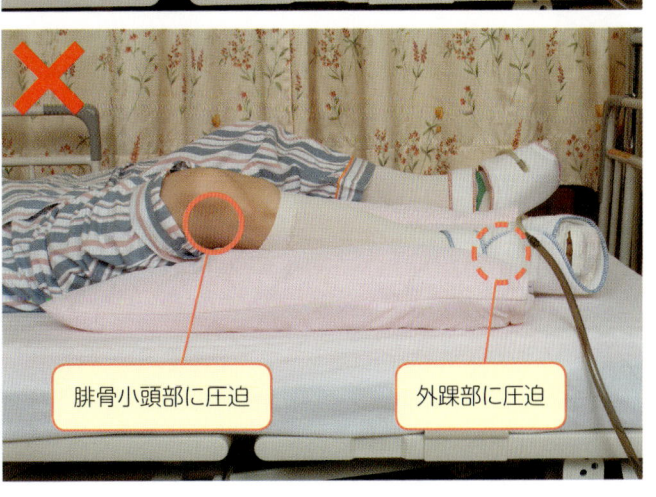

Part 3 特殊な状態の患者のポジショニング

深部静脈血栓症（DVT）管理時の褥瘡予防　103

> **注意**
>
> **マットレスの選択**
> 術後など早期に離床が進むことが予測される場合は、低反発ウレタンフォームを使用してもよい。安静制限が重度な場合は、高機能マットレスを使用することが望ましい。

> **注意**
>
> **ピロー使用時の注意点**
>
> ピローに溝を作り、溝の部分に下肢を置くことでおさまり感（支えられ感）が増し、安定する

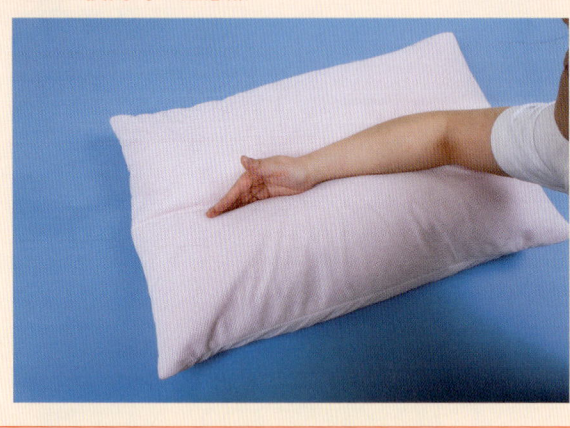

深部静脈血栓症管理時の基本

- 深部静脈血栓症（deep vein thrombosis：DVT）は、安静臥床が長期にわたるなどの要因で、下肢に血液がうっ滞し、深部静脈に血栓が生じて起こる。DVTを引き起こさないために、圧迫療法や間欠的空気圧迫法で予防ケアを行う（**表**）。

●深部静脈血栓症（DVT）とは

血栓が生じる要因	①血流のうっ滞、停滞（長期臥床、術後、産褥、肥満等） ②血管壁の傷害（カテーテル検査等） ③血液凝固能の亢進（脱水、熱傷、ショック、多血症、悪性腫瘍等）		
症状	・患肢の腫脹、緊満痛を訴え、経過とともに浮腫をきたす ・表在静脈は拡張して網状を呈し、二次的な動脈痙攣のために皮膚は蒼白となる ・下肢のうっ血が高度となり、赤紫色を呈し、静脈性壊疽をみることがある		
治療	・血栓の局所進展を防止し、肺塞栓症などの致命的な合併症を防ぐことを目的とする		
	急性期	・患肢の挙上、圧迫療法（弾性包帯・弾性ストッキングの使用）を行う ・血栓溶解療法、抗凝固療法の施行 ・血栓摘除術	
	慢性期	・患肢の挙上、圧迫療法（弾性包帯・弾性ストッキングの使用）を行う ・局所発赤・疼痛・腫脹がなくなれば特別な治療はしない	
予防	・リスクの高い患者（血栓が生じる要因を持つ患者）を発見し、予防ケアを行うことが重要 ・静脈血のうっ滞を防ぎ、血液循環を促進させるために、早期離床を進める ・臥床状態にある患者のDVTを予防する方法として「圧迫療法」「間欠的空気圧迫法」がある（使用は医師の指示のもとに行う）		

圧迫創の予防のための観察とスキンケア

- フットポンプのカフや弾性ストッキングの圧迫・ずれによる圧迫創を予防する。
- フットポンプのカフや弾性ストッキングは、少なくとも1日1回は外して皮膚の状態を観察する。
- フットポンプのカフや弾性ストッキングのバンドによる圧迫創が発生しやすい部位に予防的スキンケアを行う。

（江村真弓）

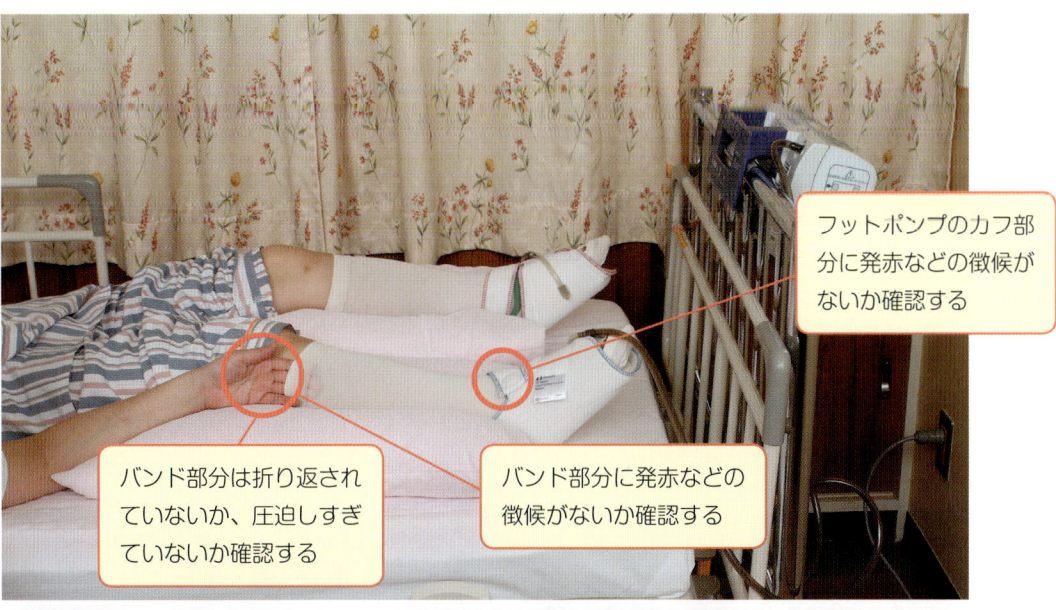

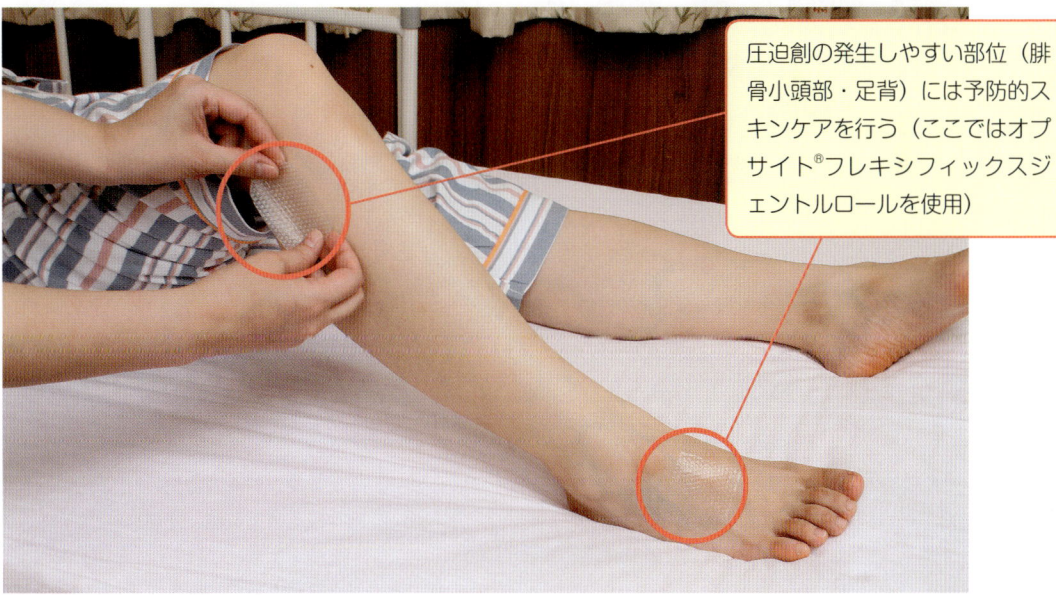

> フットポンプのカフ部分に発赤などの徴候がないか確認する

> バンド部分は折り返されていないか、圧迫しすぎていないか確認する

> バンド部分に発赤などの徴候がないか確認する

> 圧迫創の発生しやすい部位（腓骨小頭部・足背）には予防的スキンケアを行う（ここではオプサイト®フレキシフィックスジェントルロールを使用）

文献

1. 日本フットケア学会 編：はじめよう！フットケア．日本看護協会出版会，東京，2009：54-57．
2. 坂本すが，他監修：決定版ビジュアル臨床看護技術．照林社，東京，2013：346-360．

Part 3　特殊な状態の患者のポジショニング

手術室で多くとられるポジショニング
I　頭低位

- 近年、腹腔鏡下手術の普及に伴い、手術時に頭低位がとられることが多くなった。
- 頭低位を用いるとき最も注意すべき点は腕神経叢損傷で、腹腔鏡下手術の0.004〜6％に腕神経叢麻痺が発生していると報告されている[1,2]。
- 腹腔鏡手術時には最大30度まで頭低位にすることがあり、また同時に左右の回転を伴うことも多く、両肩を保持するとともに左右の固定も重要である。

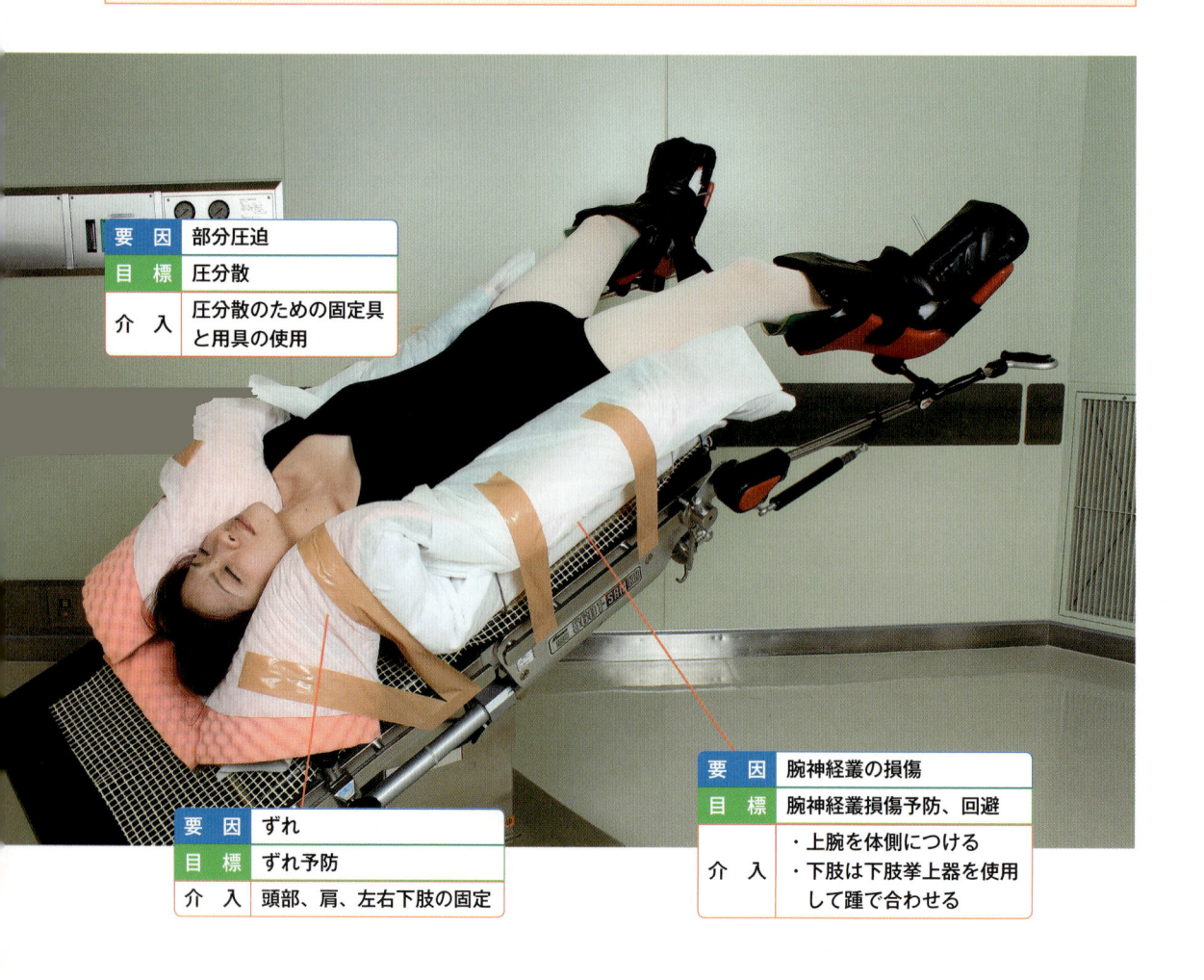

要因	部分圧迫
目標	圧分散
介入	圧分散のための固定具と用具の使用

要因	ずれ
目標	ずれ予防
介入	頭部、肩、左右下肢の固定

要因	腕神経叢の損傷
目標	腕神経叢損傷予防、回避
介入	・上腕を体側につける ・下肢は下肢挙上器を使用して踵で合わせる

頭低位のポジショニングのポイント

- 頭低位にする場合は、下肢は下肢挙上器具に載せ、上肢は腕神経叢損傷を予防するため両上肢ともに体側につけて固定したほうがよい。
- 肩関節を外転する場合は90度以下にして肩支持器を用いない。肩関節にかかる圧を一定にするため除圧固定具（マジックベッド®、図1）を使用したほうがよい。除圧固定具を用いるときは、低反発ウレタンフォームなどの圧分散用具を上に置いて身体に直接除圧固定具が当たらないようにする（図2）。

図1 | マジックベッド®

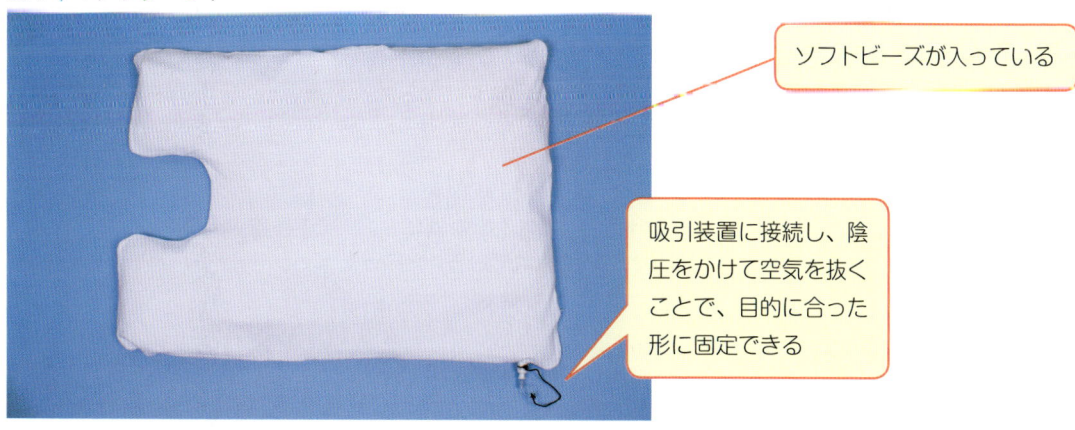

- ソフトビーズが入っている
- 吸引装置に接続し、陰圧をかけて空気を抜くことで、目的に合った形に固定できる

図2 | 除圧固定具が身体に直接当たらないような工夫
低反発ウレタンフォームなどの体圧分散用具を上に置く

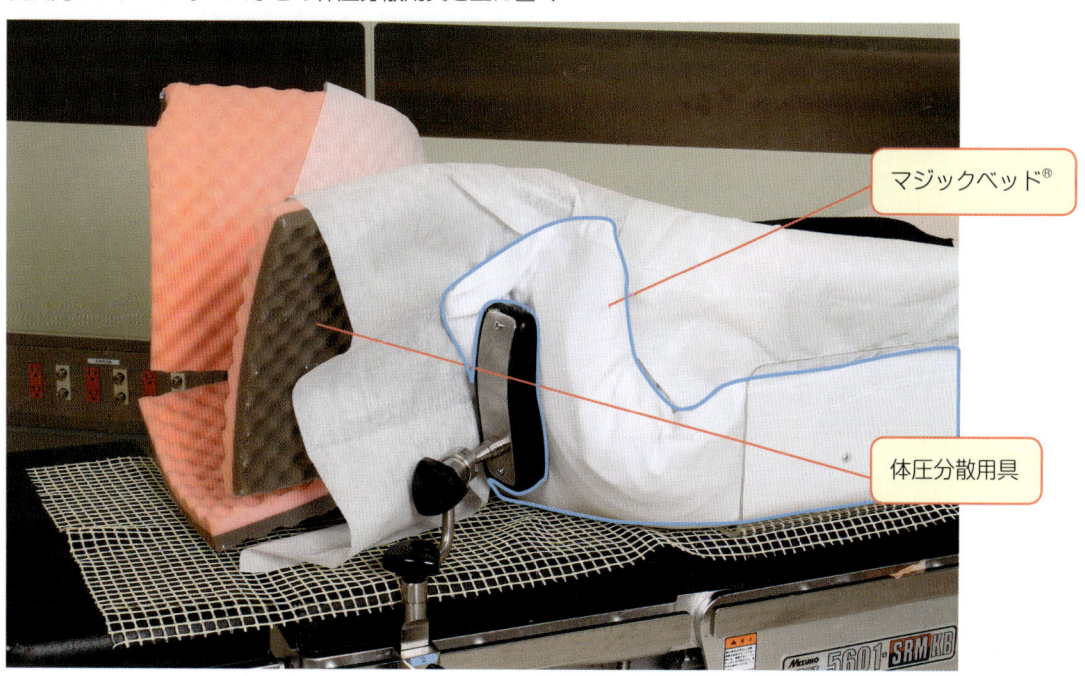

- マジックベッド®
- 体圧分散用具

頭低位のポジショニングの進め方

1 手術台の準備

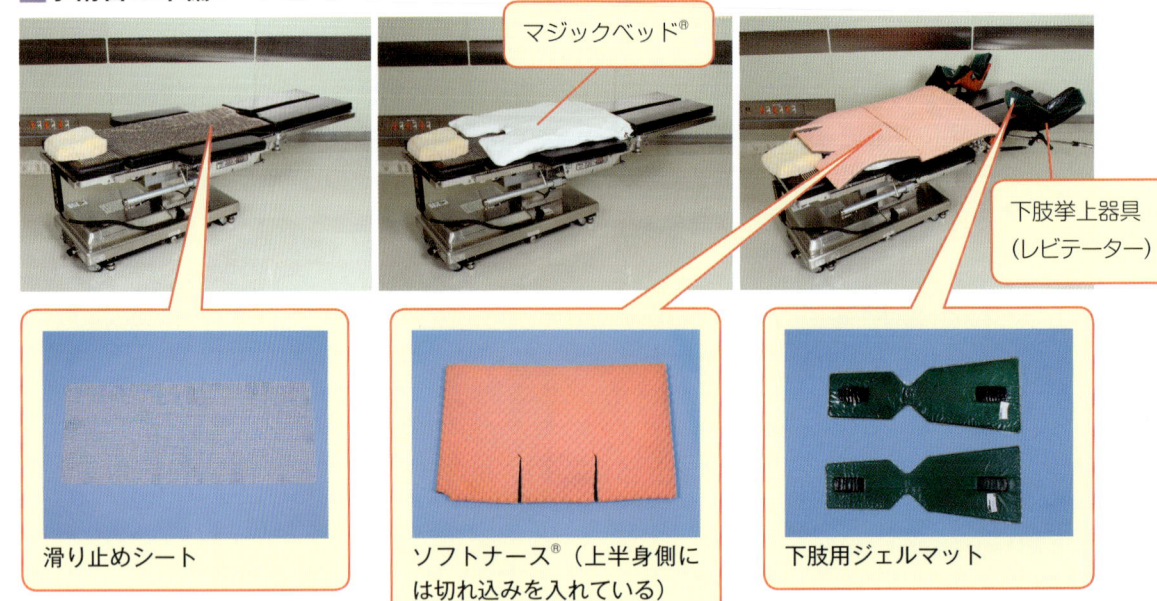

- 滑り止めシート
- マジックベッド®
- ソフトナース®（上半身側には切れ込みを入れている）
- 下肢挙上器具（レビテーター）
- 下肢用ジェルマット

①除圧用マットを敷く
- 手術台の上半身部分に「滑り止めシート」「除圧固定具（ここではマジックベッド®）」「低反発ウレタンフォーム（ここではソフトナース®）」を置く。
- 下肢部分は下肢挙上器具（レビテーター）を取り付け、「下肢用ジェルマット」を置く。

図3｜頭低位ベッドの準備

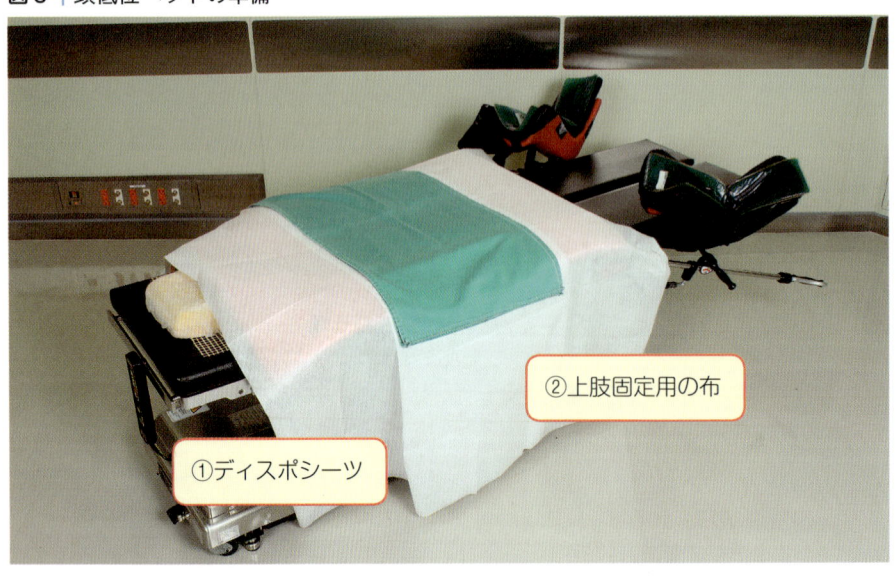

①ディスポシーツ
②上肢固定用の布

②ディスポシーツをかける
- 上から全体に汚染防止用の「ディスポシーツ（図3-①）」をかけ、「上肢固定用の布（図3-②）」を置く。

2 仮の体位決め

①仮の体位をとる
- 患者の身体に合わせた「ディスポシーツ」を あらかじめ敷いておく（図4）。
- その上に麻酔導入後の患者を移動させ、仮の体位をとる。
- このとき、身体を持ち上げて足側に移動し、下肢部分が外れる部位に殿部を合わせる。
- 会陰部操作が必要な場合は、尾骨先端がベッドの下端になるように合わせる。

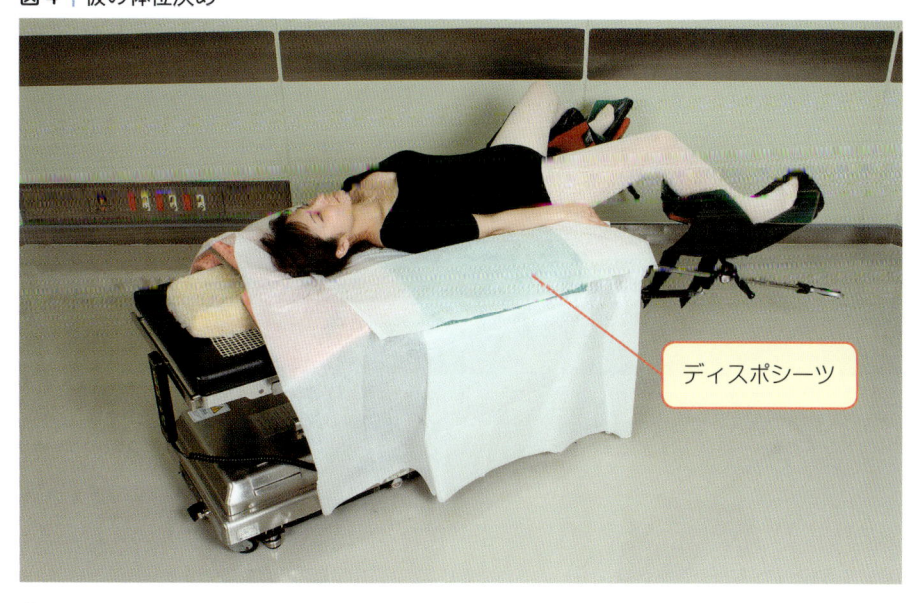

図4｜仮の体位決め

ディスポシーツ

②両下肢を置く（図5）
- 両下肢を挙上器具に載せる。片脚ずつ載せると坐骨神経の過伸展を招く恐れがあるため、両脚を同時にゆっくりと載せたほうがよい[3]。
- 心疾患がある場合は、静脈還流の急激な増加を防ぐため、片脚ずつゆっくりと挙上器に載せる。

図5｜両下肢の置き方

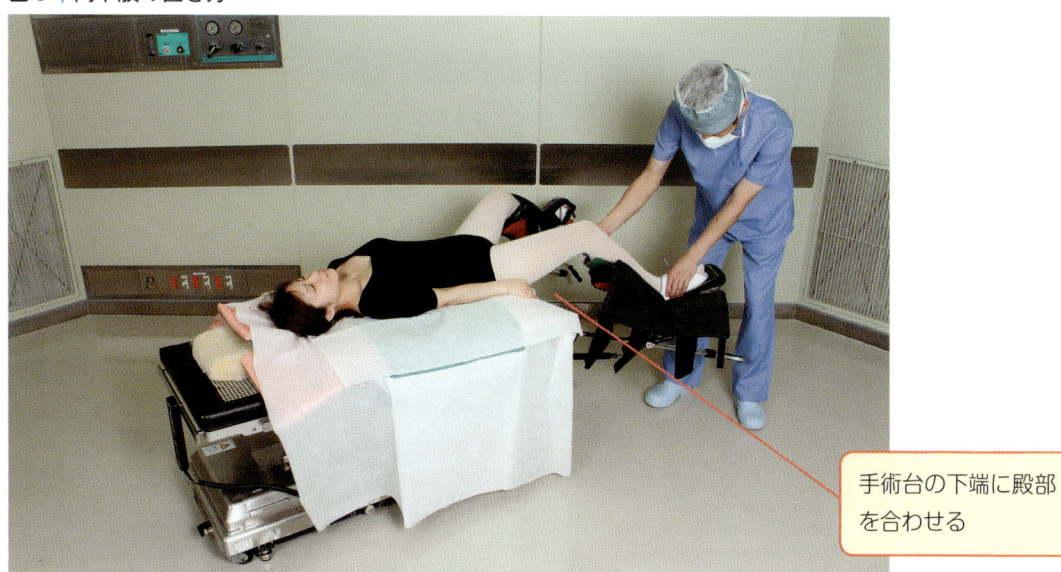

手術台の下端に殿部を合わせる

手術室で多くとられるポジショニング Ⅰ 頭低位

3 下肢固定

(1)下肢を固定（図6-①②）
- 踵部をブーツの踵部分に合わせる。
- このとき下腿後面に圧がかからないようにする。腓骨小頭部を圧迫すると腓骨神経麻痺をきたす恐れがあるため、腓骨小頭部への接触を避けるよう固定する。

図6-① 下肢の固定

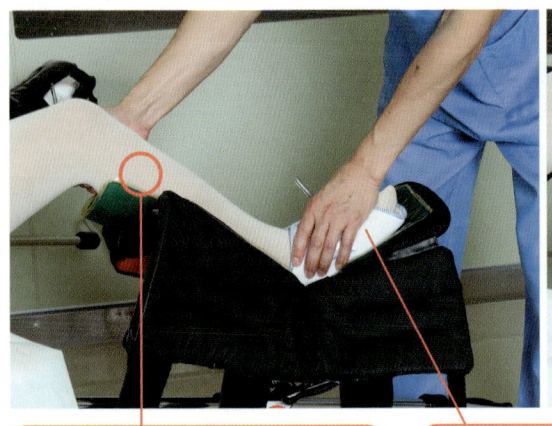

図6-②

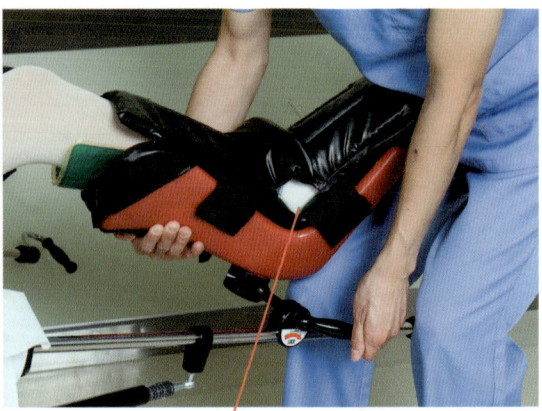

- 腓骨小頭部を圧迫しないよう注意
- フットポンプのカフ
- 踵を中心に合わせる
- マジックテープで固定

②開脚位をとる（図7）
- レビテーターの固定を確認し、開脚位をとる。
- レビテーターの位置は、股関節の屈曲角度10度程度（鉗子操作に支障のない位置）、膝関節の屈曲角度10度程度とする。足関節は0度〜軽度の尖足となるようにする。
- 膝関節の伸展と股関節の屈曲を同時に行うと坐骨神経に牽引負荷がかかるため、膝関節、股関節ともに屈曲させる。
- 左右対称に開脚させ、股関節の外転は45度以下にする。
- 下腿挙上で下腿の動脈圧が低下するため足背動脈の血流を確認し、下腿血流障害の有無を確認しておく。

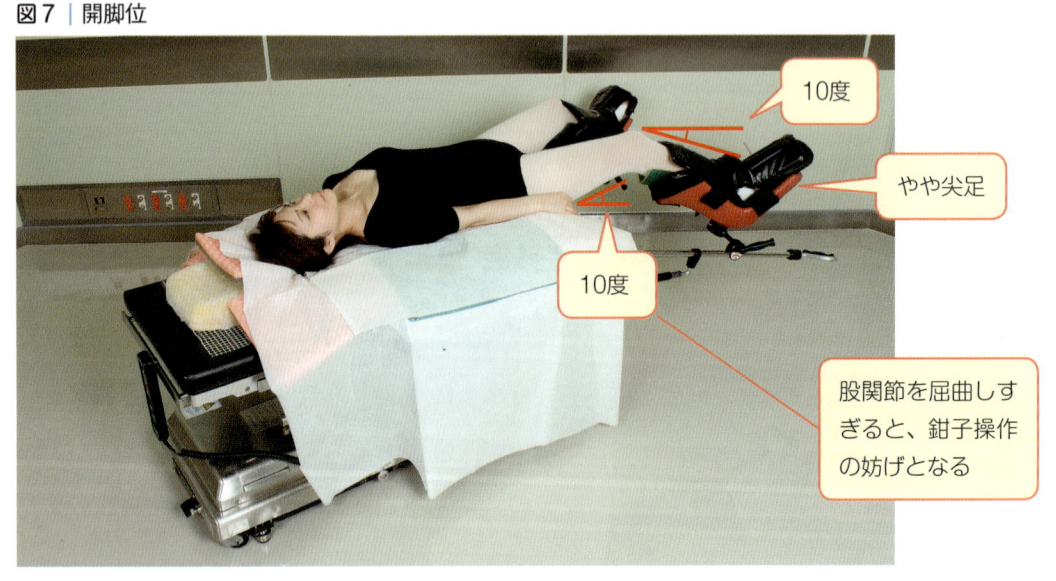

図7 開脚位

- 10度
- やや尖足
- 10度
- 股関節を屈曲しすぎると、鉗子操作の妨げとなる

4 上肢固定（図8）

①両上肢を体側固定する
- 腕神経叢損傷を予防するために行う。
- 上肢固定用の布と「ディスポシーツ」を巻き込む。手掌は回内、手関節の背屈・掌屈は20度以内にする。
- 体幹と上肢は密着しないようにし、左右に回転させたときに体幹で上肢を圧迫しないようにする。
- 上腕を90度以上外転した場合、頭低位を30・40分継続するだけで神経損傷の原因になるとの報告がある[4]。上腕を外転する場合は90度以下にする。

図8｜上肢固定

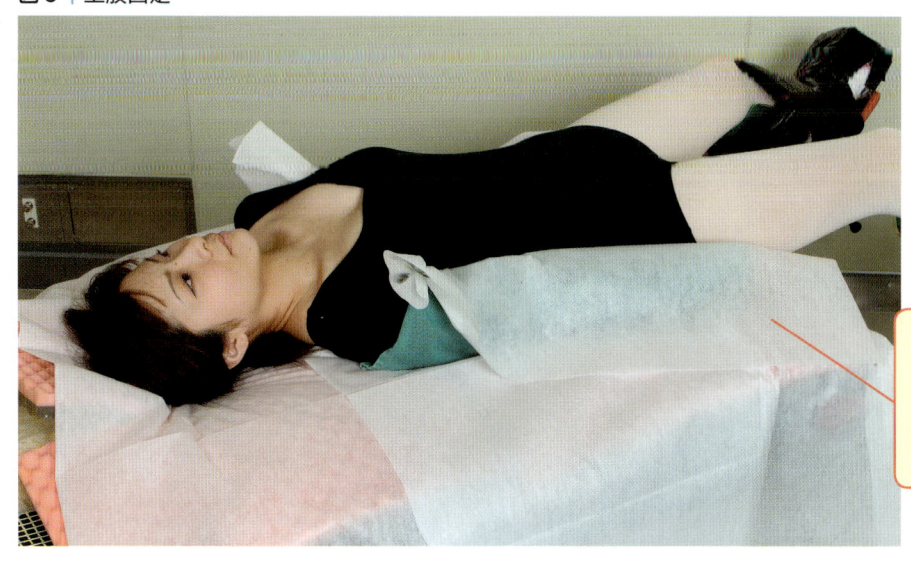

> 上肢をシーツで包み込むことで体幹に密着することを予防する

- 転落防止のため、「上肢保護板」などを使用する場合もある（図9）。上肢保護板を使用する場合は、上肢が保護でき、なおかつ鉗子操作に支障のない高さとする。

図9｜上肢保護板の使用

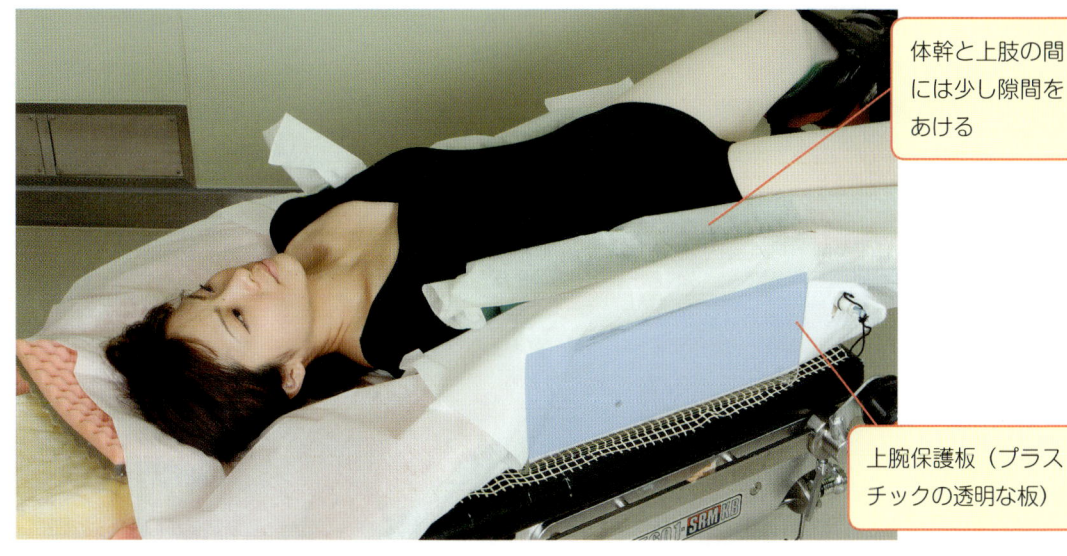

> 体幹と上肢の間には少し隙間をあける

> 上腕保護板（プラスチックの透明な板）

5 肩・頭固定

①最後に肩と頭を固定する

- アメリカ麻酔学会の末梢神経障害予防におけるコンセンサスによると、急峻な頭低位で肩支持器を使用すると腕神経叢障害の危険性があるため「肩支持器」の使用を可能な限り避けるべきとされている[5]。そのため、肩支持器に加えて除圧固定具（マジックベッド®）を使用したほうがよい。低反発ウレタンフォーム（ここではソフトナース®）などの圧分散用具を上に置いて、肩などに直接除圧固定具が当たらないようにする（**図10-①**）。
- 肩支持器のみで支持する場合には、両上肢を外転せずに必ず体側固定して支持器を肩鎖関節上に正確に置く。
- 肩鎖関節より内側に肩支持器を置くと腕神経叢は鎖骨と第一肋骨との間で圧迫され、肩鎖関節より外側に置くと上腕骨骨頭が押し下げられる方向に力がかかり、腕神経叢は過伸展を起こす[6]。

図10-① 肩・頭固定

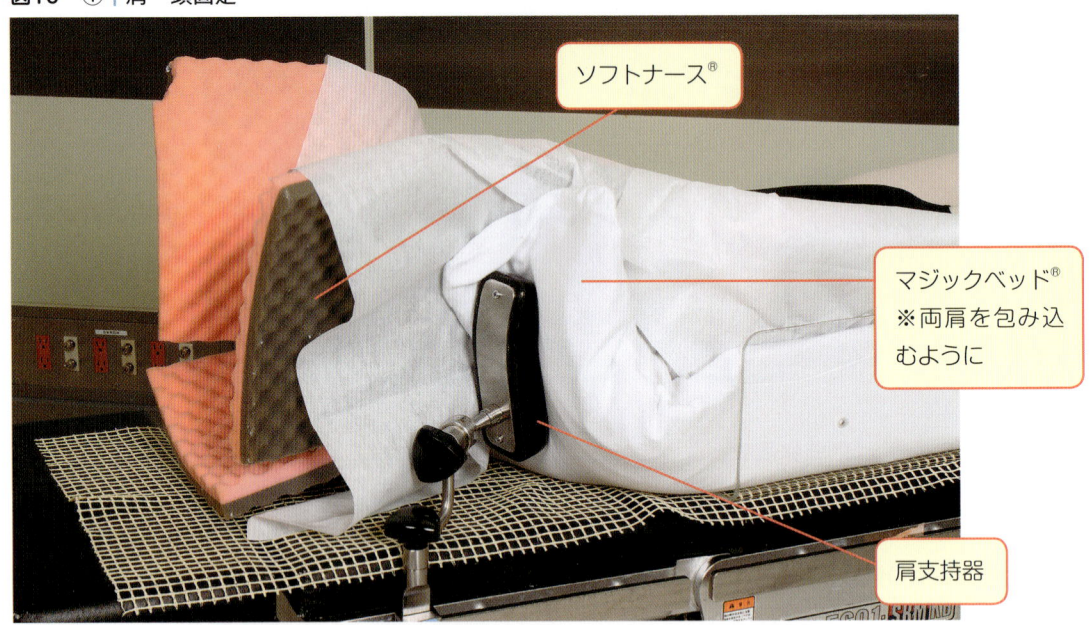

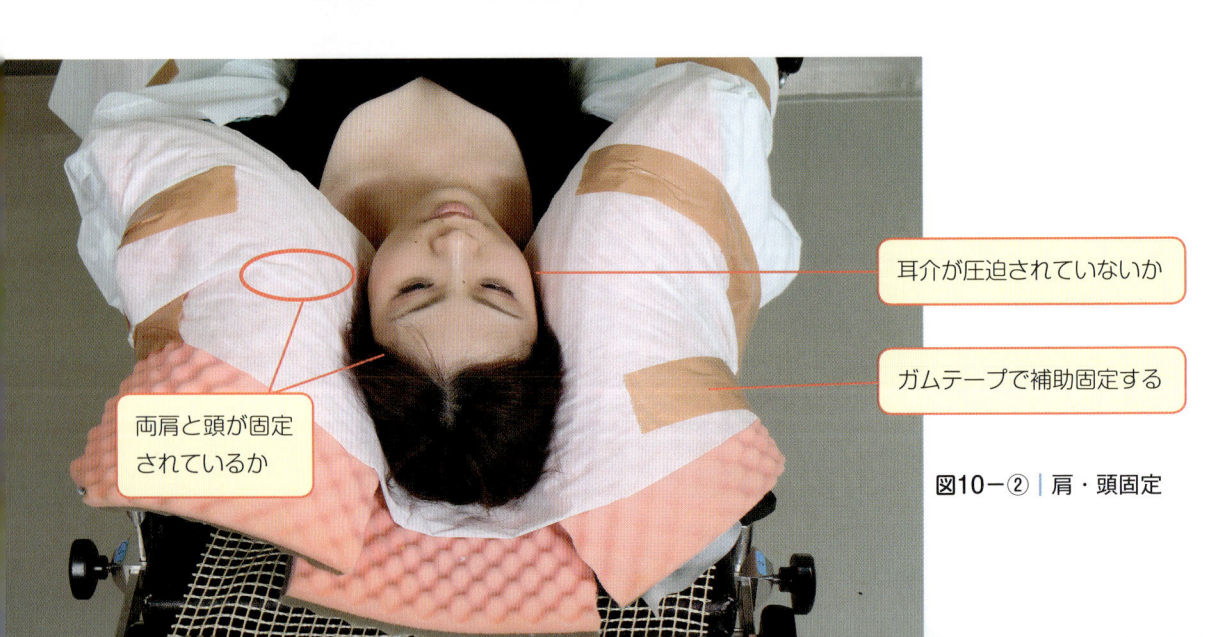

- ソフトナース®
- マジックベッド® ※両肩を包み込むように
- 肩支持器

- 耳介が圧迫されていないか
- ガムテープで補助固定する
- 両肩と頭が固定されているか

図10-② 肩・頭固定

②肩と頭の固定を確認する（図10-②）
- 頭側から、「除圧固定具」「低反発ウレタンフォーム」により両肩が包み込むように覆われていることを確認する。
- 両側ともに固定すると、同時に頭部も安定する。回転時に側屈しないよう、頭部が低反発ウレタンフォームで保護されていることを確認する。
- 低反発ウレタンフォームで耳介を圧迫しないようにする。

⑥除圧固定具を吸引して固定（図11）
- マジックベッド®に陰圧をかけたのち、十分な硬さが保持できているか確認する。
- 固定後に除圧固定具や体側支持器が皮膚と接触していないか確認する。
- 体側支持器の固定状況も確認する。
- 手術前にあらかじめ頭低位をとり、ずれや不十分な固定がないか確認する。
- 殿部の"圧抜き"を行う（ここでは「ポジショニンググローブ」を使用）。

（山川直樹）

図11｜除圧固定具で固定

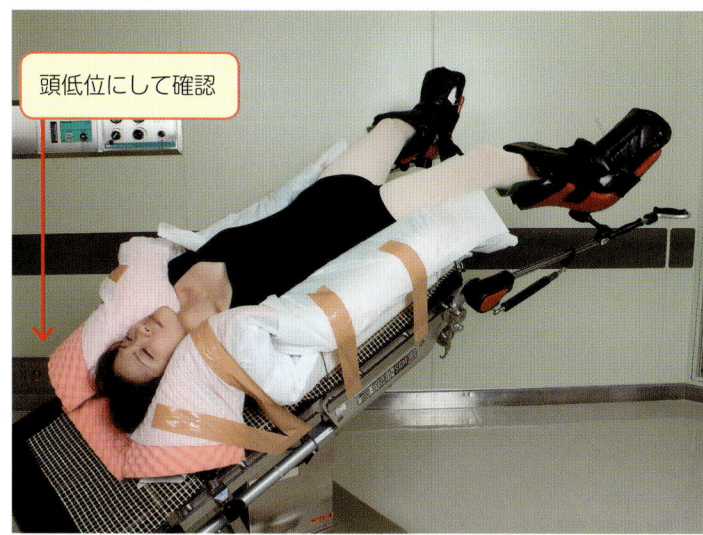

頭低位にして確認

殿部の圧抜き
仙骨部の圧を解除する

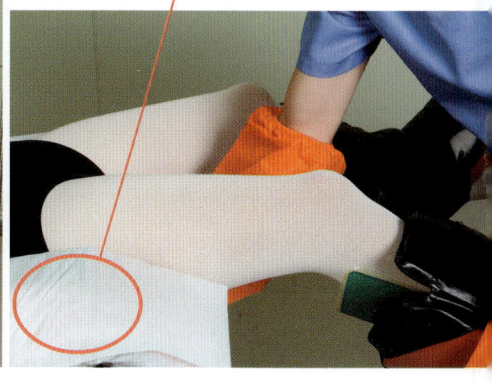

引用文献
1. 大塚幸喜，秋山有史，若林剛，他：結腸癌に対する安全な腹腔鏡下手術．手術 2007；61：1239-1244
2. Milsom JW, Ludwig KA, Church JM, Garcia-Ruiz A. Laparoscopic total abdominal colectomy with ileorectal anastomosis for familial adenomatous polyposis. Dis Colon Rectum. 1997；40（6）：675-678.
3. 田中マキ子，中村義徳 編著：動画でわかる手術患者のポジショニング．中山書店，東京，2007：74-77.
4. Romanowski L, Reich H, Taylor PJ, et al. Brachial plexus neuropathies after advanced laparoscopic surgery. Fertil Steril 1993；60：729-732
5. Warner MA. Practice advisory for the prevention of perioperative peripheral neuropathies：a report by the American Society of Anesthesiologists Task Force on Prevention of Perioperative Peripheral Neuropathies. Anesthesiology 2000；92：1168-1182
6. Coppieters MW, Van de Velde M, Stappaerts KH. Positioning in anesthesiology：toward a better understanding of stretch-induced perioperative neuropathies. Anesthesiology 2002；97：75-81

参考文献
山本 徹，百留亮治，矢野誠司，他：チームで作る手術体位—合併症を防ぐには—チームで取り組む手術体位シミュレーションの効果．日本手術医学会誌2012（1340-8593）；33（3）：232-236.

Part 3　特殊な状態の患者のポジショニング

手術室で多くとられるポジショニング
Ⅱ　側臥位

- 側臥位には、術式や術者により完全な側臥位と半側臥位やひねり側臥位などの変形型側臥位がある。
- 術野の確保目的で手術台を山折りにしたり、回転をかけることもあるため、術式に応じて回転時の圧や重力の方向も考慮に入れる必要がある。

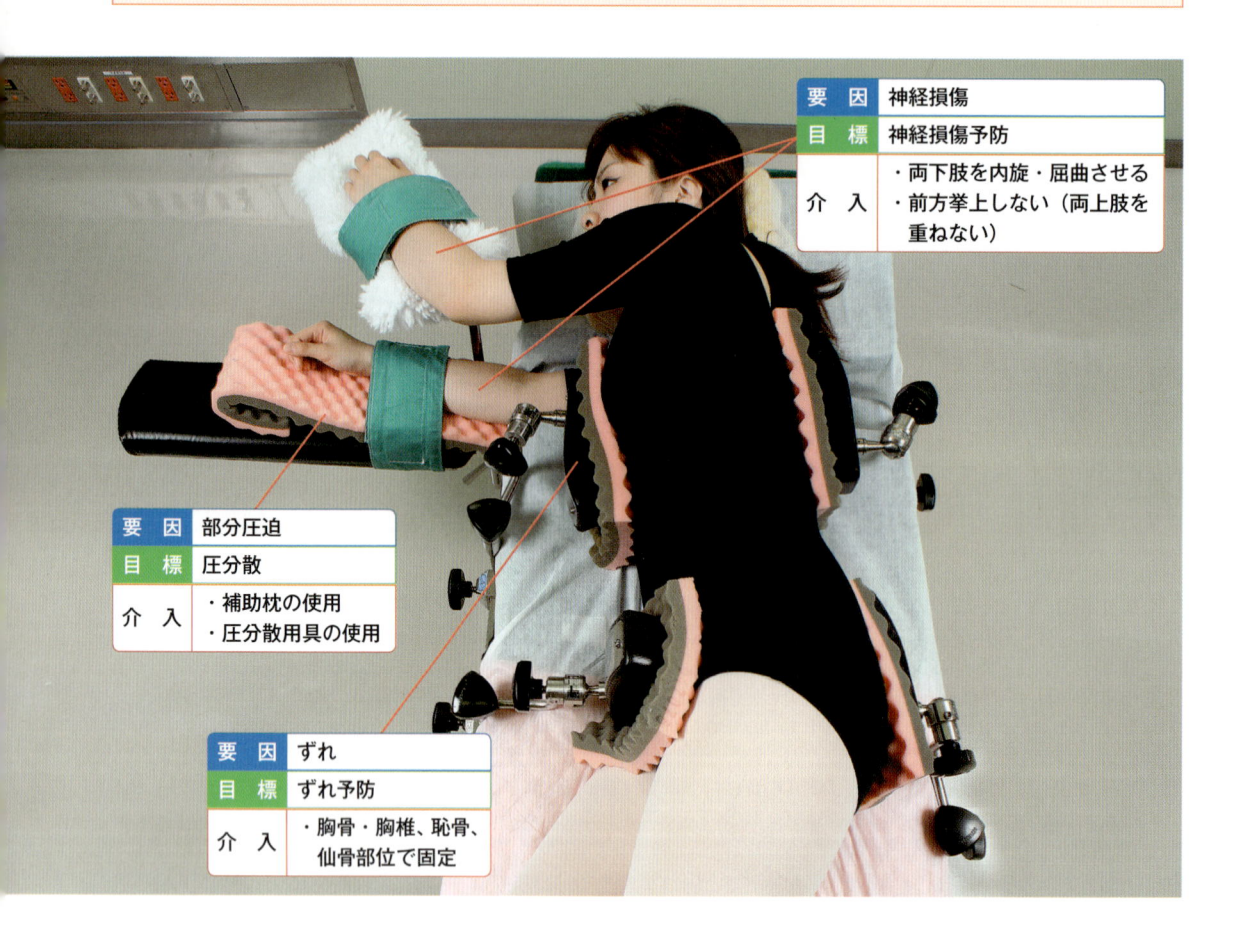

要因	神経損傷
目標	神経損傷予防
介入	・両下肢を内旋・屈曲させる ・前方挙上しない（両上肢を重ねない）

要因	部分圧迫
目標	圧分散
介入	・補助枕の使用 ・圧分散用具の使用

要因	ずれ
目標	ずれ予防
介入	・胸骨・胸椎、恥骨、仙骨部位で固定

側臥位のポジショニングのポイント

- 特に注意すべき点は下側上肢の圧迫で、腋窩支具の補助枕（ここではオアシスパッド側臥位ポジショナー®、図1）が体圧の分散に有効である。腕抜き用の補助枕の代わりにマジックベッド®や腋窩枕を用いるときは、腋窩から拳1つ分のスペースをつくり腋窩を圧迫しないことが重要である[1]。
- 腋窩枕は圧分散マットレスの下に挿入したほうがよい。

図1｜オアシスパッド側臥位ポジショナー®

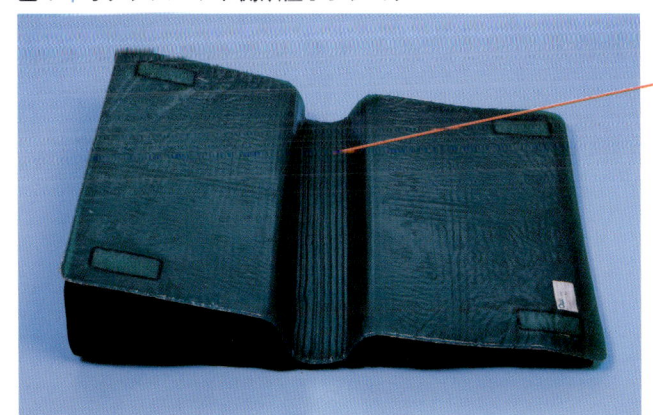

腕を置くスペース

COLUMN

胸腔鏡下食道切除術は側臥位か腹臥位か？

従来、食道がん手術時には左側臥位がとられてきましたが、最近、腹臥位で手術を行う施設が増えています[1]。

それまで左側臥位では、助手が肺を圧排することが必要で、下縦隔の視野展開が不良でしたが、腹臥位では、肺および気管が自重力により腹側に偏位するため助手による視野展開が不要で、特に下縦隔で良好な視野が得られるようになりました。

一方で、腹臥位では、大血管からの出血が起こったときに緊急開胸が困難であるという欠点があります。そこで両者の欠点を補うことができる方法として、左半側臥位にして手術台をローテーションすることで、左側臥位と腹臥位の両方の体位をとる工夫がなされています[2]。

文献
1. 能城浩和, 小林毅一郎, 政次俊宏, 他：腹臥位鏡視下食道切除術. 手術 2009；63：1909-1913.
2. 竹内裕也, 大山隆史, 才川義朗, 他：左側臥位-腹臥位hybrid胸腔鏡下食道切除術. 手術 2009；63：1915-1921.

側臥位のポジショニングの進め方[2]

1 手術台の準備（図2）

①腕抜き用の補助枕を置く
- 上半身側には「腕抜き用の補助枕（ここではオアシスパッド側臥位ポジショナー®）」を置き、下半身側には「低反発ウレタンフォーム（ここではソフトナース®）」を置く。
- 腕枕を圧分散タイプに変更する。
- 身体が水平になるように調整し、仰臥位で麻酔を導入する。

図2 | 手術台の準備

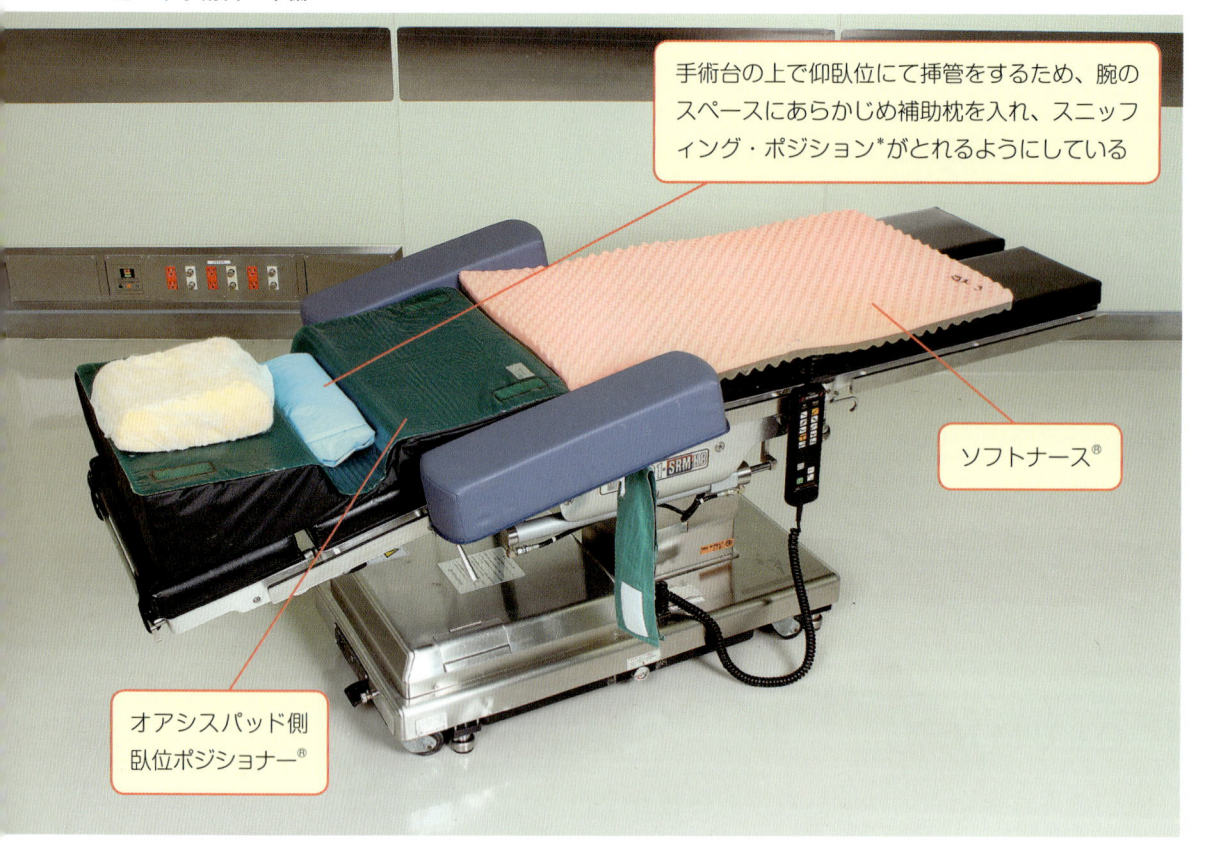

（図中ラベル）
- 手術台の上で仰臥位にて挿管をするため、腕のスペースにあらかじめ補助枕を入れ、スニッフィング・ポジション*がとれるようにしている
- ソフトナース®
- オアシスパッド側臥位ポジショナー®

2 仮の体位決め

①側臥位にする
- 身体を持ち上げ仰臥位のままで移動させ、上肢の位置を合わせる。そのまま上肢を前方に出しながら身体を回転させて側臥位にする。
- 腕抜き用の補助枕がない場合には、回転させたのち側胸部に「補助枕」を挿入する。
- 大転子部は、側臥位では最も体圧が高くなる褥瘡好発部位のため、体圧分散用具は必須である。痩せ型で骨突出がある場合にはさらに予防としてフィルムドレッシングを貼付しておく。

＊スニフィング・ポジション（sniffing position）：匂いをかぐような体位。喉頭展開するために、仰臥位で薄めの枕を頭の下に入れ、鼻を上向きに頸部を軽く後屈した体位で、気管挿管時の体位とされる。

116　Part3 ■特殊な状態の患者のポジショニング

3 体幹固定（図3）
①「体側支持器」で固定する
- 術野が確保されるように「体側支持器」で固定する。
- 体側支持器は接触面積が広く取れ腹腔内を圧迫しない部位で固定する。
- まず恥骨と仙骨の部位で挟み込むように固定する。固定が不十分なときは胸骨と胸椎の部位で固定する。
- 体側支持器は直接身体に当てない。低反発ウレタンフォームなどを支持器と身体の間に入れる。

図3 | 体側支持器による体幹固定

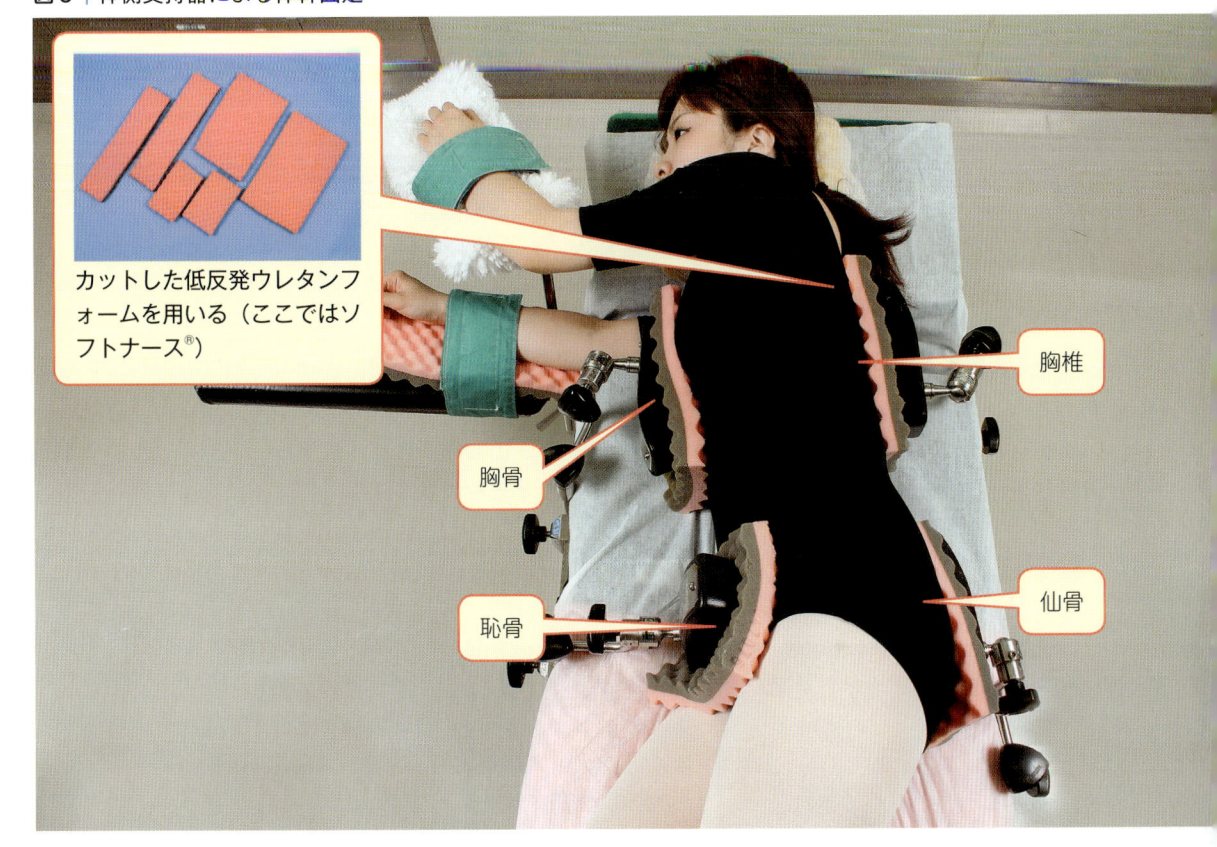

カットした低反発ウレタンフォームを用いる（ここではソフトナース®）

胸椎
胸骨
恥骨
仙骨

4 頭部固定
①頭部固定を確認する
- 頸部が側屈しないように除圧枕（ここでは「オアシス・オープンヘッドリング®」）を入れる。頭部を側面で支えるため、耳介が屈曲せず、かつ圧分散されるようにする。
- 頭部の枕への沈み込みにより、下側の眼球が圧迫されていないか、挿管チューブが圧迫・閉塞していないかを確認する。失明、気道閉塞などの重大な合併症につながるため、術中も頻回に確認する。

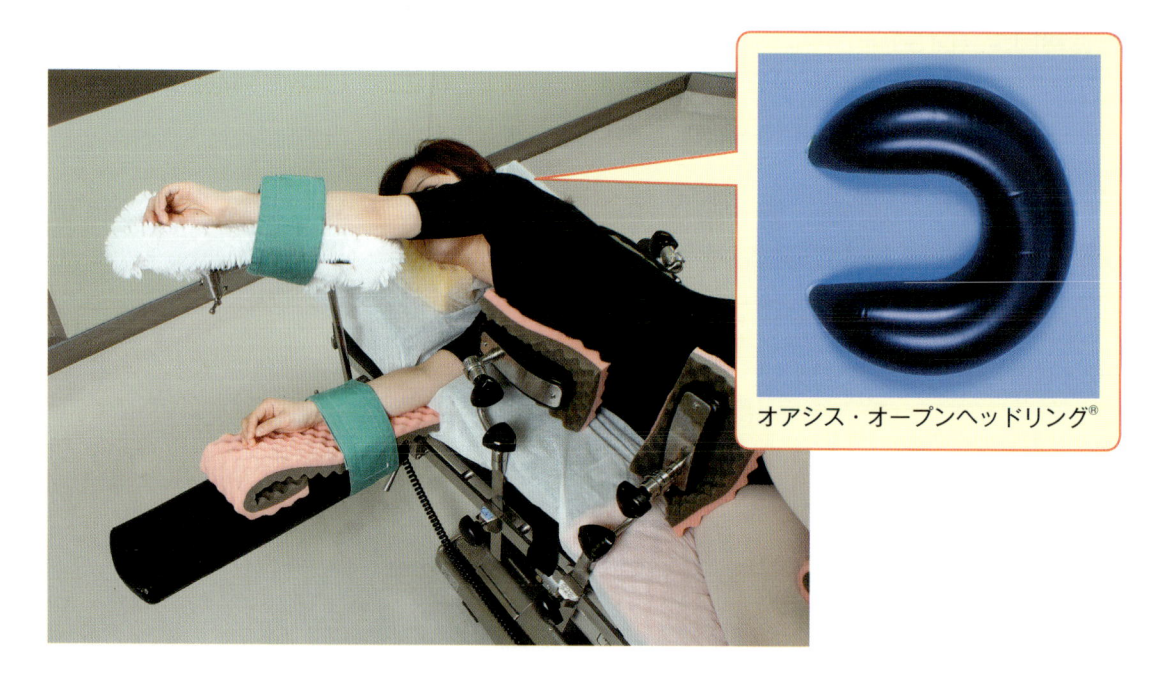

オアシス・オープンヘッドリング®

5 上肢固定

①上肢を固定する

- 下側の上肢は軽度内旋位、肘は軽度内側に屈曲するように圧分散マットレスを入れる。そのとき肘内側を圧迫しないよう注意する。
- 上側の上肢は肩より高く前方挙上させない。肩関節の屈曲は90度以下とし、上肢は軽度内旋位、肘は屈曲させる。腋窩も術野になる場合は、上肢は肩よりも高くなるが、過度に挙上しないよう注意する。
- 末梢静脈ルートや動脈ラインは下側の上肢でとるようにする。術中も定期的に、腋窩が圧迫されていないか、末梢動脈の拍動を観察する。

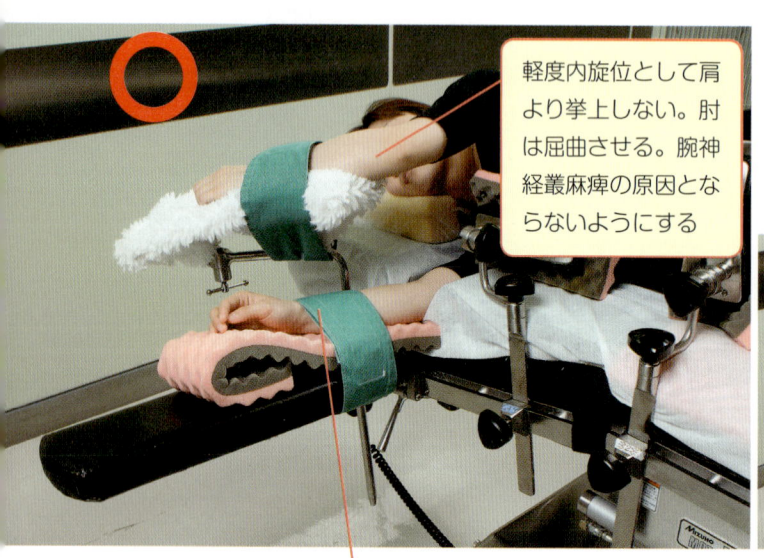

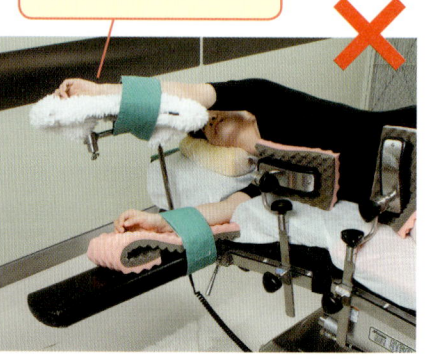

○ 軽度内旋位として肩より挙上しない。肘は屈曲させる。腕神経叢麻痺の原因とならないようにする

軽度内旋位、肘は軽度内側屈曲

× 外旋位となっている他、挙上しすぎである

6 下肢固定

①左右の下肢をずらして圧分散をする
- 両下肢が重なると膝内側で褥瘡のリスクが生じるため、左右の下肢をずらす。
- 上側の下肢の下に「補助枕」を置く。補助枕は高さのあるものを選択し、下側の下肢と接触しないようにする。
- 両下肢を重ねる場合は、下側の下肢を強く屈曲させ、上側の下肢を軽く屈曲させ膝同士が重ならないようにする。さらに両下肢の間に低反発ウレタンフォームを入れて直接両下肢が接しないようにする。
- 下側となる下肢の腓骨頭、外果の圧抜きを行う。

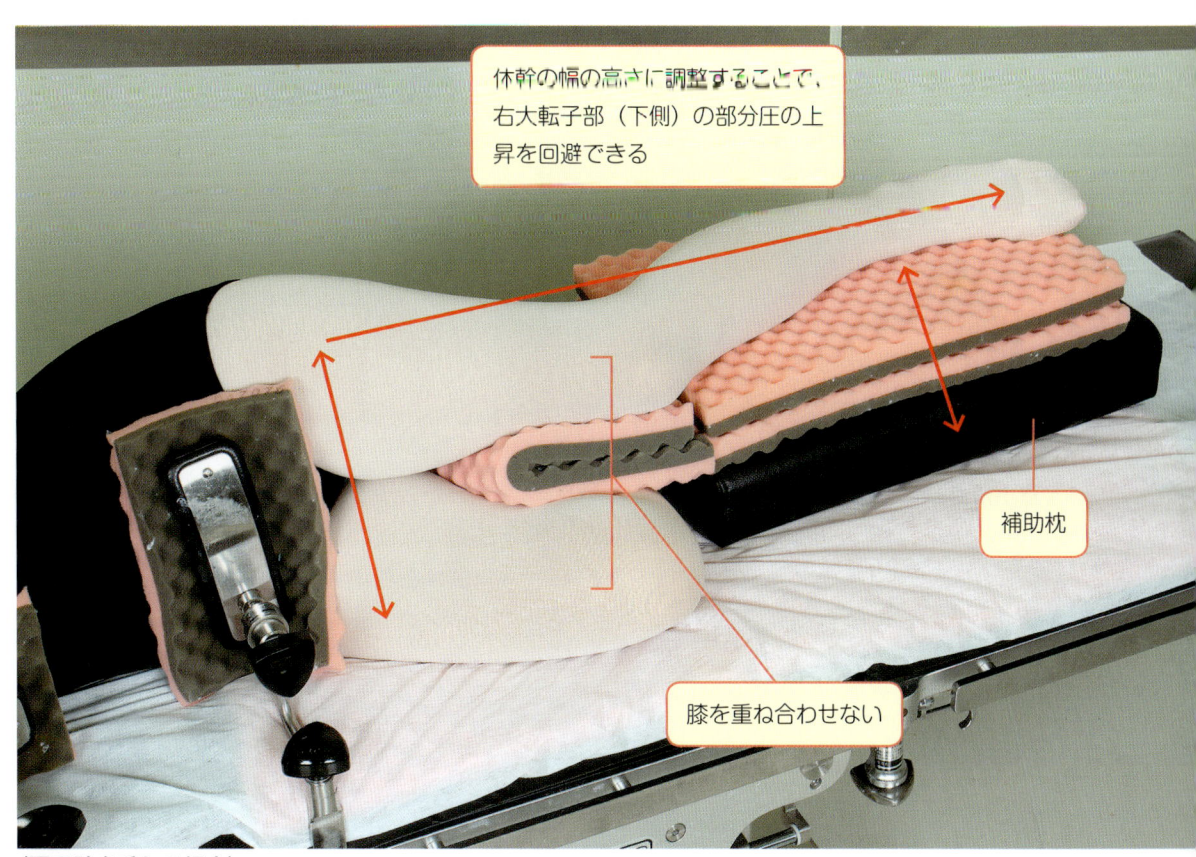

体幹の幅の高さに調整することで、右大転子部（下側）の部分圧の上昇を回避できる

補助枕

膝を重ね合わせない

〈両下肢を重ねる場合〉

半側臥位のポジショニング

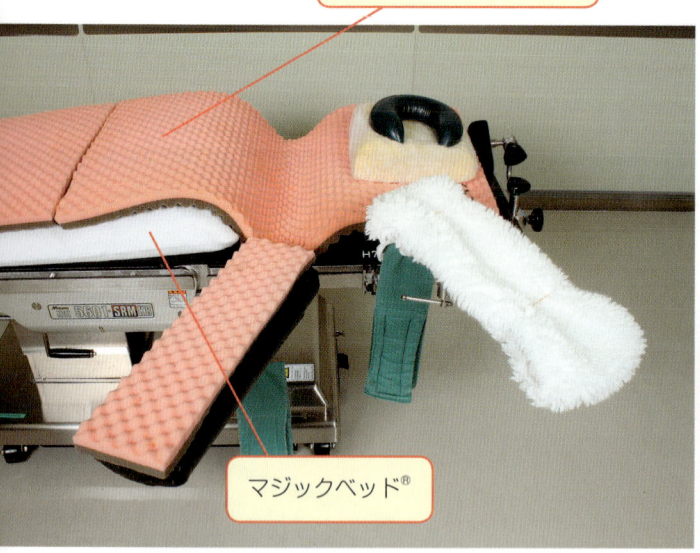

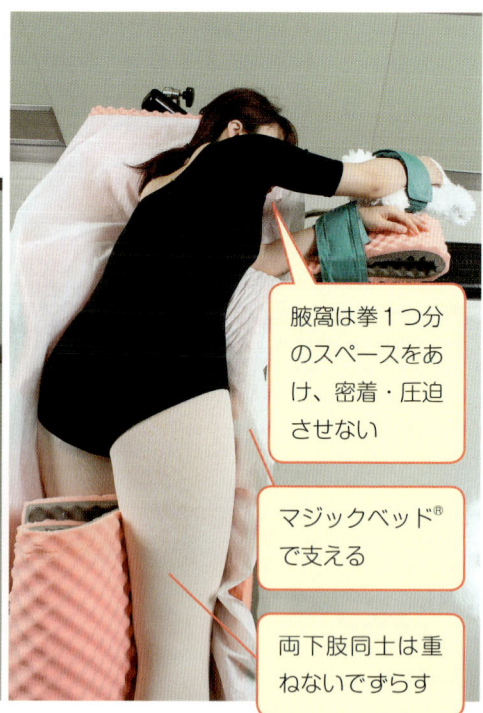

（写真中の注釈）
- 低反発ウレタンフォーム
- マジックベッド®
- 腋窩は拳1つ分のスペースをあけ、密着・圧迫させない
- マジックベッド®で支える
- 両下肢同士は重ねないでずらす

- 食道手術などでとられる側臥位の変法である。
- 「マジックベッド®」を用いて行うとよい。あらかじめ位置を考えてマジックベッド®を置き、低反発ウレタンフォームも必ず用いて、直接身体に接触しないようにする。
- 腋窩から拳1つ分のスペースをつくり腋窩を圧迫しないことが重要である。
- 下肢は左右にずらし、両下肢の間に低反発ウレタンフォームを入れて直接両下肢が接しないようにする。

（山中直樹）

文献

1. American Society of Anesthesiologists. Practice Advisory for the Prevention of Perioperative Peripheral Neuropathies. Anesthesiology 2011；114（4）：741-754.
2. 田中マキ子 編：ポジショニング学 体位管理の基礎と実践. 中山書店, 東京, 2013：158-161.

Part 3 特殊な状態の患者のポジショニング

手術室で多くとられるポジショニング
Ⅲ 砕石位

- 砕石位（截石位とも言う）は、肛門直腸外科、婦人科、泌尿器科などで広く行われている。
- 両下肢を挙上して固定するが、術式や体型、手術難易度により下肢の固定位置、方法、固定時間が変わる。
- 下肢挙上による神経障害や殿部皮膚のずれ力の発生、腹部の圧迫に注意する。

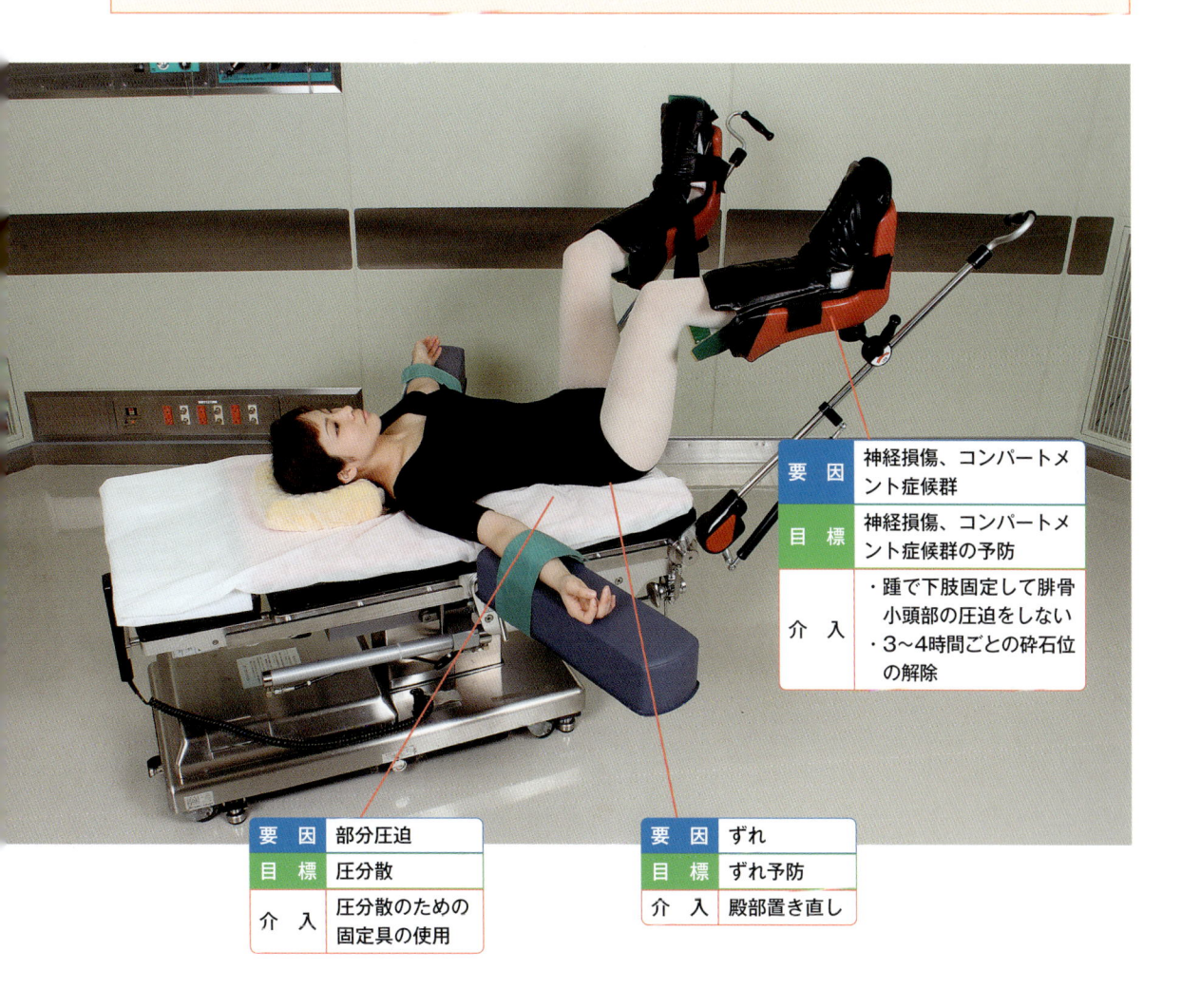

要因	神経損傷、コンパートメント症候群
目標	神経損傷、コンパートメント症候群の予防
介入	・踵で下肢固定して腓骨小頭部の圧迫をしない ・3〜4時間ごとの砕石位の解除

要因	部分圧迫
目標	圧分散
介入	圧分散のための固定具の使用

要因	ずれ
目標	ずれ予防
介入	殿部置き直し

砕石位のポジショニングのポイント

- 術前体位をとったあと、あらかじめ砕石位をとり、局所に圧が過度にかからないことを確認して、ずれ力を低下させるため殿部を置き直す。
- 術中は、会陰部操作をするとき以外は砕石位を解除することが肝要である。不必要な砕石位の継続は、下肢神経麻痺、下肢コンパートメント症候群などの発生頻度を高める[1]。
- 過度の股関節の屈曲、下肢の挙上を避ける。股関節は左右対称に開脚し、外転は45度以下におさえる（図1）。
- 術中は、下肢を定期的に観察する。

図1 | 術中の股関節の角度

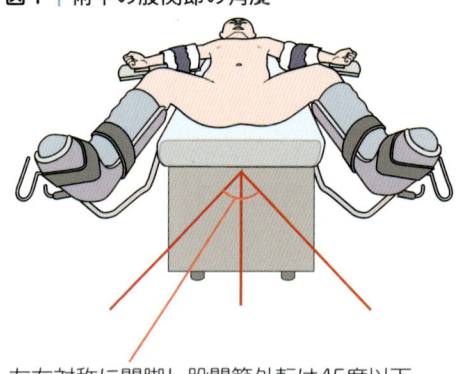

左右対称に開脚し股関節外転は45度以下

砕石位のポジショニングの進め方

1 手術台の準備（図2）
①圧分散用具を置く
- 「低反発ウレタンフォーム（ここではソフトナース®）」を置き、シーツをかける。
- レビテーター（下肢挙上器具）を取りつける。
- 腕枕を圧分散タイプに変更する。

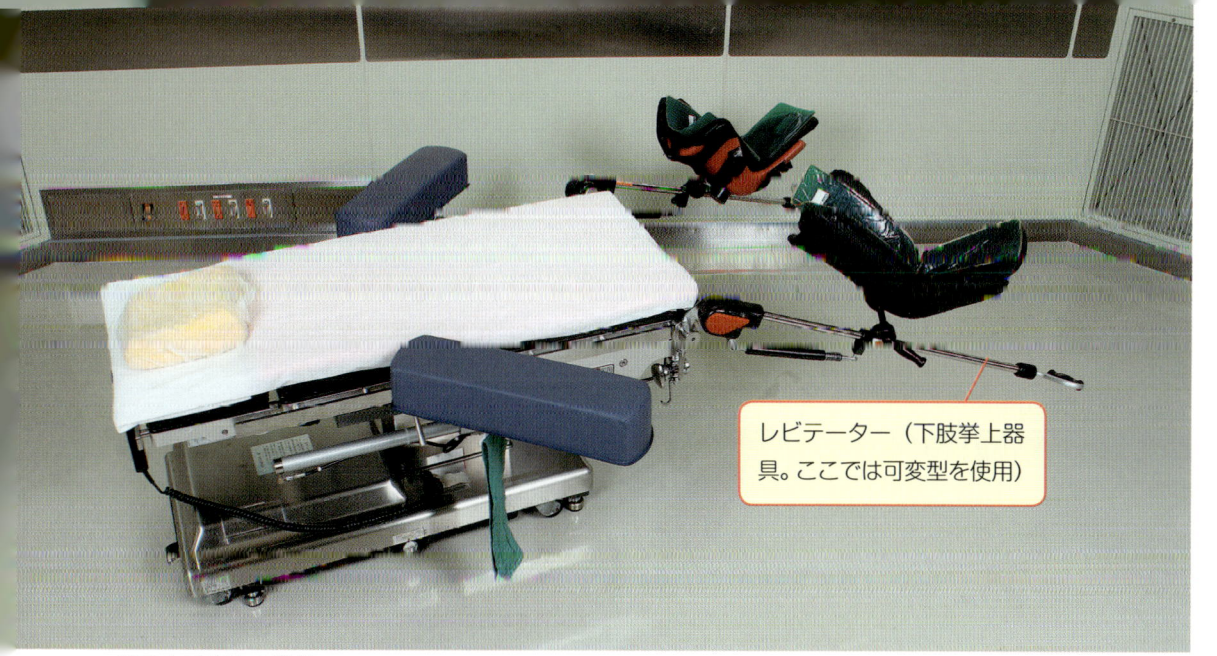

図2 | 手術台の準備

レビテーター（下肢挙上器具。ここでは可変型を使用）

2 仮の体位決め（図3）

①殿部を合わせる
- 麻酔導入後に身体を持ち上げて足側に移動し、下肢部分が外れる部位に殿部を合わせる。
- 尾骨先端が手術台下端になるように合わせる。

②両下肢を置く
- 両下肢を挙上器具に載せる。片脚ずつ載せると坐骨神経の過伸展を招く恐れがあるため、両脚を同時にゆっくりと載せたほうがよい[2]。
- 心疾患がある場合は、静脈還流の急激な増加を防ぐため、片脚ずつゆっくりと下肢挙上器（レビテーター）に載せる。

図3 | 仮の体位決め

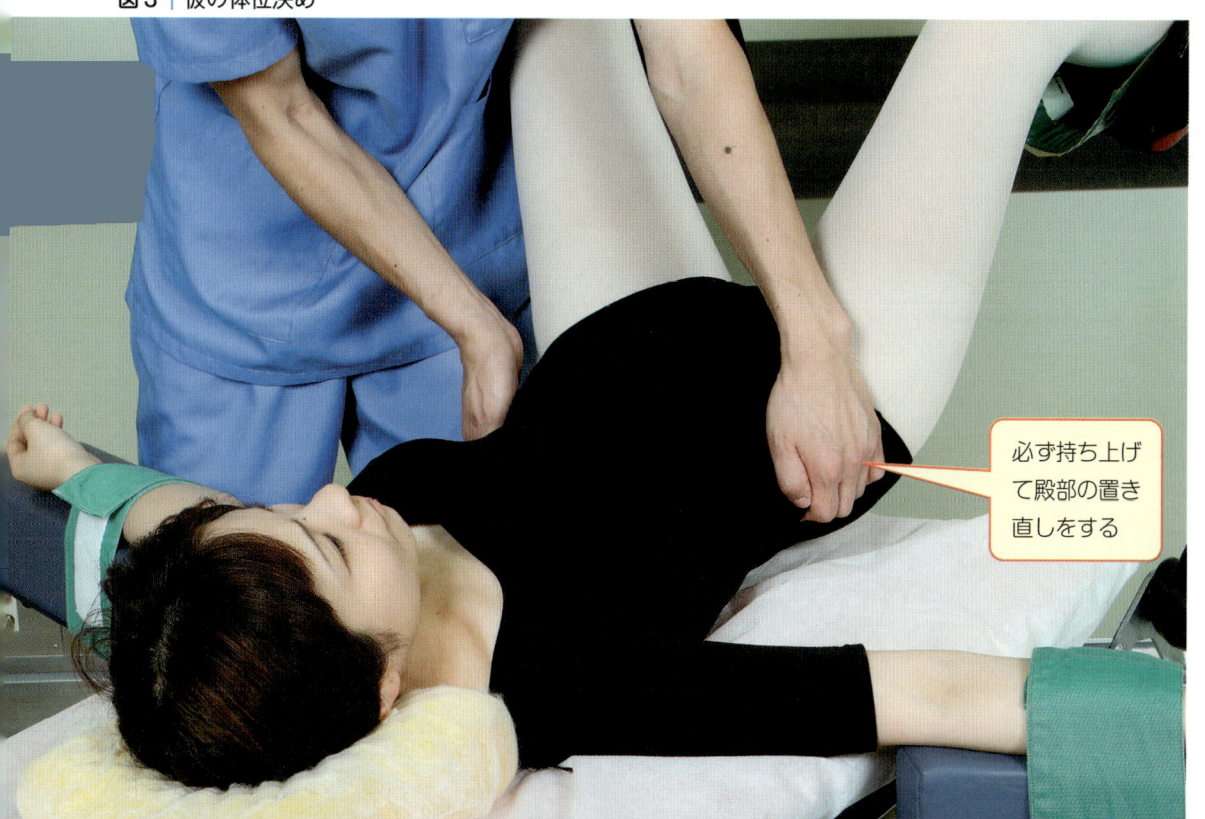

必ず持ち上げて殿部の置き直しをする

3 下肢固定（図4-①②）

①下肢を固定
- 踵部をブーツの踵部分に合わせる。
- このとき下腿後面に圧がかからないようにする。下腿を圧迫すると伏在神経麻痺をきたすことがあり、また腓骨小頭部を圧迫すると腓骨神経麻痺をきたす恐れがあるため、腓骨小頭部への接触を避けるよう固定する。

図4-① 下肢固定

腓骨小頭部への接触を避けるよう固定する

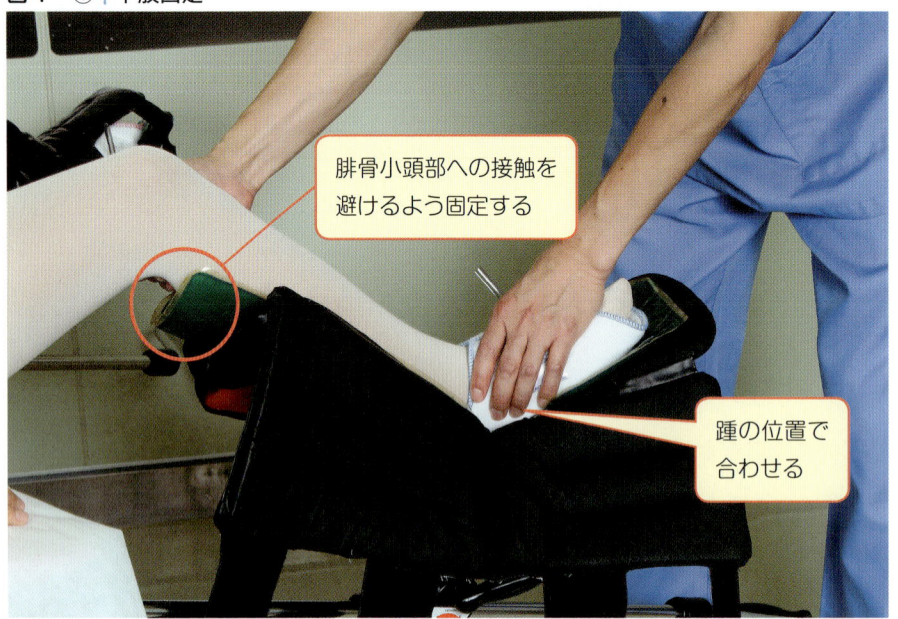

踵の位置で合わせる

図4-②

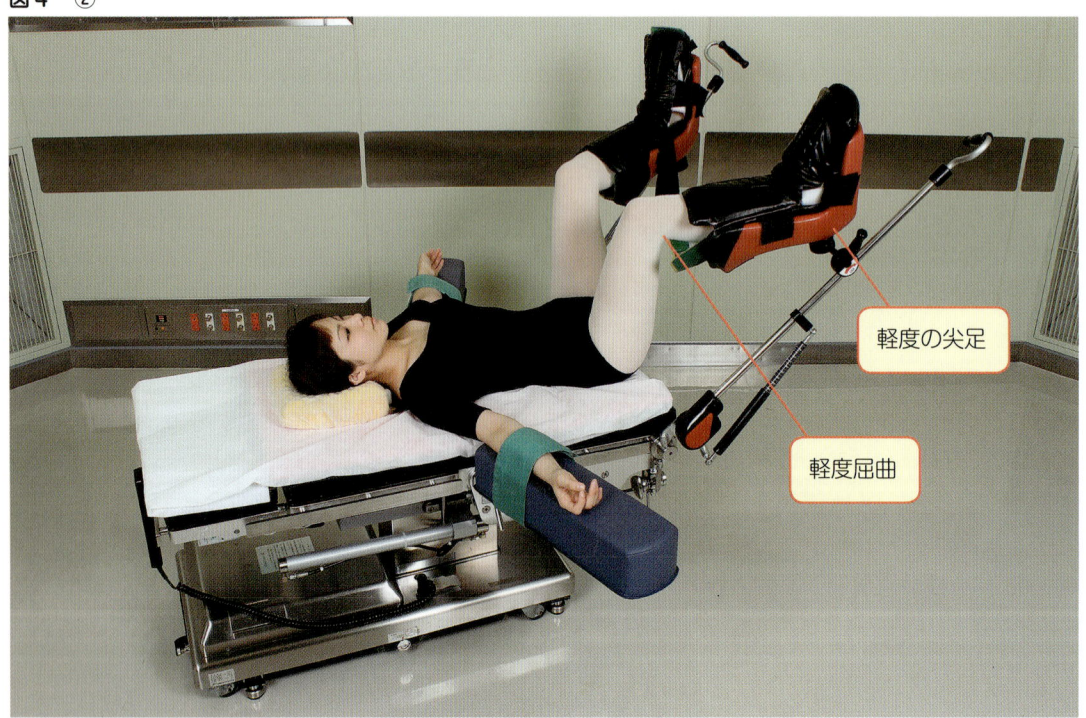

軽度の尖足

軽度屈曲

②レビテーターの固定を確認し、開脚位をとる
- 手術開始時のレビテーターの位置は、股関節の屈曲角度は10度程度とし、膝関節は軽度屈曲とする。
- 足関節は0度〜軽度の尖足となるようにする。膝関節の伸展と股関節の屈曲を同時に行うと坐骨神経に牽引負荷がかかるため、膝関節、股関節ともに屈曲させる。
- 手術時は、左右対称に開脚させ、股関節の外転は45度以下にする。下腿挙上で下腿の動脈圧が低下するため、足背動脈の血流を確認し、下腿血流障害の有無を確認しておく。
- 体位をとったあとにあらかじめ下肢を挙上してみる。砕石位にすると両膝が屈曲するため、下肢挙上時にも下腿後面や腓骨小頭部が圧迫されていないかを確認する。
- 下肢コンパートメント症候群予防のため、弾性ストッキングや間欠的空気圧迫法は用いないほうが良いという報告もある。

4 殿部固定（図5）
①体圧への注意
- 砕石位では殿部の接触面積が減少し、殿部にかかる体圧が仰臥位より局限的に高くなる。
- 会陰部操作のため殿部に補助枕を入れることもあり、厚みのあるウレタンフォーム系か、底付き予防効果の高いゲル系の体圧分散用具を用いるとよい。
- 下肢挙上時に殿部皮膚にずれ力が生じるため、あらかじめ下肢を挙上させて殿部の置き直しをする[2]。また、底付きをチェックする。

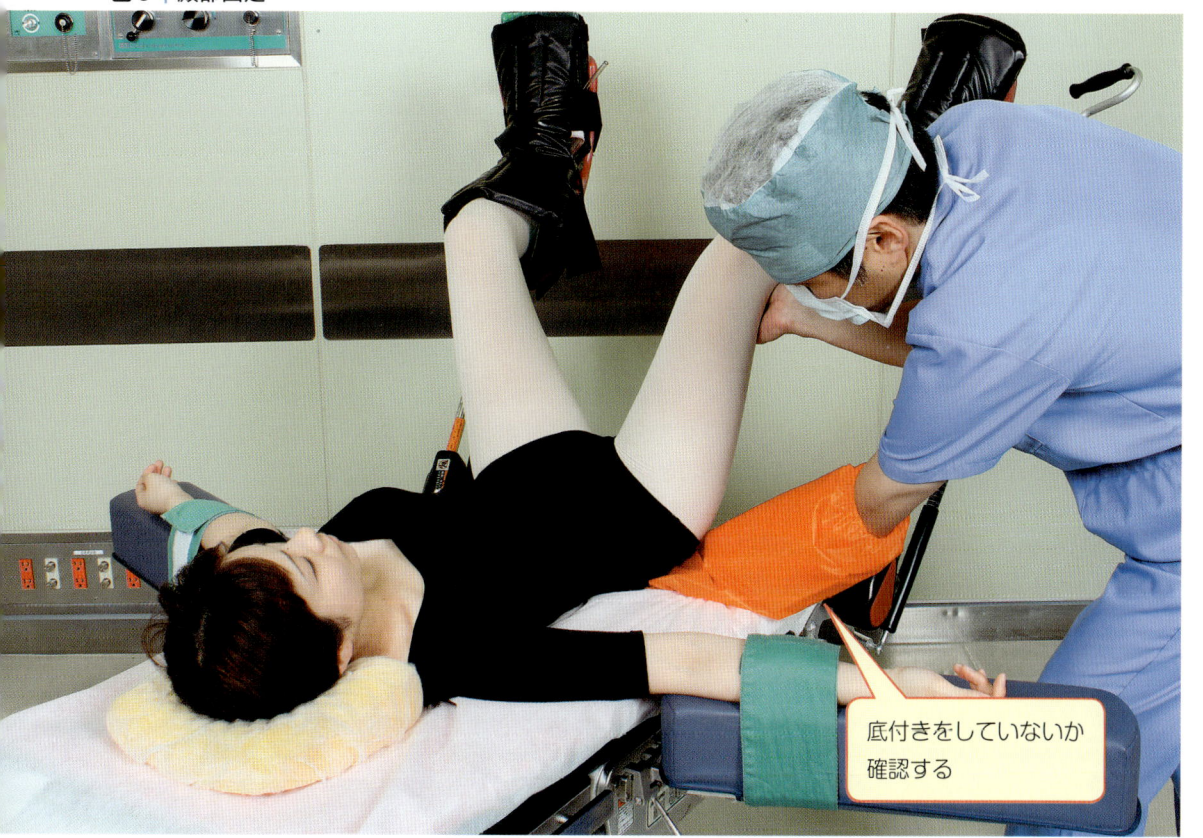

図5 ｜ 殿部固定

底付きをしていないか確認する

5 上肢固定

- 砕石位では通常、両上肢は手台に乗せて体側から離す。その際、上肢の外転は90度以下とし、前腕は回外位または中間位にする。
- 肘から前腕にパッドを挿入するか、圧分散タイプの腕枕を用いる。肘関節は軽度屈曲させる。

（山中直樹）

引用文献
1. Heppenstall B, Tan V. Well leg compartment syndrome. Lancet 1999；354：970.
2. 田中マキ子, 中村義徳 編著：動画でわかる手術患者のポジショニング. 中山書店, 東京, 2007：72-79.
3. Turnbull D, Mills GH. Compartment syndrome associated with the Lloyd Davis position. three case reports and review of the literature. Anaesthesia 2001；56（10）：980-987.

参考文献
1. 田中マキ子 編：ポジショニング学 体位管理の基礎と実践. 中山書店, 東京, 2013：165-166.

COLUMN

下肢コンパートメント症候群とは

　コンパートメント症候群とは、筋肉と骨とに囲まれた区域（コンパートメント）の内圧が上昇し、循環障害や神経障害をきたすもので、重篤な機能障害を残す可能性があります。診断上、強い局所の疼痛、筋力低下、知覚低下などの自覚症状で見つかることが多いため、周術期には注意を要します。

　発症率は3,500人に1人と報告されており[1]、危険因子として、4時間以上の手術、砕石位、頭低位、下肢の筋肉量、下肢保持器、肥満、動脈硬化、脱水、低血圧、血管収縮剤の使用などが挙げられます。弾性ストッキングや間欠的空気圧迫法は危険因子とする報告がある一方で、否定的な報告もあり見解は一致していません[2]。

　予防として、3～4時間おきに砕石位を解除することが勧められています[3]。

1. Mumtaz FH, Chew H, Gelister JS. Lower limb compartment syndrome associated with the lithotomy position: concepts and perspectives for the urologist. BJU Int 2002; 90: 792-799.
2. Pfeffer SD, Halliwill JR, Warner MA. Effects of lithotomy position and external compression on lower leg muscle compartment pressure. Anessthesiology 2001; 95: 632-636.
3. 井上重隆, 宮坂義浩, 西岡泰信, 他：腹腔鏡補助下腹会陰式直腸切断術後に生じた下肢コンパートメント症候群. 臨床と研究 2009；86：633-636.

Part 3 特殊な状態の患者のポジショニング

浮腫のある患者の褥瘡予防

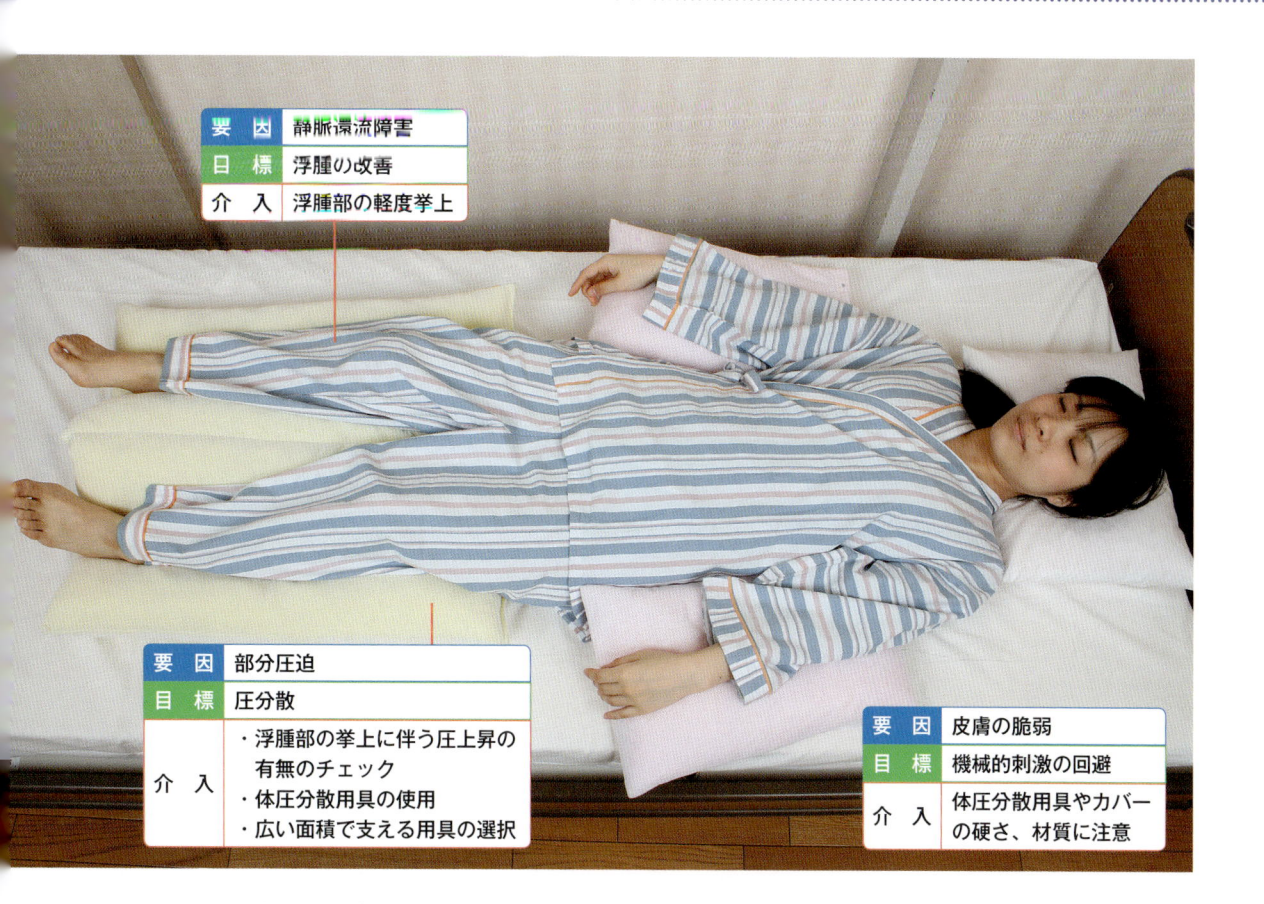

要因	静脈還流障害
目標	浮腫の改善
介入	浮腫部の軽度挙上

要因	部分圧迫
目標	圧分散
介入	・浮腫部の挙上に伴う圧上昇の有無のチェック ・体圧分散用具の使用 ・広い面積で支える用具の選択

要因	皮膚の脆弱
目標	機械的刺激の回避
介入	体圧分散用具やカバーの硬さ、材質に注意

ポジショニングのポイント

- 循環を促す目的で、浮腫部位を軽度挙上する。
- 創傷を作らないよう、使用する物品の硬さや柔軟性に配慮する。
- 下肢の浮腫の場合、下肢挙上の程度によっては仙骨部・尾骨部に下肢の重さがかかり体圧が上昇することがあるので、角度に注意する。
- 支える面積は広くし、部分圧が高くならないように配慮する。

> **浮腫のケアの基本**
> - 浮腫の原因は、全身性では心原性や腎機能低下、栄養障害、薬物の影響など、局所性では静脈性やリンパ性浮腫などがある。
> - 浮腫のある部位の皮膚は、薄く引き伸ばされ弾力性に乏しく乾燥している。
> - そのため外的刺激で容易に皮膚の損傷を引き起こし、いったん生じた創はなかなか治癒しない。
> - 循環も悪く、免疫能も低下しているため感染の影響も受けやすい。
> - 浮腫のある患者には外傷を起こさない、感染を起こさないケアが重要である。

圧分散の器具の選択

1 圧分散のためのマットレスの選定
- 浮腫は褥瘡発生の原因の一つであるため、褥瘡防止のために圧分散を行う必要がある。
- エアーマットレスを使用する際は、圧管理に配慮する。エアーマットレスの圧が高いと浮腫部にエアーマットレスのセルの圧痕が残ってしまう場合がある。この場合は、セルの頂点の部分で体重を支えているため、局所圧が上昇して褥瘡が発生しやすい。そこで、圧分散ができる圧設定やマットレスの種類を選択する必要がある。

2 ポジショニングで使用するピローの材質
- 浮腫部の挙上や良肢位を保つためのピローは、その材質、硬さや柔軟性、さらに大きさに注意する。
- 四肢の浮腫の場合、浮腫を起こしている四肢全体を支えられる程度の大きなピローで支え、軽度挙上ができる程度の厚さをもたせる（図1）。

図1 | 四肢の浮腫の場合
四肢全体を支えられる大きなピローを当てて接触面積を広くし、軽度挙上できるようにする

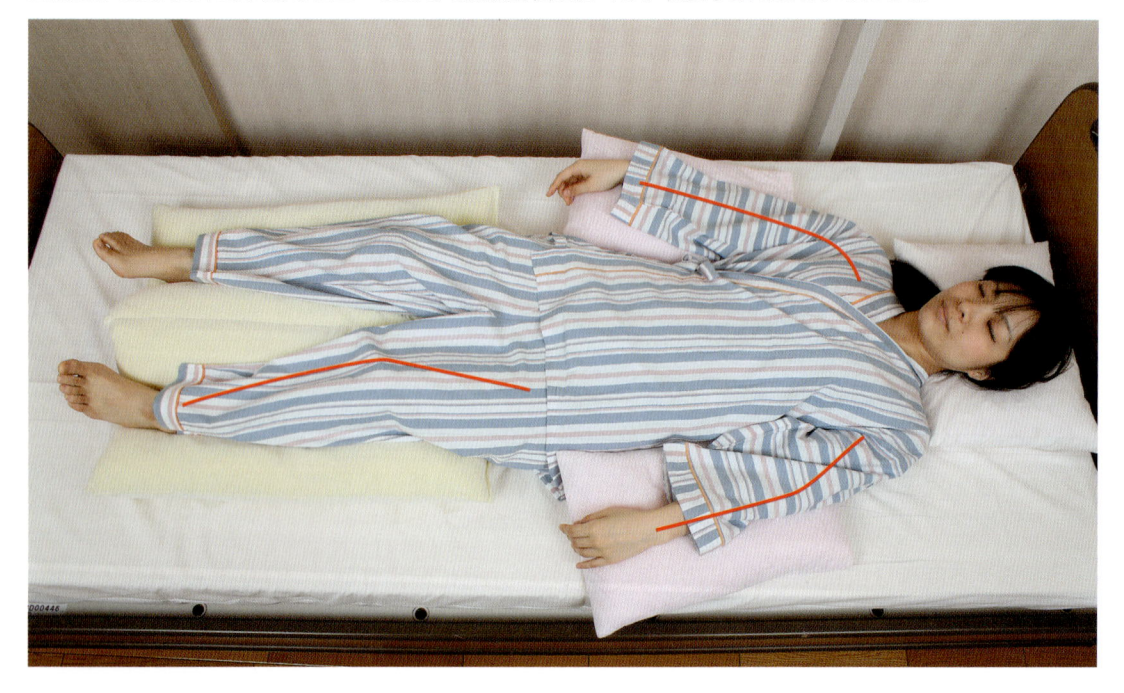

- 浮腫の下肢を包み込むような（接皮面積を広くできるような）形状や柔軟性があることが望ましい。材質では、通気性や圧分散性のあるクッションビーズ、極小ビーズ等がよいとされる（図2）。
- ピローの形状を有効利用し、浮腫部に部分的に圧がかからないようにする（図3）。

図2 | 通気性や圧分散性のあるクッションビーズ、極小ビーズを用いたピロー

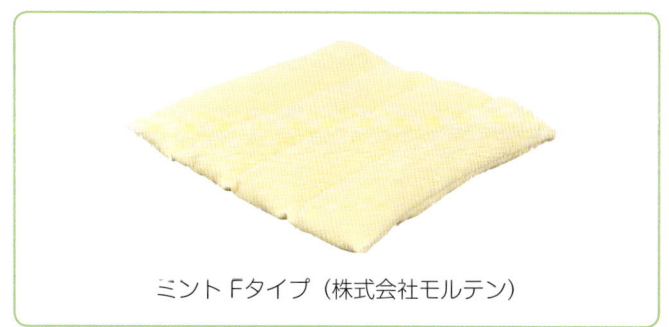

ミントFタイプ（株式会社モルテン）

図3 | ピローの形状と下肢の置き方

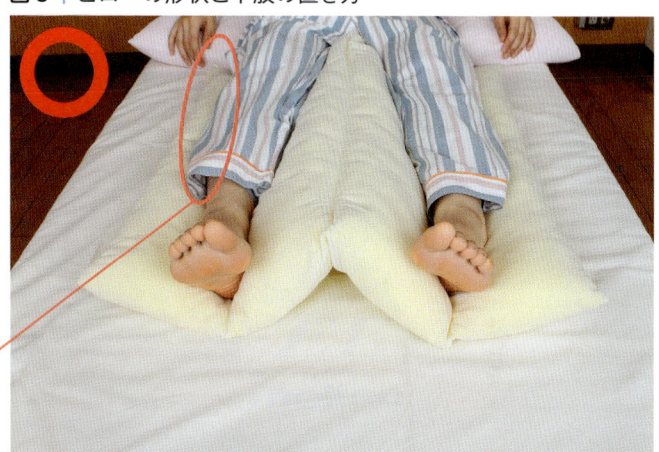

ピローの溝に下肢が接することで、接触面が広がり、部分圧が下がる

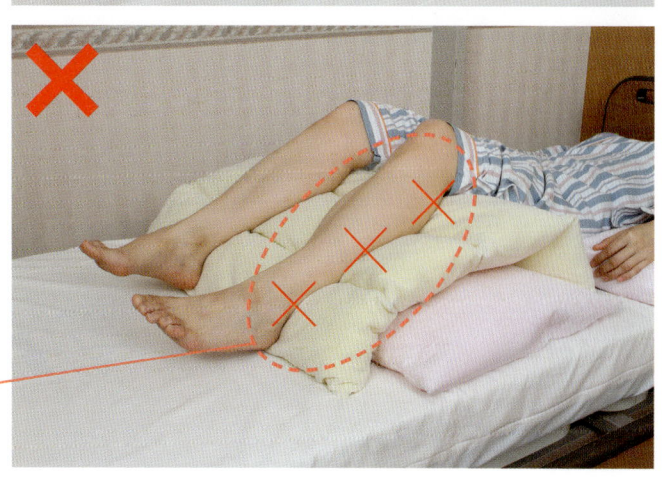

ピローの山で部分圧迫が生じる

Part 3 特殊な状態の患者のポジショニング

浮腫のある患者の褥瘡予防　129

3 ベッドシーツ、ピローカバー

- 除湿効果のあるものが望ましい。加えてしわになりにくい加工がしてあるものを選択するとよい。
- 特に、シーツのしわは圧迫になり、そのまま浮腫部の皮膚に圧痕を残し、それが外傷のきっかけになるからである（図4）。

図4｜シーツのしわによって浮腫部の皮膚に圧痕が残る

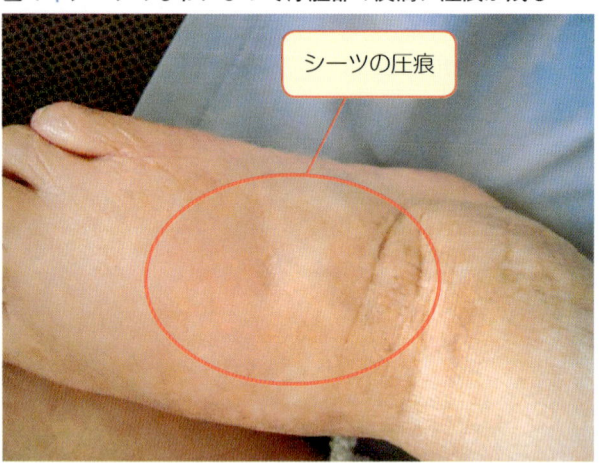

シーツの圧痕

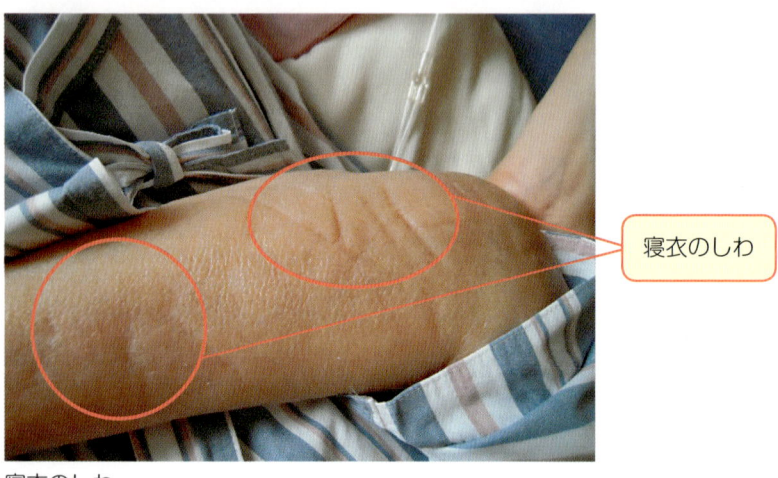

寝衣のしわ

ポジショニングの進め方

浮腫部の挙上

- 挙上角度は、高く上げすぎるとその重みが他の部位にかかってしまうため低めにする（図5）。
- 浮腫の移動や圧痕の状態を観察し、本人の訴え等も聞きながら角度を決定する。
- ピローの位置が決定したら、ピローと殿部の間の圧抜きを行う（図6）。

図5 | 浮腫部の挙上角度が高すぎる場合

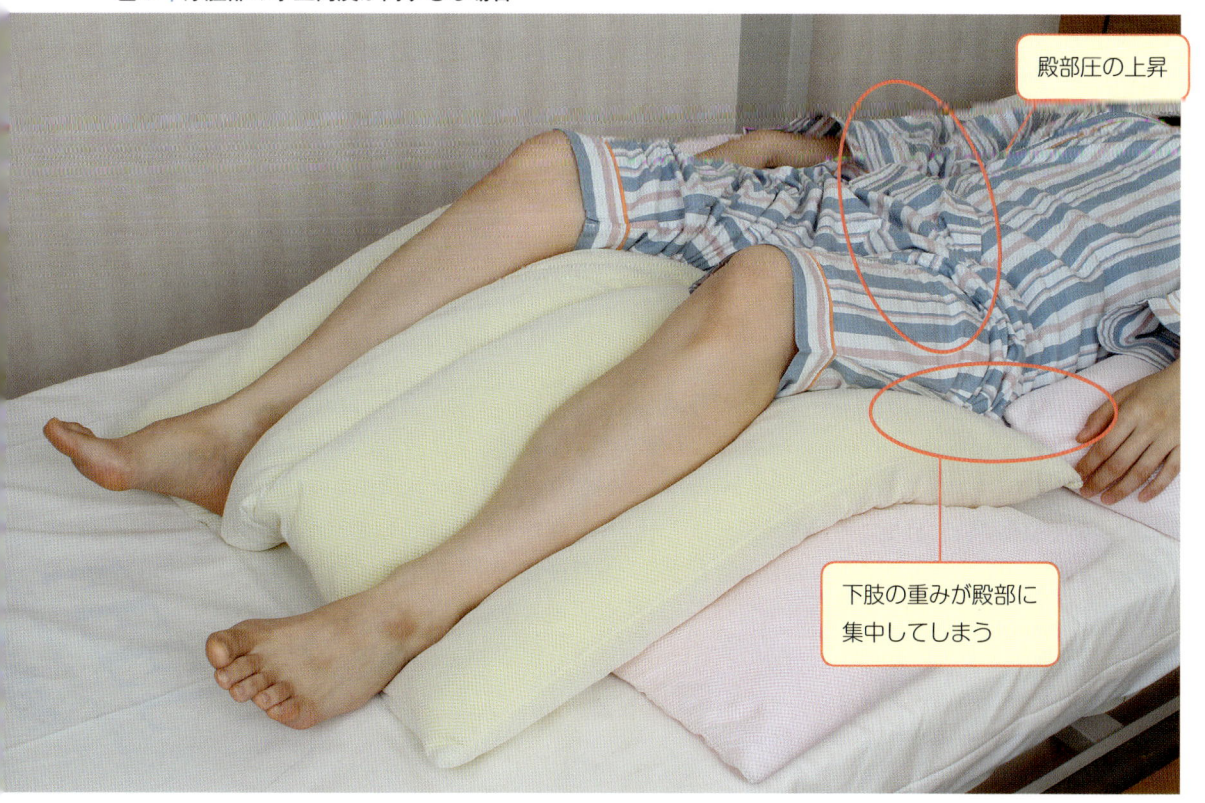

殿部圧の上昇

下肢の重みが殿部に集中してしまう

図6 | ピローと殿部（皮膚）の間の圧抜き

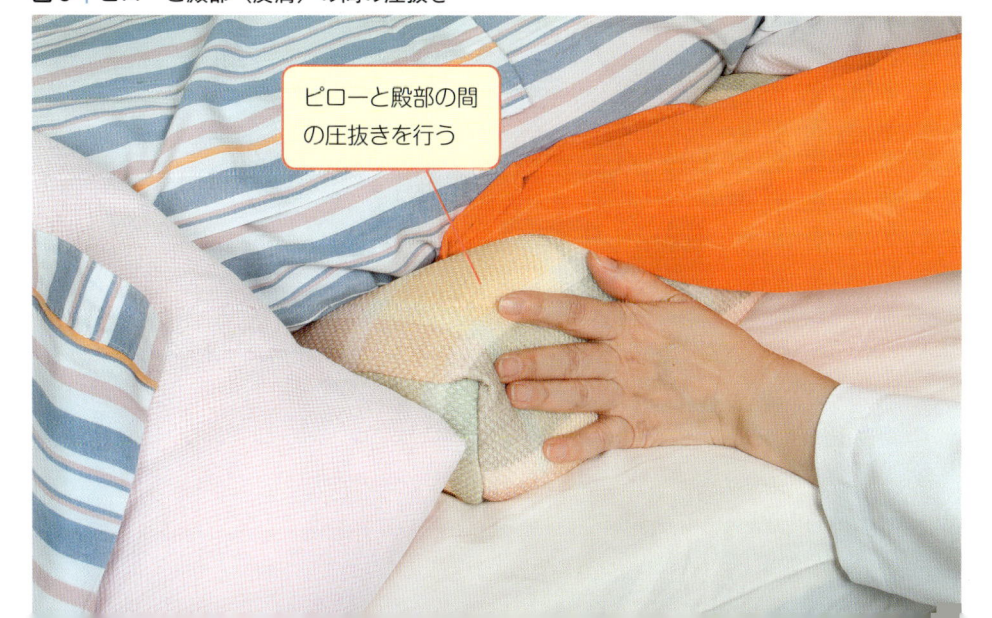

ピローと殿部の間の圧抜きを行う

2 皮膚の密着を避けて皮膚の浸軟を予防する

- 浮腫のある部位は皮膚が密着しやすいので、不感蒸泄に伴う皮膚の浸軟が起こりやすい。そのため、新たな損傷を起こす危険性を伴うとともに感染のリスクも上がる。
- 皮膚の密着を避けられるように小さ目のピローを挟んだり、ピローの形状を工夫して対処する（図7）。または、ピローカバーに除湿効果のあるものを選択するとよい。

図7 皮膚の密着を避けられるようにピローの形状を利用

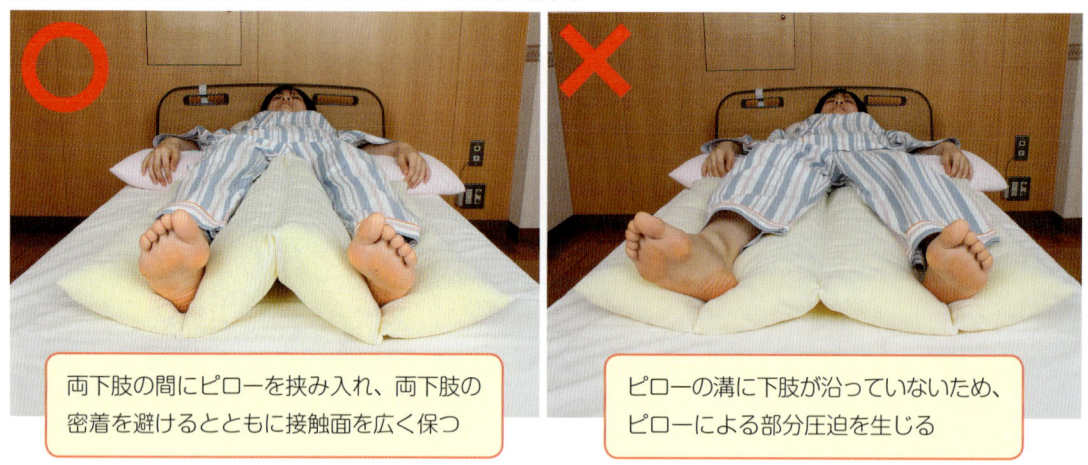

○：両下肢の間にピローを挟み入れ、両下肢の密着を避けるとともに接触面を広く保つ

×：ピローの溝に下肢が沿っていないため、ピローによる部分圧迫を生じる

3 体位変換の工夫

- 体位変換や移動の際、直接皮膚に触れると損傷を起こしやすいため、寝衣の上から、もしくは滑り効果のあるグローブ等を用いて行う。
- 殿部から下肢にかけて浮腫のある症例の場合、大きなピロー等で下半身を支えると、その安定性がよすぎて体位変換時に上半身のみで体位変換が行われてしまうことがある。
- 浮腫部位は循環不良があるため、少しずつでも向きを変え、同一部位の圧迫が持続しないよう配慮する必要がある（図8）。

図8 浮腫のある下肢の体位変換

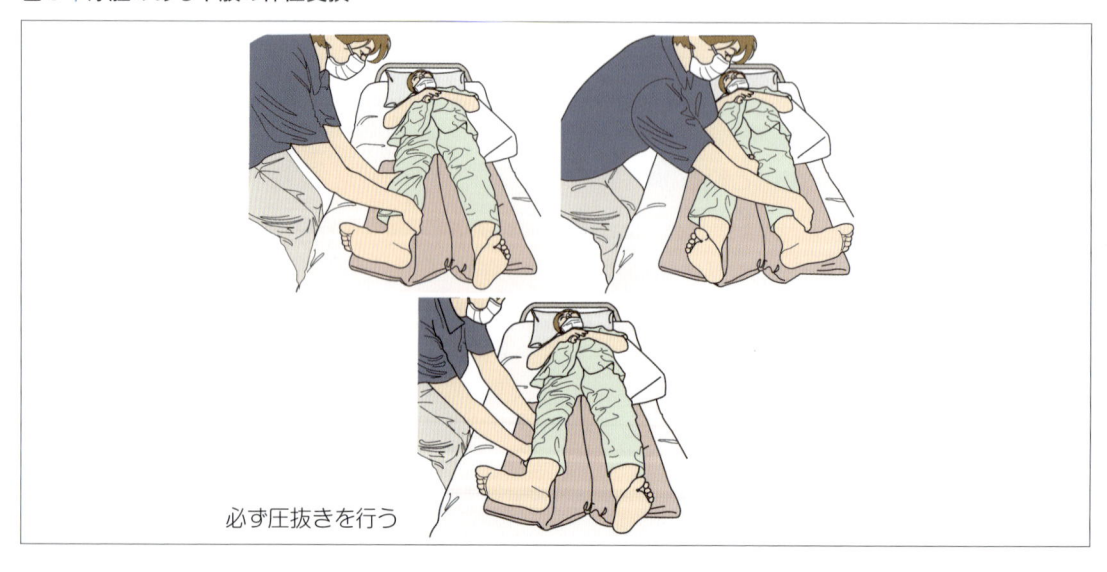

必ず圧抜きを行う

4 ポジショニング終了後

- 浮腫があり、自分での体動がままならない患者は、ポジショニング後体位保持ができずにずれてしまうことがある。
- 勤務ごとに体位の確認を行い、ずれを生じるようであれば体位変換の間隔を短くすることも考慮する。

5 痛みや呼吸苦などで体位変換が困難な場合

- 緩和ケア期など痛みや呼吸苦で浮腫部の向きを変えることが困難な場合は、滑り効果のあるグローブ等を用いて浮腫のある四肢全体の圧抜きを行い、圧分散を促す（図9）。
- 浮腫部位は、持続する圧迫を避けるなど、機械的刺激の予防に細心の注意が必要である。
- ポジショニングと同時に、ベッド柵のカバー等環境整備や、スキンケア、機械的刺激を避けるためのルーズソックス等の着用を行うとよい（図10）。

（栁井幸恵）

図9 ｜ ポジショニング・グローブの使用による四肢の圧抜き

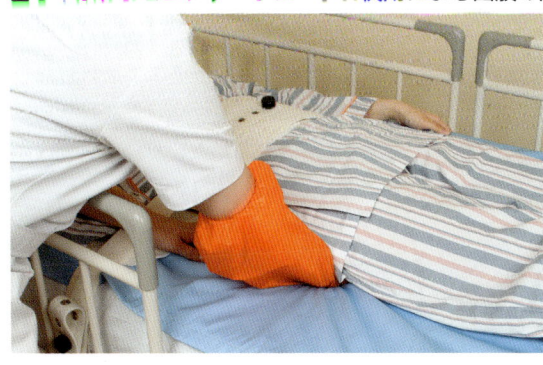

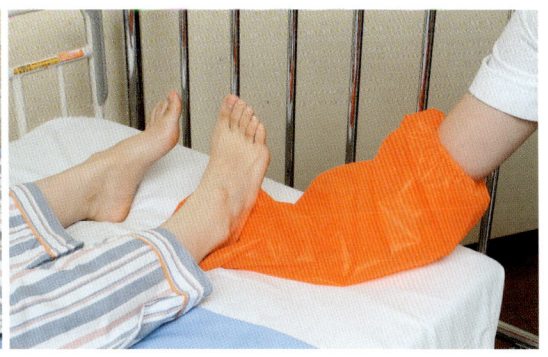

図10 ｜ 機械的刺激を避ける工夫

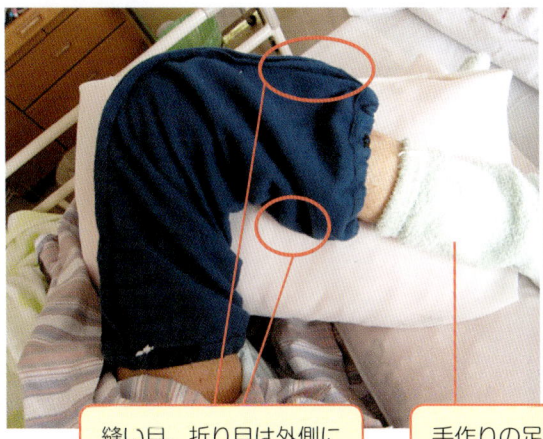

- 縫い目、折り目は外側に向けて圧迫を予防する
- 手作りの足袋やルーズソックスを使用
- ベッド柵カバーを付けて外傷予防をする

参考文献

1. 日本看護協会認定看護師制度委員会創傷ケア検討基準会 編著：スキンケアガイダンス．日本看護協会出版会，東京，2002.
2. 祖父江正代，近藤まゆみ 編：がん患者の褥瘡ケア．日本看護協会出版会，東京，2009.
3. 内藤亜由美，安部正敏 編：Nursing Mook46 病態・処置別スキントラブルガイド．学研メディカル秀潤社，東京，2008.

COLUMN

浮腫のある部位のスキンケア

　浮腫部は、皮膚が薄く引き伸ばされて菲薄化し、弾力性に乏しく乾燥しています。また、循環も悪く、外的刺激で容易に皮膚の損傷を引き起こします。そこで、創傷・褥瘡予防のためには、ポジショニングに加えてスキンケアを行う必要があります。その方法をいくつか紹介します。

■予防的スキンケア

①清潔の保持

　浮腫部の皮膚は感染の影響も受けやすいため清潔の保持が重要です。乾燥や皮膚の菲薄化を考慮し、ぬるめの温湯で機械的刺激を避けた洗浄方法を用います。具体的には、泡の洗浄剤で泡をのせるように使用し、汚れを浮き上がらせた後、たっぷりの温湯で洗浄剤成分が残らないように洗い流します。

②保湿

　乾燥を防ぎ、皮膚のひび割れや摩擦等の機械的刺激から皮膚を保護します。また、皮膚本来のバリア機能を保持するためにも保湿剤の塗布で皮膚を乾燥から守ります。保湿剤はローション系のものは皮膚への浸透は早いのですが、水分の蒸発の際に乾燥を強めてしまう可能性があるため、クリーム基材や軟膏基材を用います。ただし、硬めの軟膏基材は保湿剤の塗布の際に浮腫部に機械的刺激を及ぼす可能性があるため優しく塗るように心がける必要があります。

③皮膚の保護

　機械的刺激から皮膚を保護する目的で、ルーズソックスの使用（p.133）やベッド環境の整えを行います。また、褥瘡好発部位にフィルムドレッシングで皮膚を保護する方法がありますが、浮腫部は粘着剤を使用する際には細心の注意が必要になります。フィルム材等を剥がす際の剥離刺激で、皮膚を障害してしまう危険性があるためです。

　筆者は浮腫部には粘着剤を使用しないようにしており、例えばガーゼ等での固定の際にも創傷用ネット等を用いるようにしています。

　しかし、最近シリコーン粘着剤を用いたフィルム材が開発され、浮腫部にも使用可能になっています。これは、シリコーンゲルが皮膚の凹凸に追従し、皮膚を包み込みように密着するため、従来のフィルム材の粘着剤より粘着力が弱くても固定性が確保されており、かつシリコーンゲルがやわらかく伸張して皮膚から離れるため、剥離時の皮膚の損傷リスクを軽減するものです（写真参照）。

　また、フィルム材表面の滑りもよく、摩擦の影響を受けにくいのです。これを用いて、踵部や仙骨部など浮腫部の皮膚保護を行います。

（栁井幸恵）

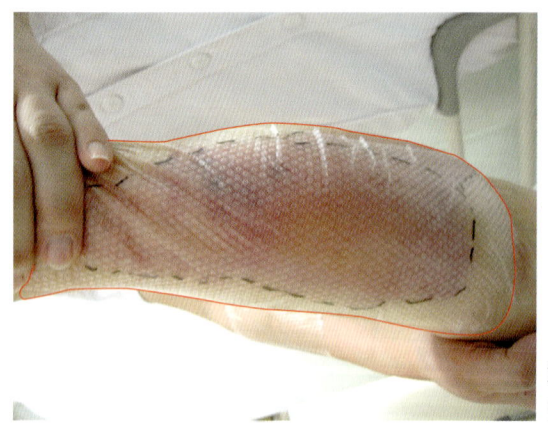

浮腫部に発生した水疱に貼付した
シリコーン製粘着剤のフィルム材

Part 3　特殊な状態の患者のポジショニング

身体拘束を行っている患者の褥瘡予防

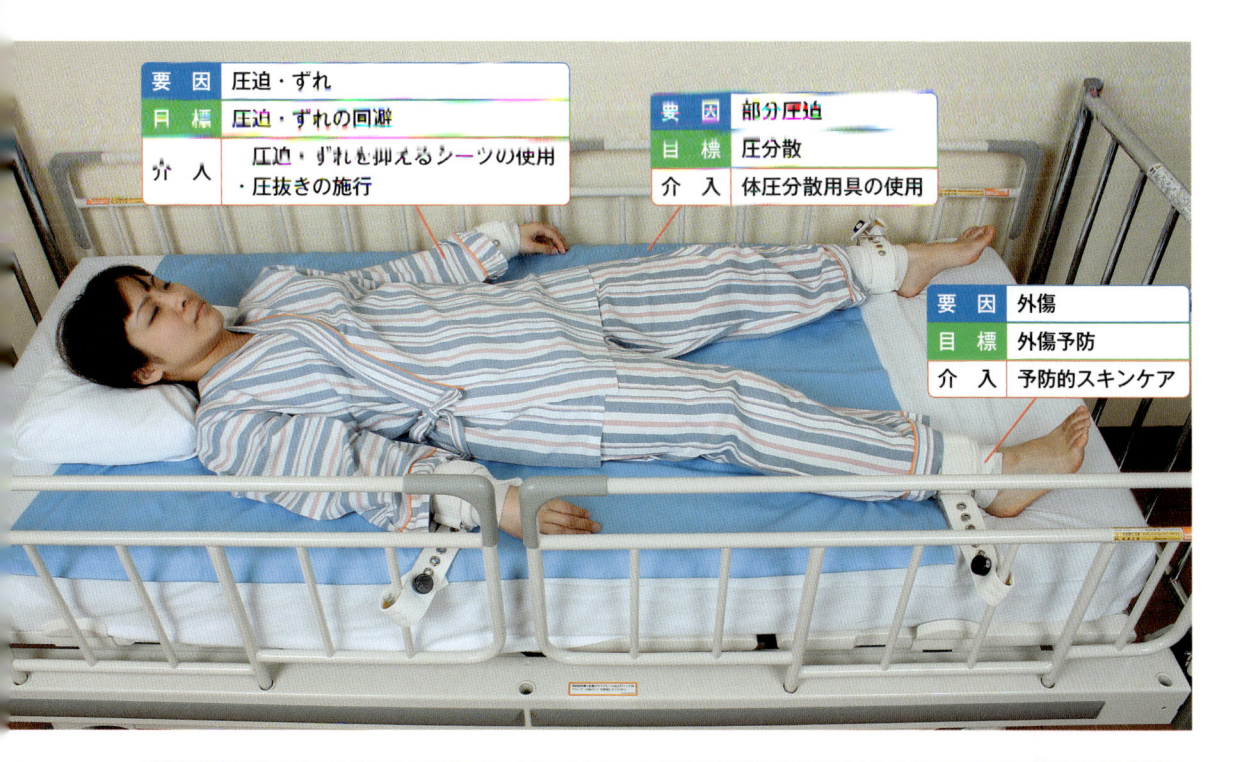

要因	圧迫・ずれ
目標	圧迫・ずれの回避
介入	圧迫・ずれを抑えるシーツの使用・圧抜きの施行

要因	部分圧迫
目標	圧分散
介入	体圧分散用具の使用

要因	外傷
目標	外傷予防
介入	予防的スキンケア

ポジショニングのポイント

- 身体拘束中の患者は、体動が激しくピローの挿入が難しい場合が多いため、必ず体圧分散用具を使用する。
- 圧迫・ずれを防ぐためのシーツを使用し、定期的に"圧抜き"を行う。
- 抑制具を使用している部位に部分圧迫や圧迫・ずれが加わり、創傷形成しやすい状況であるため、医療関連機器圧迫創傷の予防につとめる。

身体拘束の基本

身体拘束は原則として違法行為であり、行ってはならないことではあるが、治療を優先するために、あるいは安全確保のために、やむを得ず行う場合もある。

身体拘束の必然性と褥瘡発生リスク

- 身体拘束に伴い、患者は自力での体位変換ができなくなるため、部分圧迫の増大、同一体位の持続による静止摩擦力の増大に伴うずれが大きくなり褥瘡を発生しやすくなる（図1）。
- 特に、体幹を抑制することは上半身を固定することになり、患者は仙骨部を起点に起き上がり動作を繰り返すようになる。そのため、背部〜仙骨部にかけて圧迫とずれが加わり、容易に褥瘡を発生してしまう（図2）。

図1｜自力体位変換が不可能になることによる部分圧迫の増大

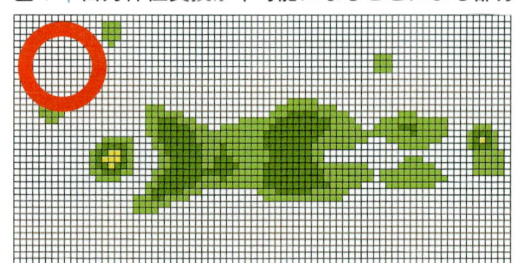

体圧分散用具での仰臥位時の体圧図の例：
体幹抑制

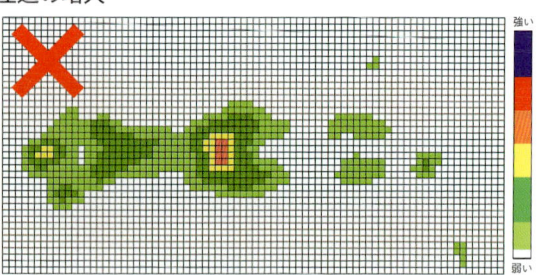

一般マットレスでの仰臥位時の体圧図の例：
体幹抑制

図2｜体幹抑制に伴うずれ

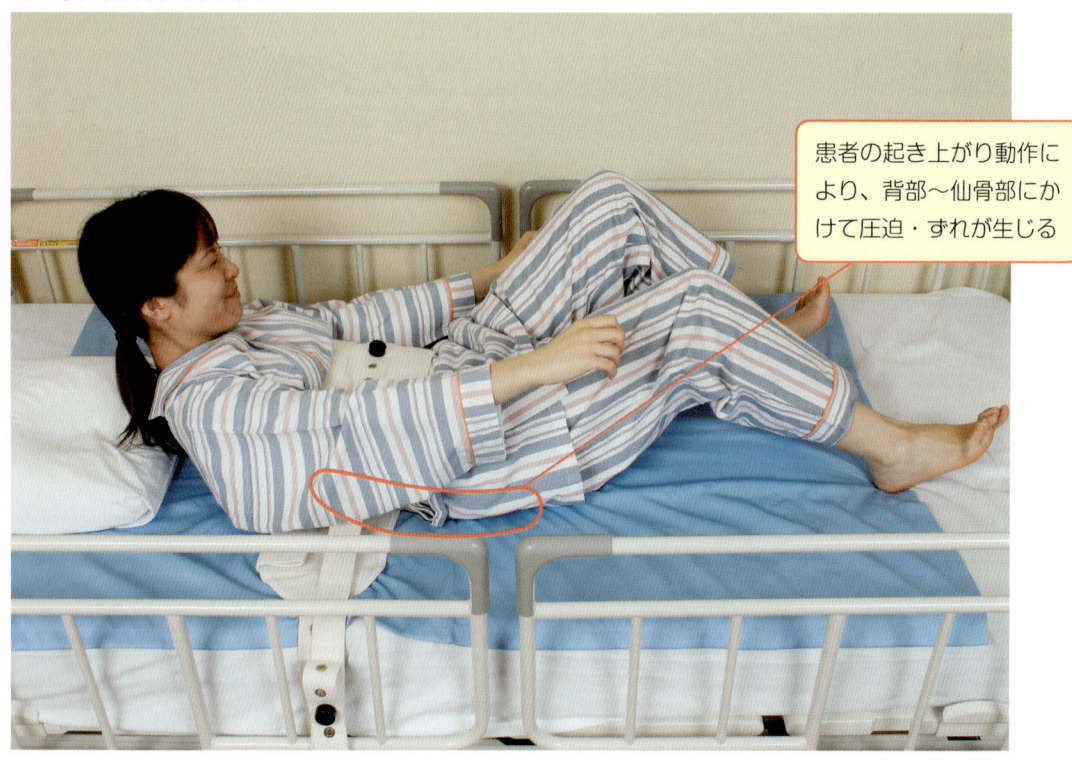

患者の起き上がり動作により、背部〜仙骨部にかけて圧迫・ずれが生じる

体圧分散用具・マットレスの選択

- 褥瘡対策のためには十分な圧分散対策が必要となるが、身体拘束が必要な患者の中には、もともと活動性が高く睡眠・覚醒リズムを規則的にするために車椅子に移乗するなどの場合もある。
- 起き上がり動作を繰り返すことや活動性が低下した状態に適した高機能タイプの体圧分散用具を準備することで、部分圧迫・ずれの増大を予防できる。
- 褥瘡予防のためにはこうした圧分散効果が高く柔らかい体圧分散用具を使用したいが、マットレスの厚みによって転倒転落の危険性も出てくる。
- 転倒転落防止と、車椅子に移乗するためのベッドサイド座位の安定性を確保するために、ハイブリッドタイプの体圧分散用具を導入することも多くある。そして、患者の活動性を考慮したマットレスの選択が重要となる（図3）。

図3｜起き上がり動作を繰り返すことや活動性が低下した状態に適した体圧分散用具

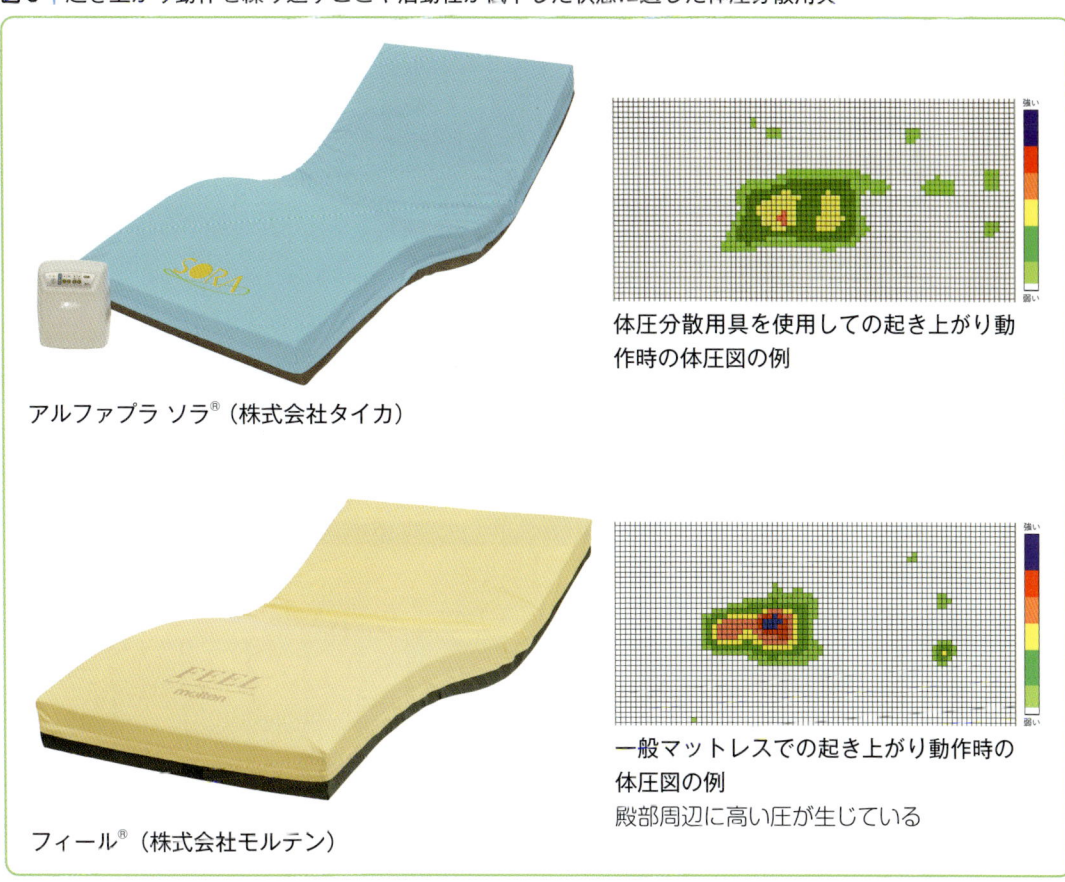

アルファプラ ソラ®（株式会社タイカ）

体圧分散用具を使用しての起き上がり動作時の体圧図の例

フィール®（株式会社モルテン）

一般マットレスでの起き上がり動作時の体圧図の例
殿部周辺に高い圧が生じている

ポジショニングの進め方

- 身体抑制中の患者は、体動が激しくピローの挿入が難しい場合が多い。ピローを挿入しても、患者の体動により効果的な体位保持ができない。そのため、ピローを使用するのではなく、必ず体圧分散用具を使用する。
- 摩擦やずれを防ぐためのシーツを使用する（図4）。
- 部分圧迫やずれを解除するために定期的に圧抜きを行う（図5）。
- 骨突出部（特に仙骨部・踵部・円背があれば脊柱）に予防的スキンケア（フィルム材の貼付や保湿ケア）を実施することも必要である。

図4｜摩擦・ずれの防止

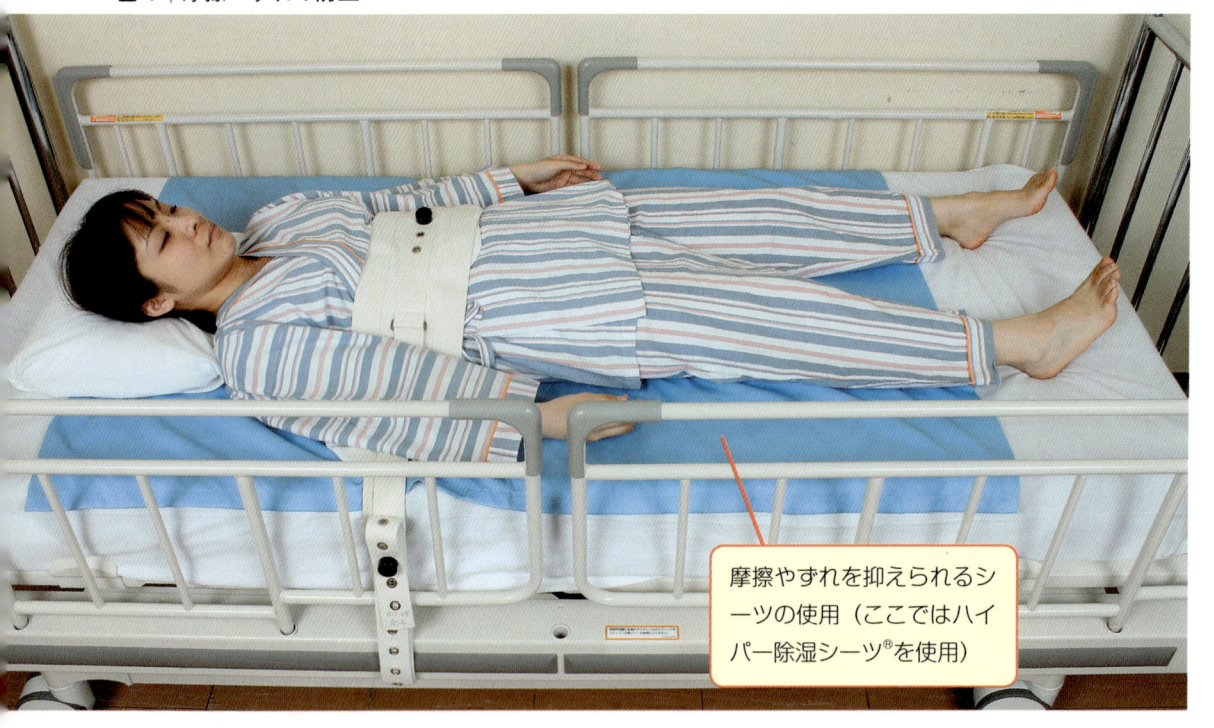

摩擦やずれを抑えられるシーツの使用（ここではハイパー除湿シーツ®を使用）

図5｜部分圧迫・ずれの解除：圧抜き

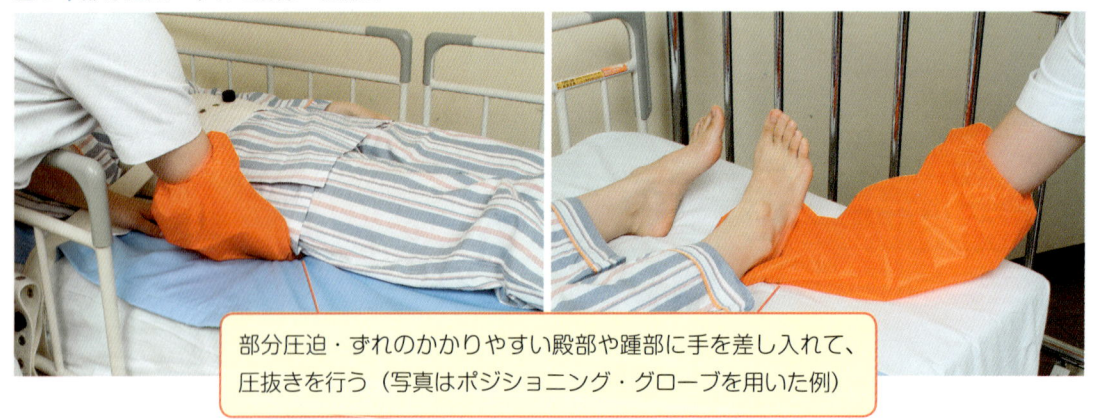

部分圧迫・ずれのかかりやすい殿部や踵部に手を差し入れて、圧抜きを行う（写真はポジショニング・グローブを用いた例）

抑制具による創傷形成の予防

- 四肢抑制中の患者は、起き上がり動作等の体動により抑制具を使用している部位に部分圧迫や摩擦・ずれが加わり、創傷形成しやすい状況である。(図6)
- 抑制具使用部位の皮膚の観察と予防的スキンケアを実施することが必要である。(図7)。

(江村真弓)

図6｜創傷が生じやすくなる状況

激しい体動により抑制具使用部位に部分圧迫や摩擦・ずれが加わる

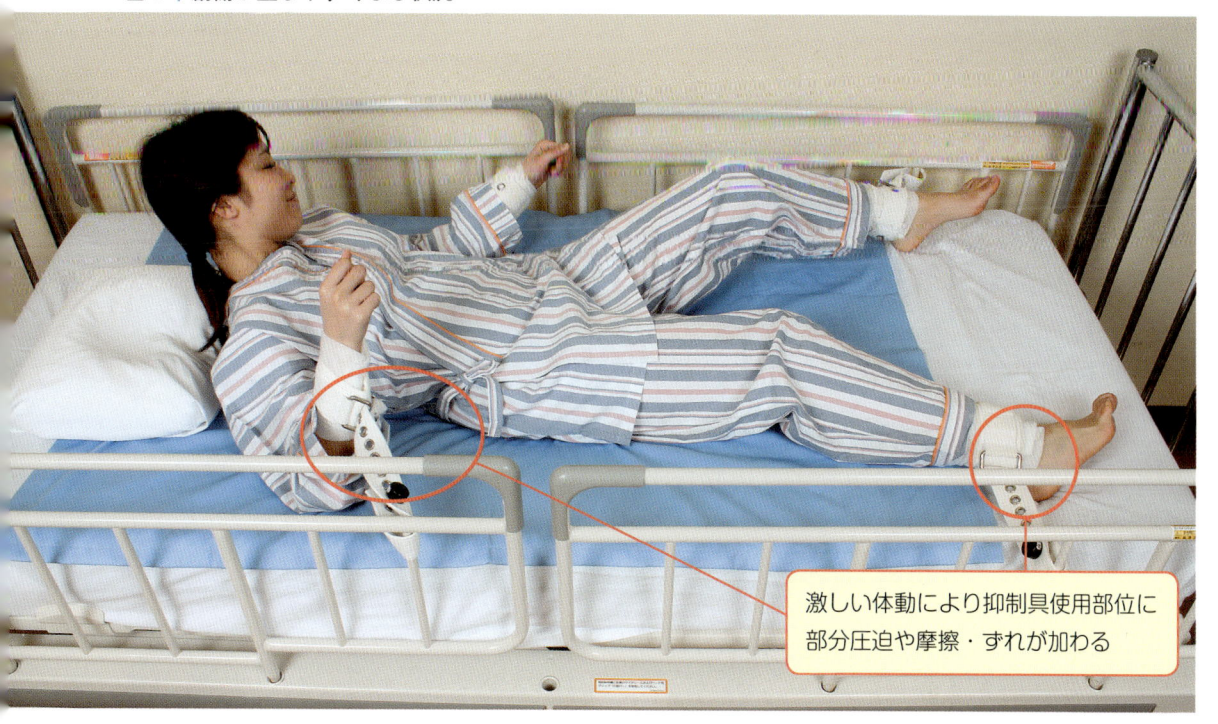

図7｜創傷形成の予防

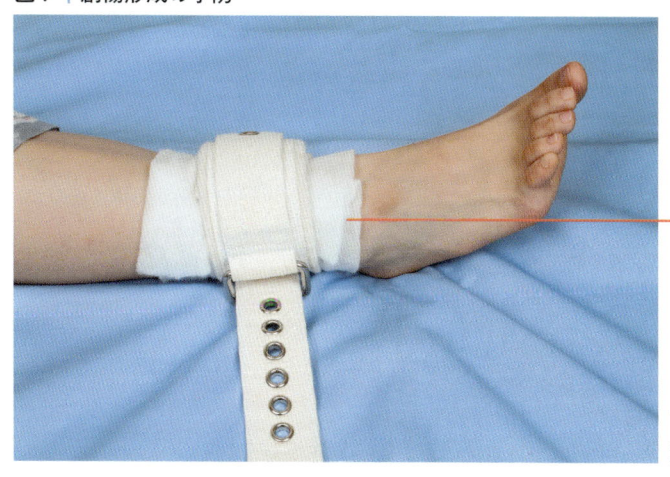

皮膚の観察と保湿ケア、圧迫・摩擦・ずれの解除（ここでは綿包帯を使用）

※綿は繊維が柔らかく摩擦が少ない。吸放湿性が高く皮膚の浸軟を防ぐことができる

文献
1. 田中マキ子, 柳井幸恵 編：症状・状況別ポジショニングガイド. 中山書店, 東京, 2012：71.
2. 祖父江正代, 近藤まゆみ 編：がん患者の褥瘡ケア. 日本看護協会出版会, 東京, 2009.

身体拘束を行っている患者の褥瘡予防

Part 3　特殊な状態の患者のポジショニング

在宅患者：進行性難病患者（ALSなど）

- 筋萎縮性側索硬化症（amyotrophic lateral sclerosis：ALS）患者は、在宅療養を希望されることが多い。そこで、在宅でのポジショニング技術の解説の例としてALS患者の日常生活場面を取り上げる。
- ALSは、初発症状が出現し始めてすぐに確定診断される場合と、長い時間を要して診断される場合とに大別される。診断後、徐々に症状が悪化しADL（日常生活動作）が低下し呼吸筋麻痺が生じる時期までと、人工呼吸器装着後（開始時）の時期と、病状の変化に応じて大きく2段階に分けられる。
- ALSの診断がついた後、闘病生活ではその日・そのときをいかに充実したものとして送れるかが強く望まれる。
- ADL低下期における基本となる日常生活項目を取り上げ、そのポジショニングについて述べる。

Ⅰ．ALS患者の食事時のポジショニング調整

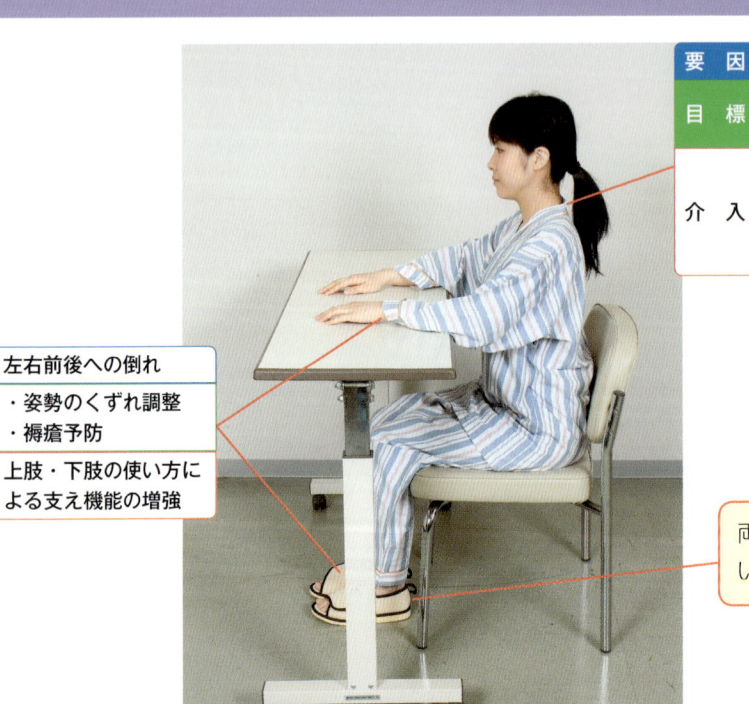

要因	首おれ
目標	・姿勢のくずれ防止 ・嚥下困難の改善
介入	・首おれ防止と脊柱の歪み調整 ・飲み込みやすさの維持

要因	左右前後への倒れ
目標	・姿勢のくずれ調整 ・褥瘡予防
介入	上肢・下肢の使い方による支え機能の増強

両足がしっかり床に着いていることが重要

● ポジショニングのポイント

- 可能な限り自力摂取できる体位と補助具を検討する。
- 誤嚥しない体位を検討する。
- 疲労が最小となる体位を検討する。

食事時のポジショニングの進め方

1 体位の工夫

1）首おれへの留意
- ALSでは、頸部周囲筋の筋力低下による首おれ（頭部保持困難）が生じる（図1）。首おれは、脊柱の歪みにも影響し、姿勢のくずれ（前方倒れ）や尾骨部突出ともつながる。
- 首おれになると、嚥下（飲み込み）が難しくなり食事摂取を困難にする。そのため、補助具等で頸部の角度や支持することが大切になる。角度は、患者の飲み込みとの関係で異なるため、患者が飲み込める角度（意向）に応じることが重要である。

図1 | ALS患者の首おれの現象

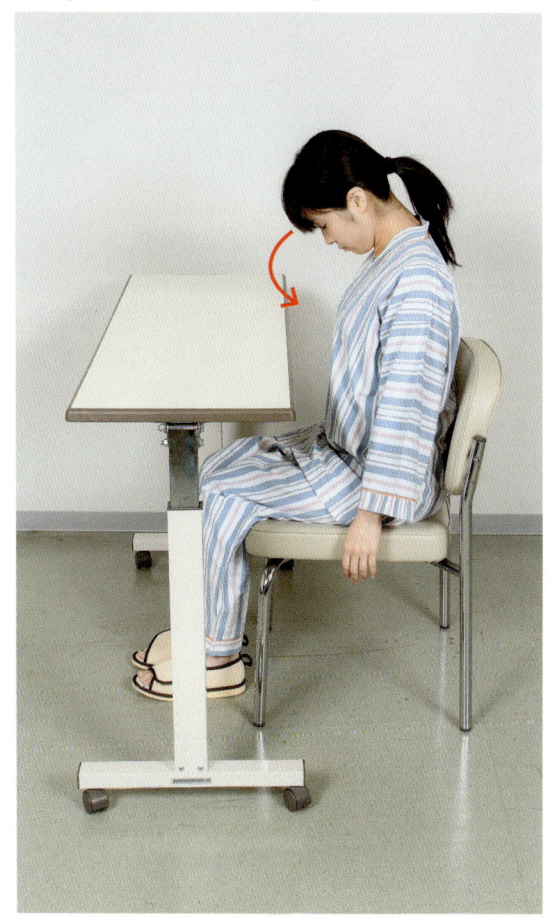

前屈：食道が圧迫され、うまく飲み込めない

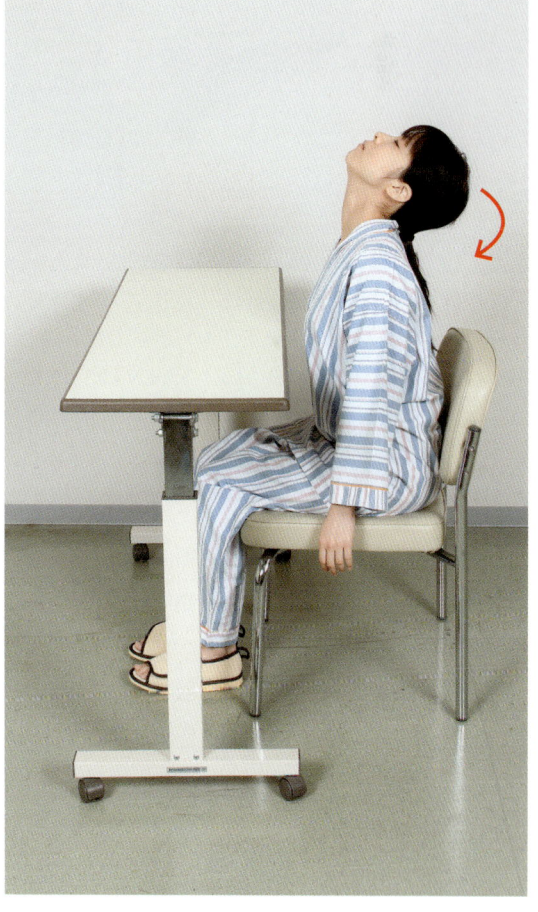

後屈：気道が狭められ呼吸に影響を及ぼす。食道が狭められ、飲み込むことができない

在宅患者：進行性難病患者（ALSなど） 141

2）上肢の動きの支援

- ALSは、四肢遠位から筋力低下が進行するなど、食事動作に重要な影響を与える。自分のペースで食事ができるためには、スプーン等をつかめるような工夫や自助具を使用する他、肘の前屈を可能とする体位を支援することが必要になる。
- 肘の前屈を行えるように、肘を上げる。肘の動きを助ける補助具を使用する。

2 補助具の活用

1）ネックカラー

- 首おれ対策には、ネックカラーがよく使用される。患者個々の角度に応じ、その幅や厚みを工夫する他、寒さ暑さに対応できるようカバー素材にもさまざまな工夫が必要になる（図2）。
- 良いネックカラーには条件があり、そうでないものは欠点が多い（表1）。
- ネックカラーを装着するとともに、姿勢保持のために両上肢を組む（図3）。

図2 「手作りネックカラー」で患者個々に対応する

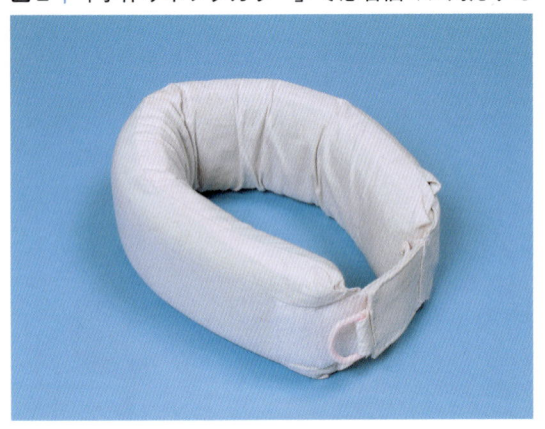

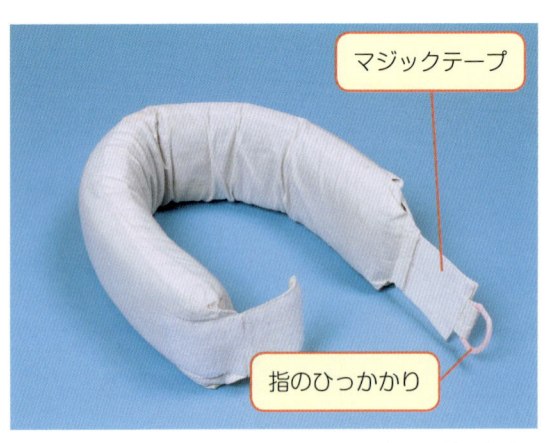

適度な硬さになるように食器洗いスポンジなどを組み合わせてネックウオーマーやアームカバーなどに包む。伸縮性のない綿生地で全体を包み、着脱できるようマジックテープを付ける。また、患者自身でも操作可能なよう、指がひっかかるようにひっかかりを付ける

表1 ネックカラーの悪い条件と理由

ネックカラーが厚い	下顎骨にかかると開口を妨げる
ネックカラーが薄い	頸に食い込み、頸が支えられない
素材が硬い	頸に食い込み、傷（褥瘡など）となる
素材が柔らかい	へたり、頸が支えられない
締め具合を調整できない	患者の個々、時々のニーズに沿えない
伸縮する素材	固定保持に役立たない
重量が重い場合	肩へ重さがかかり、呼吸運動の弊害になる
通気しない素材	頸周囲が蒸れ湿潤する

図3 ネックカラーを装着し上肢を組む姿勢

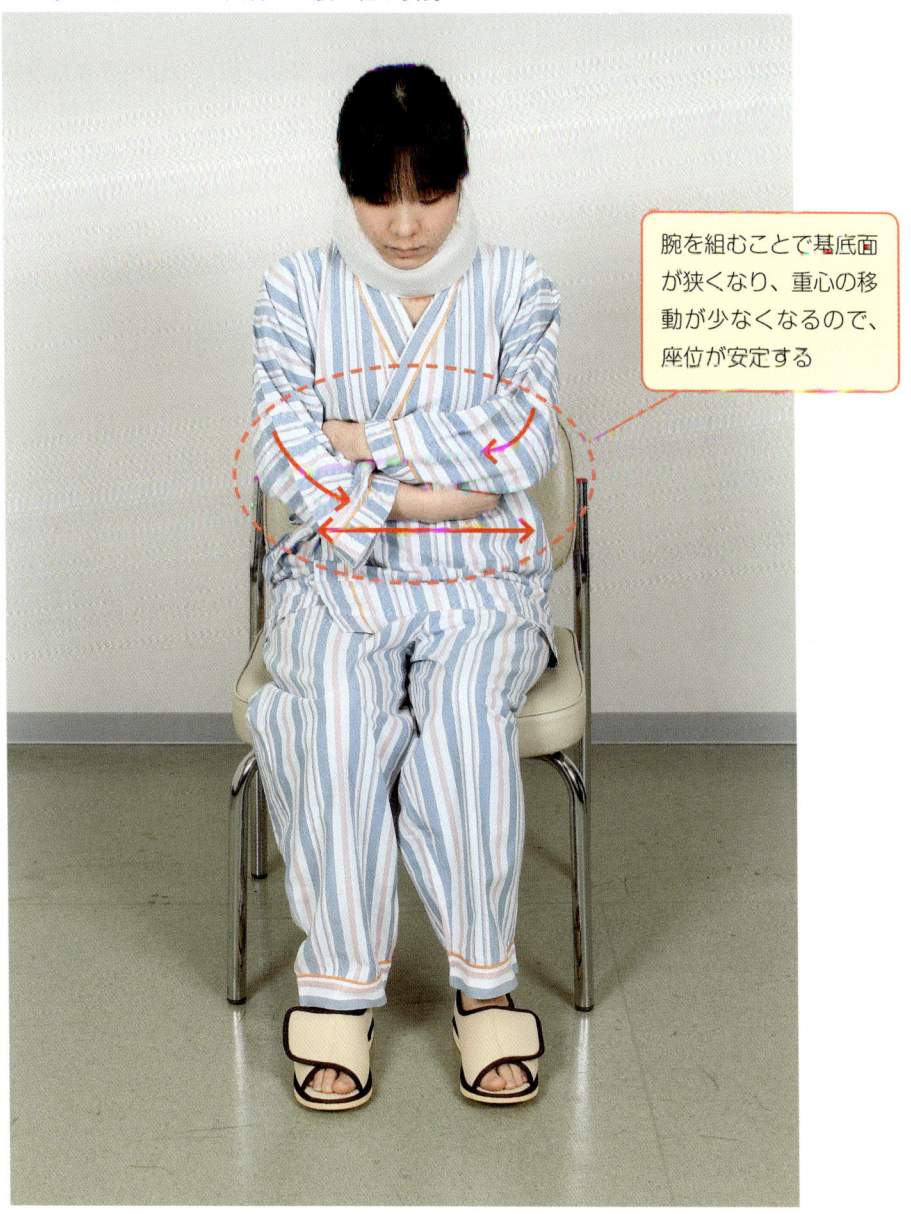

腕を組むことで基底面が狭くなり、重心の移動が少なくなるので、座位が安定する

在宅患者：進行性難病患者（ALSなど）

2）スプリングバランサー

- 上肢に力が入らず脱力感が強いため、食事途中で疲労し、食事摂取量が低下する。そこで、スプリングバランサー等を導入すると、一人で自分のペースで食事摂取が可能となり、患者のQOLが向上する（図4）。
- こうした補助具を十分に活用するためには、装具が接触する部位（腕）の観察を怠らないことが大切となる。

図4｜スプリングバランサーの導入

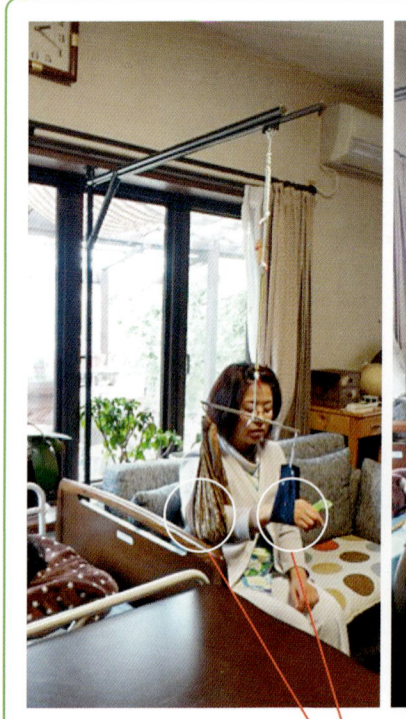

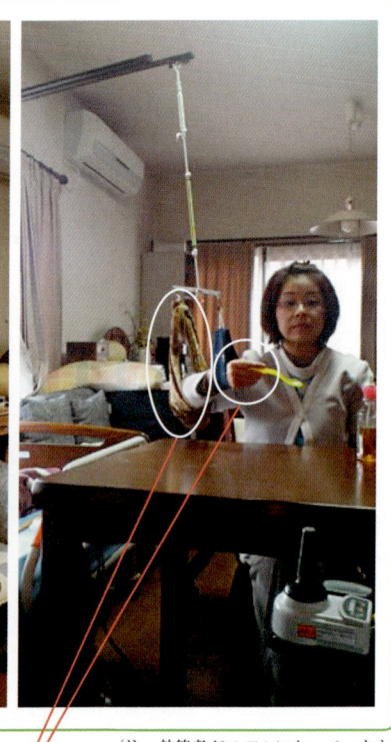

手作りの道具を用いて食事動作を補助する。上肢の疲労を改善し、自力摂取を可能にする

（注：執筆者がモデルになっています）

遠位から筋力低下が生じるため、肢と手首が支えられるようにする

II. ALS患者の排泄時のポジショニング調整

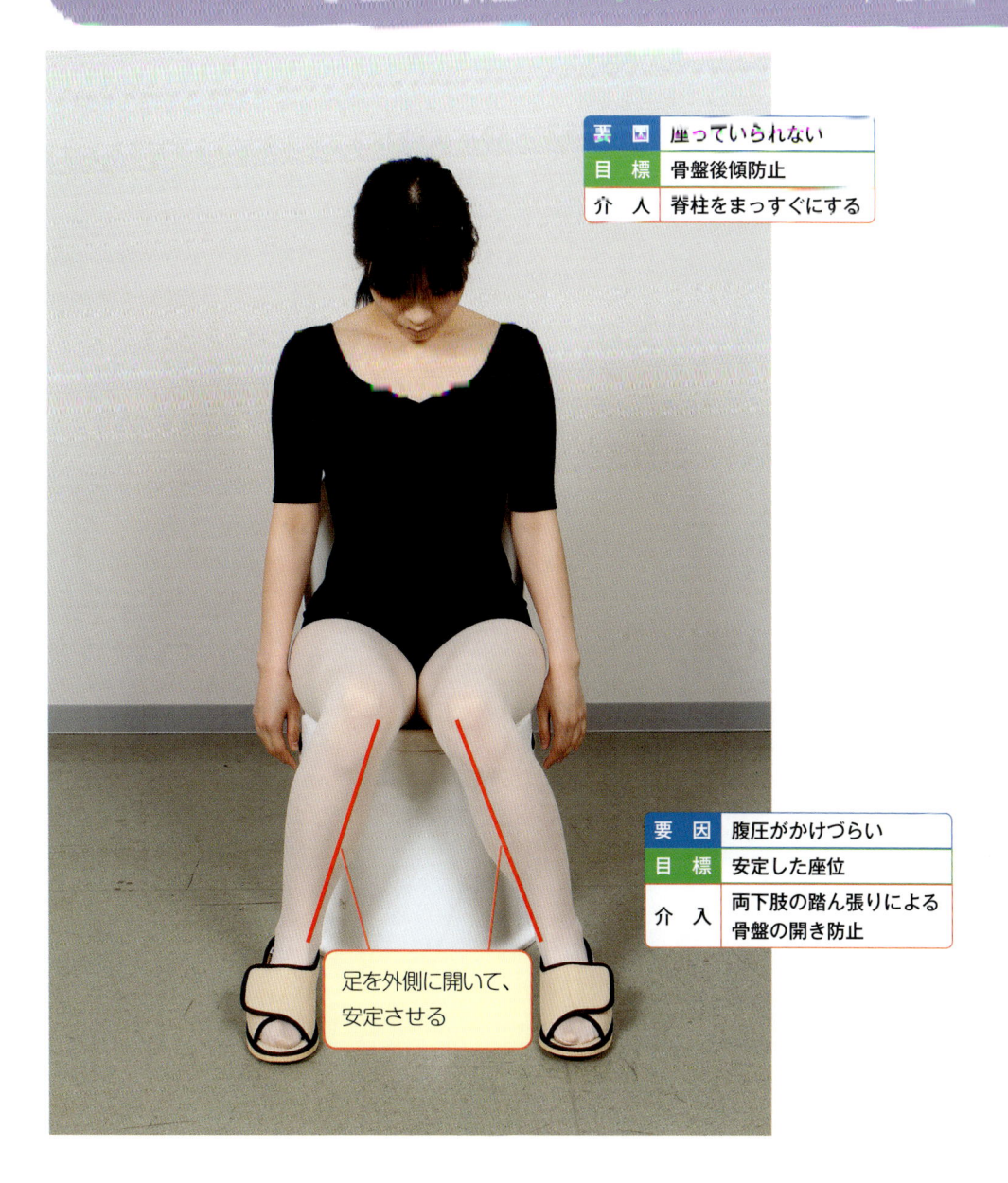

要因	座っていられない
目標	骨盤後傾防止
介入	脊柱をまっすぐにする

要因	腹圧がかけづらい
目標	安定した座位
介入	両下肢の踏ん張りによる骨盤の開き防止

足を外側に開いて、安定させる

● ポジショニングのポイント

- 排泄時、洋式トイレに座る際の姿勢の安定を図るため、脊柱をまっすぐにする。
- 姿勢を安定させるために、両足を外側に広げ踏ん張るような形にする。
- 両上肢は体幹につけて座位の安定を図る。

在宅患者：進行性難病患者（ALSなど）

排泄時のポジショニングの進め方

1 最適な脊柱姿勢の維持

- 排泄するためには、便器にある程度の時間座って（座位姿勢の維持）、いきむ（腹圧をかける）などの行為が行えなくてはならない。こうした行為が安全に行われるためには、座位バランスが安定する必要がある。
- そこで重要になるのは、脊柱がしっかり立つことである。「脊柱は軸性骨格の重要な構成部位であって、連結している胸郭と骨盤とともにからだの主要な支持構造を形成している」[1]ため、頸椎や腰椎の生理的前弯を適切に保ちながら、脊柱を安定させることが必要となる。
- 姿勢を安定させるためには、下肢を外側に広げる（図5）。
- また、生理的弯曲が保たれるように座らせる（図6）。

図5 ｜ ALS患者の排泄時の体勢

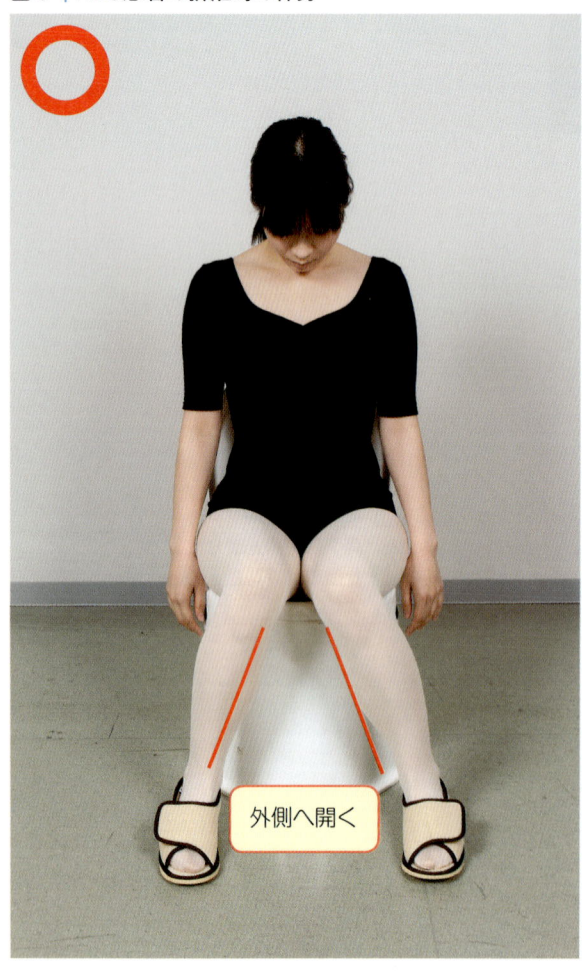

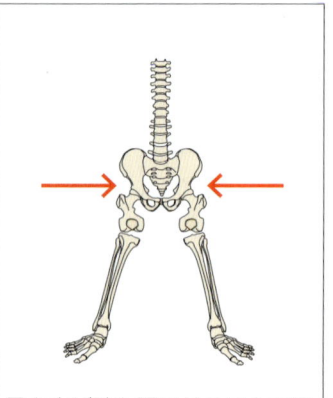

外側へ開く

姿勢が安定する

足を広げ踏ん張らせることで骨盤が開くことを防止する

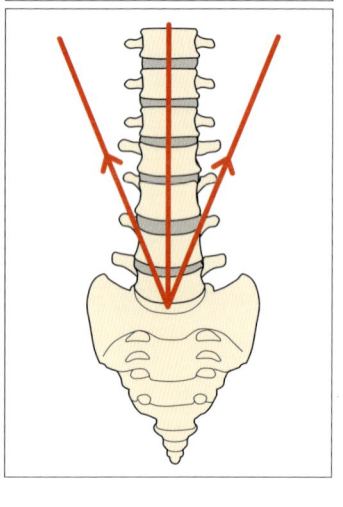

骨盤が固定されたなかに脊柱がまっすぐ立つことで、上半身が前後左右に安定して動く

✕

肩肋が曲がる

・足を肩幅より狭くおくと、左右に揺れ、体位の安定が図られない
・腹圧が十分にかけられない

NG：開脚幅が狭い

骨盤が後傾すると前方へ滑る。下肢のつっぱりがないために、座り姿勢が安定しない

内側に閉じる

上半身がぐらついた動きになる

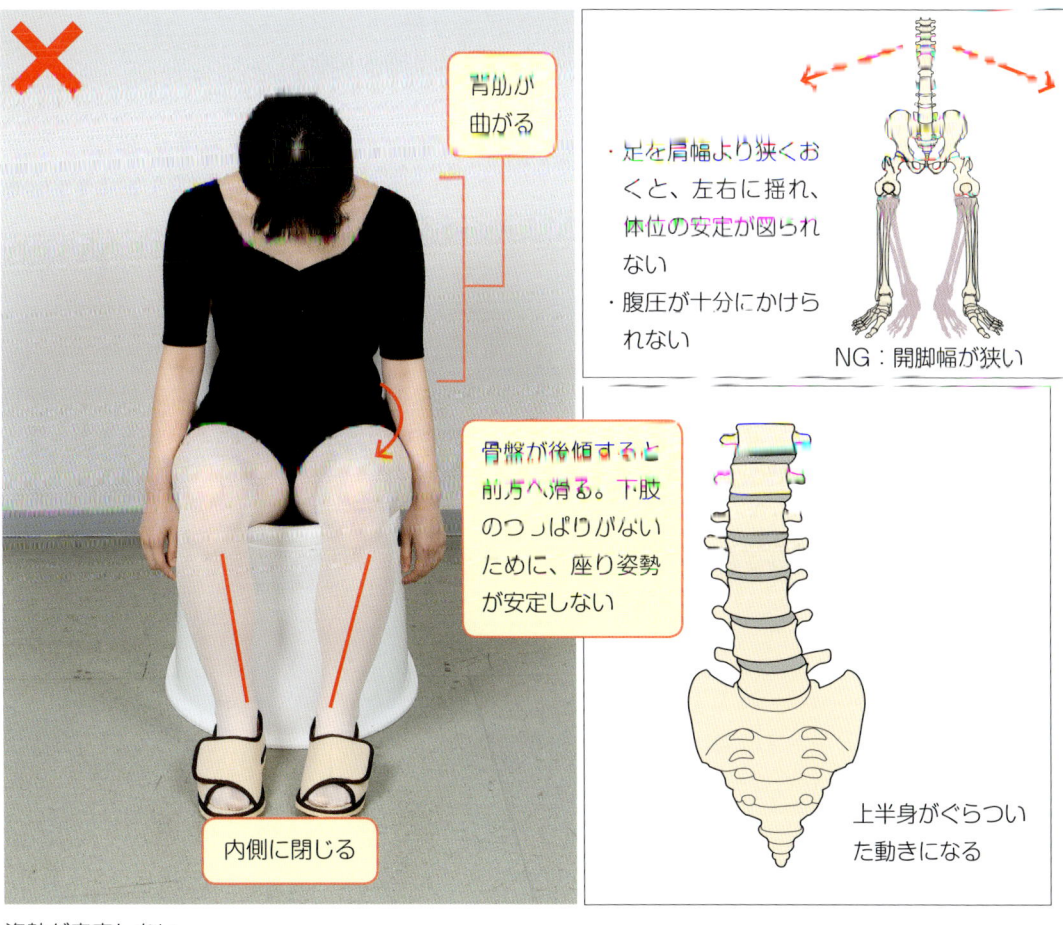

姿勢が安定しない

図6｜生理的弯曲を保つ

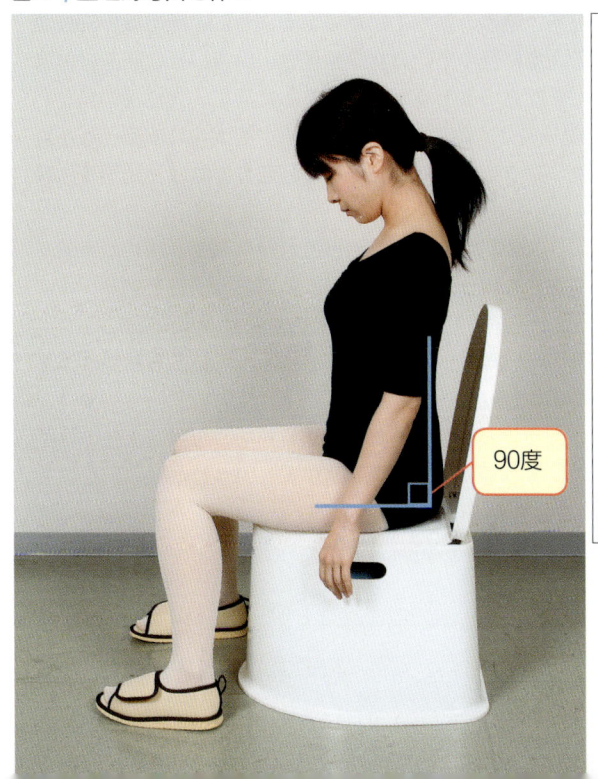

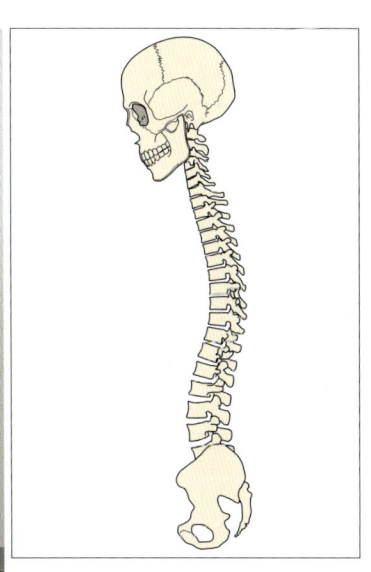

90度

Part 3 特殊な状態の患者のポジショニング

在宅患者：進行性難病患者（ALSなど） 147

2 バランス調整に必要な足の姿位

- 排泄のための座位姿勢に必要な脊柱のポジショニングは、骨盤のポジショニングを伴う。
- 「骨盤の運動は常に脊柱の運動を伴って行われる。骨盤の前傾は腰椎の伸展と関連し、骨盤の後傾は腰椎の屈曲の結果による。関連する股関節のポジショニングもまた、骨盤の傾斜を伴う」[1] ことから、脊柱と骨盤の姿位関係を検討しなくてはならない。
- 「脊柱が最適姿勢からどのような方向にも動けば動くほど、どの方向においても運動性は低下し、安定性は妨げられる」[1] と言われる。
- そのため、座位時足を広げ踏ん張るようにすることで、脊柱の自由な動きを抑制し、脊柱と骨盤のポジショニングが連動するよう促すことが重要になる。

3 バランス調整に必要な手の姿位

- 脊柱と骨盤の姿位関係が良好であっても、筋力低下をきたす上肢がまとまらない状態にあると、上半身の傾き（脊柱のねじれ・歪み）をまねく可能性がある。
- そこで両上肢は、脊柱のねじれ・歪みを引き起こさないよう、アームレストに乗せ、座位姿勢の安定を図る。アームレスト等が準備できない場合には、両上肢を体幹で組むなどすることが重要になる。

COLUMN

ALS患者のポジショニングは個別性が重要！

　高齢者の看護・介護も個別性が重視されるようになってきましたが、神経筋難病（以下、ALS）患者や介護量が多い人は、なおいっそう個別性を持ってケアすることが望まれる時代となりました。

　ALS患者は、2～3年という早いペースで病気が進行していき、どんどんADLが低下します。こうしためまぐるしく変化する状況のなかで、快適に座る・寝る・動くことができるように、専門家の支援が必要になってきます。健康人にあっては、何も考えずに行っている立つ動作も、いろいろな筋肉の伸展と収縮が連動して行われています。ALS患者は、まず立つことをサポートするために、立位補助具が必要となり、現実によく使われています。「できる限り自分で動きたい」という思いを大切にすることが重要だからです。そのためは、ALS患者のポジショニングを的確に行うことで、自分で動ける期間を延長することができます。

　ALS患者のポジショニングを的確に行うためには、個別性を見きわめることが重要で、観察と実践が求められます。動くところを見きわめ、適切な補助具を紹介し、使ってみて動き方の助言をする、といったことを繰り返します。個々のALS患者に合った効率的な動きをみつけていくことが重要です。

　夜間の寝返りも、滑りやすいシーツ（摩擦係数の低い素材）を使用することで、少しでも動かせる部位を使って可動性を高め、自分の力で動ける方法を「あみ出す」のです。

　この他、「安定」と「安楽」も重要です。特に、座位は長時間にわたるため、重心の位置（上肢の位置や首の位置との関係）次第では安定性を欠く状態になってしまいます。動かすということと、安定性を確保する（固定する）という矛盾する課題にも対応しなくてはなりません。

　ALS患者一人一人へのかかわりから、新たな発見と学びがある毎日です。

（原田典子）

Ⅲ. ALS患者の休息時のポジショニング調整

●ポジショニングのポイント

- 臥位において呼吸しやすい体位を検討する。
- 座位において呼吸しやすい体位を検討する。
- 褥瘡等、弊害が生じない体位変換方法を検討する。

休息時のポジショニングの進め方

1 座位におけるポジション管理（図7）

- ALS患者では、呼吸のしやすさを一番に考慮して胸郭の動きを制限しないように座位姿勢を検討しなくてはならない。また、筋力低下から筋力による姿勢維持が難しいため、脊柱姿勢を整えるなど骨格系のはたらきかけを重視する。
- 90度座位姿勢は、脊柱の曲がりを予防し、背中への圧迫も生じず、坐骨等への部分圧迫にも対応できるため、格好のポジションと言える。
- 必要に応じてアームレストを使用し、体幹姿勢を支える。また、テーブルやクッションを使用し、上肢の下垂を防ぎ座位姿勢を補助する方法もよい。背中を支えたくなるが、胸郭が前後に開くことを妨げるため、可能な限り脊柱を正すことで90度座位姿勢を維持することが好ましい。

図7｜ALS患者の座位のポジショニング

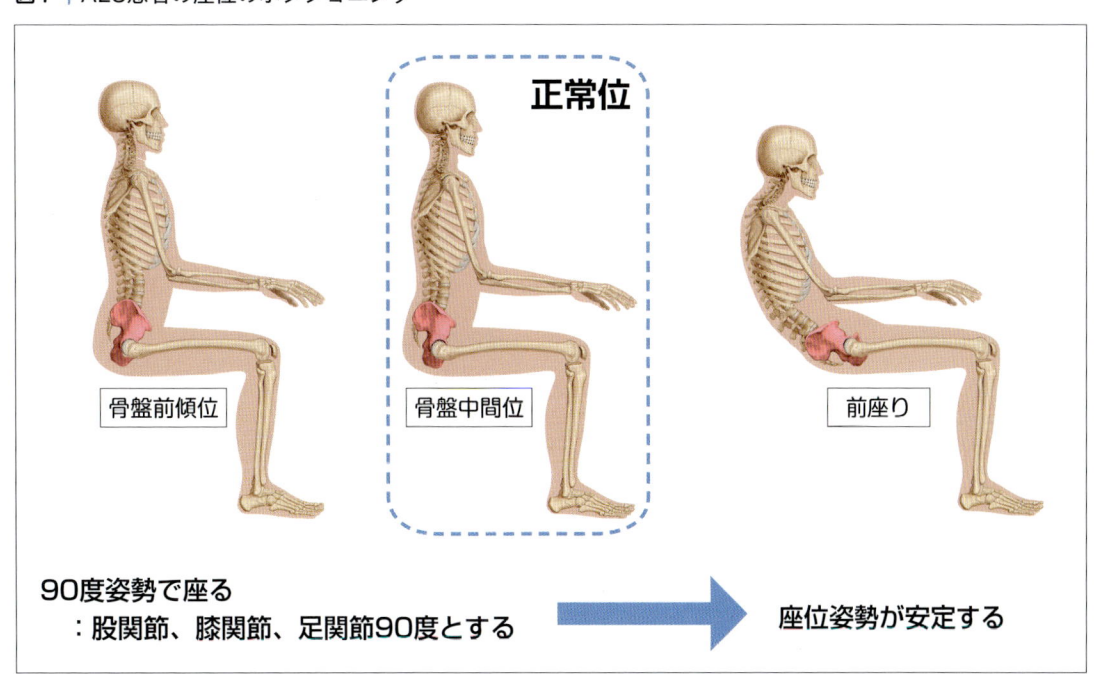

骨盤前傾位　　骨盤中間位（正常位）　　前座り

90度姿勢で座る
：股関節、膝関節、足関節90度とする　→　座位姿勢が安定する

在宅患者：進行性難病患者（ALSなど）　149

ALS患者の座位「やってはいけない」

- ALSは筋力低下が生じているためバックサポートに依存せざるを得なくなる。

[バックサポート角が狭すぎる場合]
- 背中が、椅子の背に押される。押される背部に沿って骨盤が後傾する。

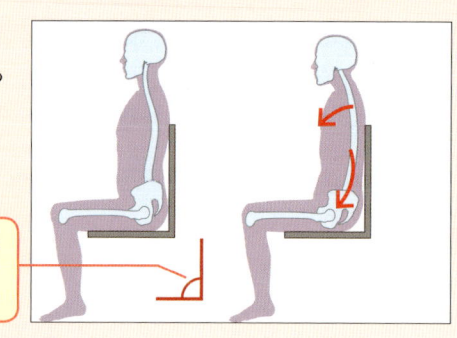

バックサポート角が狭い

[バックサポート角が広すぎる場合]
- 後方へ少し倒れる椅子の背に背部を沿わせようとすることで、骨盤が後傾する。

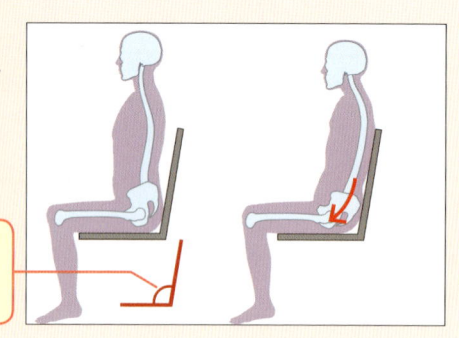

バックサポート角が広い

[バックサポート角は合っていても座面奥行が長すぎる場合]
- 膝後面が椅子座面の端に当たり深く座れない（90度座位とならない）ため、骨盤が後傾する。

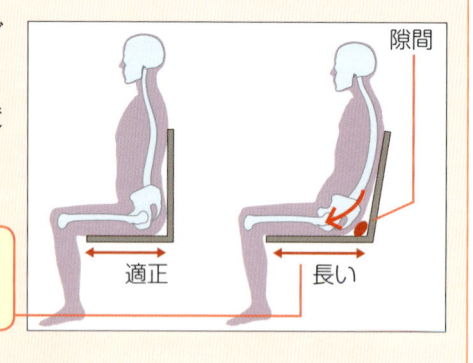

坐骨部で支えて座るようになる

適正　　長い　　隙間

光野有次,吉川和徳：シーティング入門-座位姿勢評価から車いす適合調整まで-.中央法規出版,東京,2007：76.を元に作成

2 臥位におけるポジション管理

- 臥位におけるポジションで重要になるのは、自力で寝返りがうてないため、患者・家族の負担を少なくし、安全・安楽に体位変換を行うことができるかどうかである。
- 体圧分散用具は、患者の身体が埋まりこまないで、生理的弯曲がある程度維持され、さらに部分圧が低くなる素材と形状のものを選択する。
- ALS患者は呼吸運動が低下し胸椎を軸にして上下運動をするため、肋骨を可能な限りサポートすることが重要になる。そのため、完全臥位よりも軽度頭部挙上が好まれる。
- 体位として、完全仰臥位では胸郭が重力の影響で押され、呼吸床を広げることが難しい。そこで、背上げモードを使用して軽度頭部挙上を行う。
- 横隔膜呼吸を支援するためにも、頭部を軽度挙上するほうが横隔膜の動きをサポートできる。→「呼吸困難」の項を参照（p.81）
- 患者の呼吸状態や筋力低下、あるいは痛み等を勘案し、背上げの有無や角度を検討する必要がある。
- 呼吸床を確保するためには、柔らかすぎる体圧分散用具等を使用しないことが勧められる。柔らかい体圧分散用具は、腰部が沈み込み、臥床状態にあって生理的弯曲の維持を妨げるためである。
- 滑るシートを使用すると、筋力低下のために身体に力を入れられなくなっていても、安全に体位移動することができる（図8、9）。
- 力が入らずに重くなっている身体を少しでも自由に動かすためには、摩擦係数が低く、滑る素材（ジャージ）の衣類を着用することも大切である。

図8 | 滑るシートを使用した安全な体位移動方法

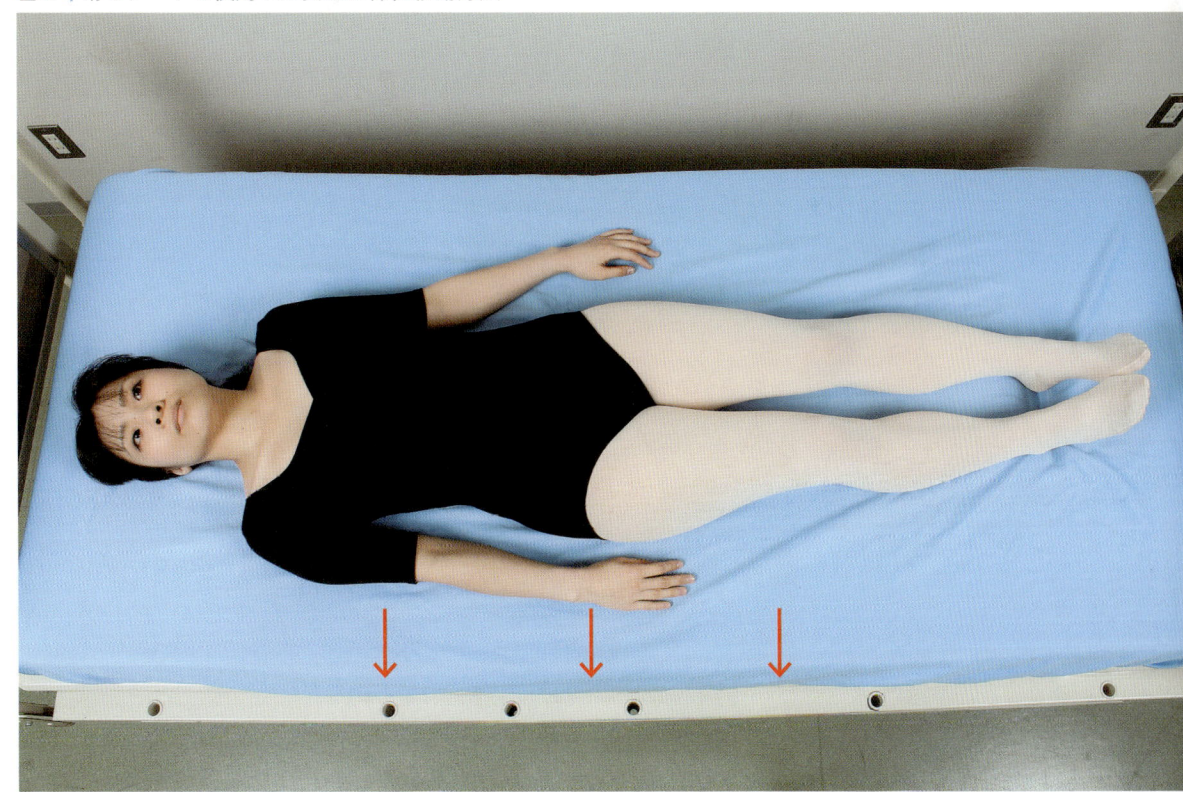

滑るシートを使用すると、横への体位移動の際、身体に過度な力をかけなくてもがスムーズに動くことができる

在宅患者：進行性難病患者（ALSなど）

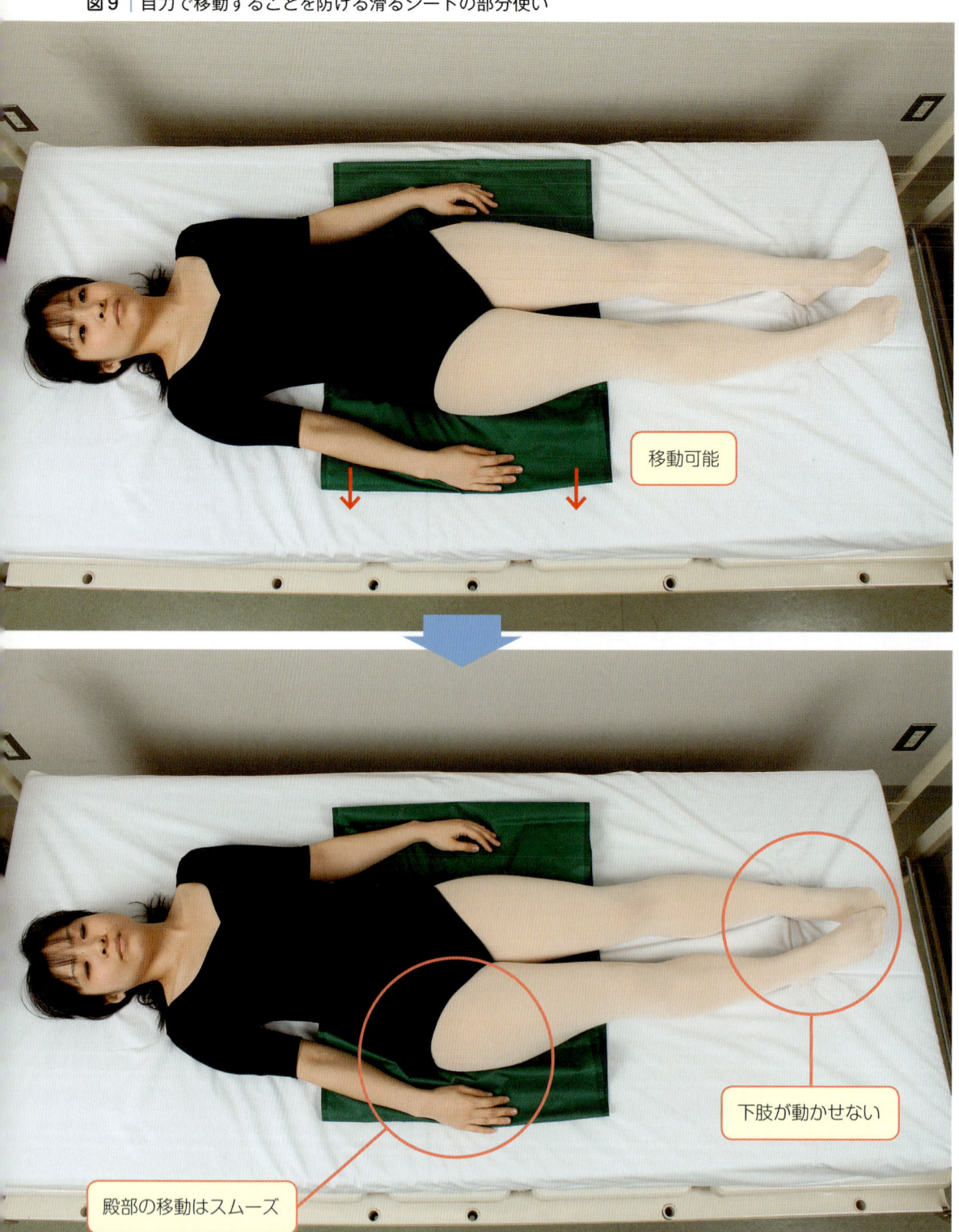

図9 | 自力で移動することを防げる滑るシートの部分使い

移動可能

下肢が動かせない

殿部の移動はスムーズ

滑るシートを部分的に用いると、殿部はスムーズに動かせるが、下肢が動かせないなど、身体全体を移動させることができない

Ⅳ．ALS患者の入浴時のポジショニング調整

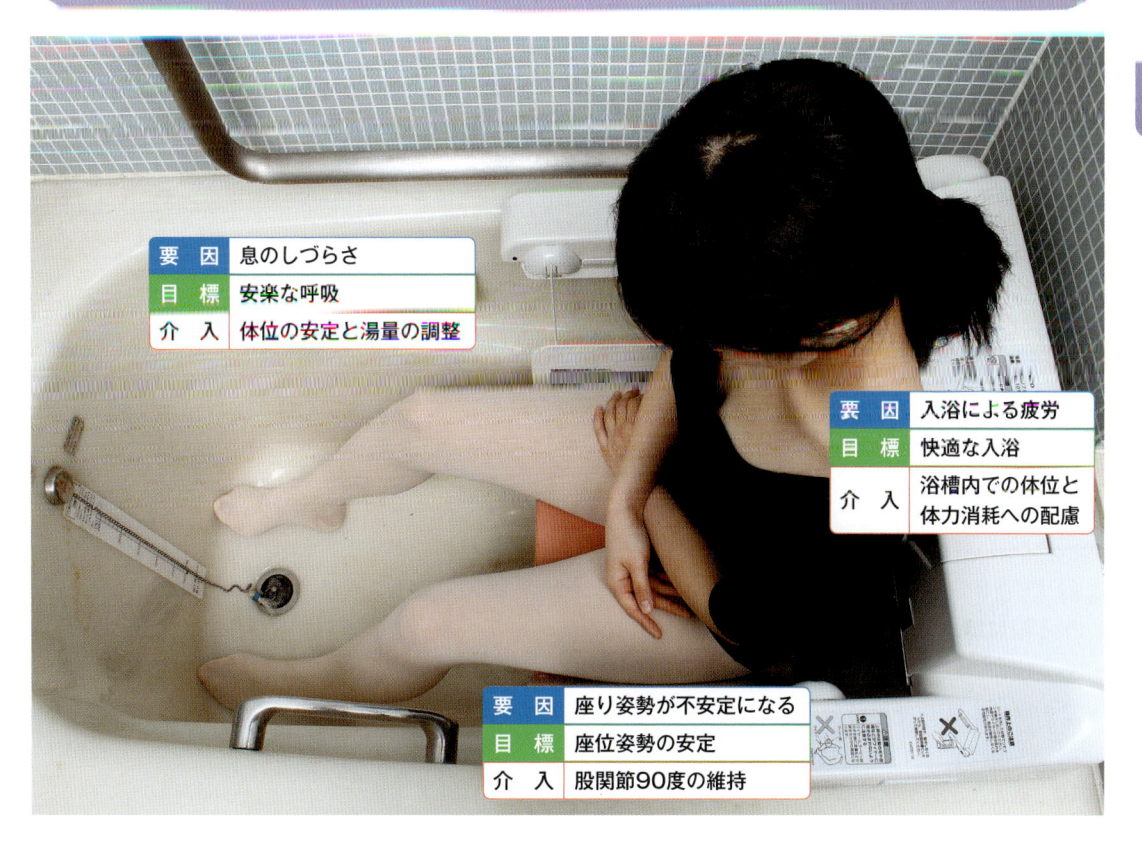

要因	息のしづらさ
目標	安楽な呼吸
介入	体位の安定と湯量の調整

要因	入浴による疲労
目標	快適な入浴
介入	浴槽内での体位と体力消耗への配慮

要因	座り姿勢が不安定になる
目標	座位姿勢の安定
介入	股関節90度の維持

● ポジショニングのポイント

- 座位から長座位の体位の安定を検討する。
- 呼吸しやすい体位を検討する。
- 疲労が最小となる体位を検討する。

入浴時のポジショニング・ポイント

- ALS患者の入浴は、これまでの食事・排泄・休養におけるポイントを含んだ統合された内容となる。

1 首おれへの留意
- 前述した内容と同様である。

2 最適な脊柱姿勢の維持
- 排泄時に示した脊柱がしっかり立つ姿位を保つことが重要になる。入浴時にはリフト等を使用し湯船につかれるように支援する。この際、使用するリフトの角度が重要になる。股関節90度、膝関節90度となるような座位角度を維持することと、リフトの座面部素材は固いものが有効である。

- 入浴ができる時期は、自力での活動が行える時期であるので、硬い座面のリフトに座るほうが、座位姿勢がくずれず、かつ患者個々が

在宅患者：進行性難病患者（ALSなど） 153

座位を自分の好みで微調整できる（両上肢等を振りながら、殿部位置を微妙に変えることができる）ためである。

3 バランス調整としての手（上肢）の姿位
- 入浴時は、湯船につかると浮力により姿位が不安定になりやすい。そのため、座り姿勢が安定するように、また脊柱と骨盤の姿位関係を良好に維持することを支えるように、両上肢は体幹につける。
- これにより基底面の範囲を狭くすることができ、重心移動への影響を少なくでき、座位姿勢の安定を図ることができる。

4 入浴補助具の使用
- 入浴時には、バスタブに据え置きするタイプのリフトを使用するのが主流である。リフトに座る際には、首おれ、脊柱姿勢の維持、上肢の姿位に留意することが前提である（図10）。
- このような姿位を維持しながら、患者を湯船につけ、入浴を楽しんでもらうことが重要である。浮力との関係から、湯量は乳頭ラインを基準とする。肩までつけてしまうと患者の姿位が不安定になり、呼吸への影響や介護者が支えづらくなり事故につながりやすい。
- 湯船につかった際には、下肢は投げ出すような長座位とする（図11）。下肢を曲げたままでいると、股関節角度が大きくなり、脊柱の曲がりを生じ、前座りとなり姿勢が不安定になる。
- 脊柱はまっすぐで股関節90度に維持しつつ、腰から下肢がそのまま投げ出されるような状態が姿位を安定させる。
- バスタブの高さが低く、長さが長い場合は、寝そべる姿位とする。寝そべっている間は、首おれが生じず、脊柱がまっすぐで長座位を維持できるように、開脚して両足底でしっかりバスタブを踏んでもらう姿位をとると安定する。

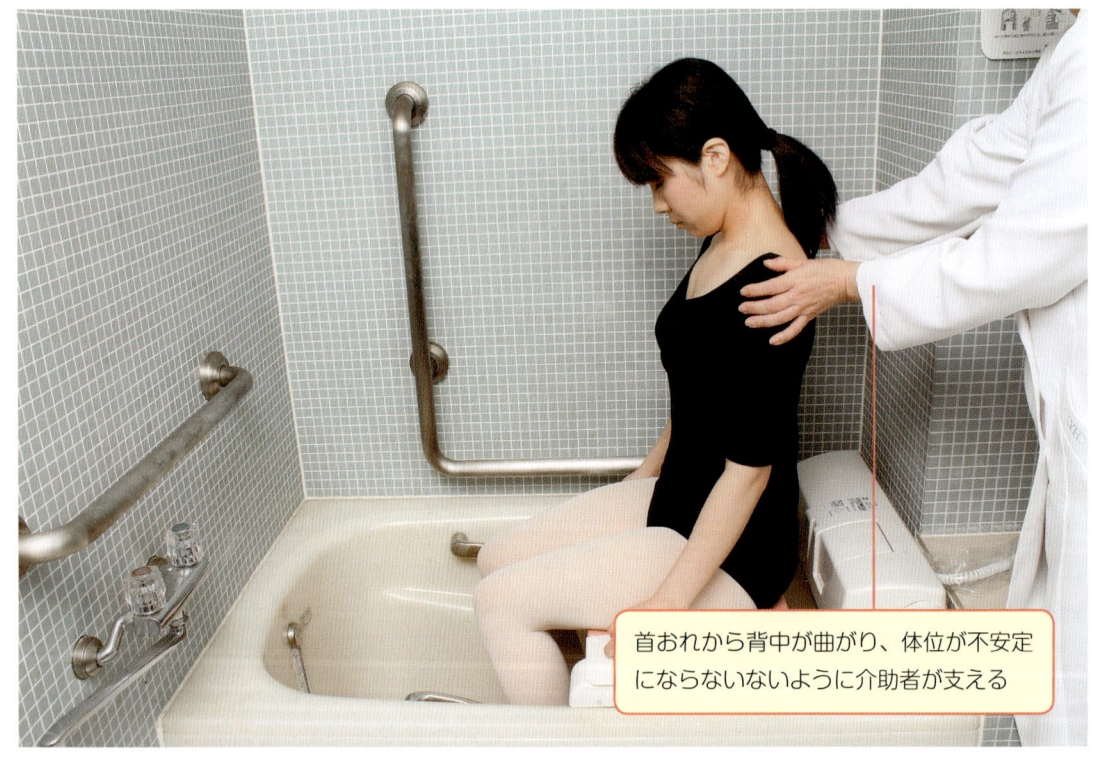

図10｜据え置きタイプのリフトでの入浴体位

首おれから背中が曲がり、体位が不安定にならないないように介助者が支える

図11 | 湯船につかったら長座位になる

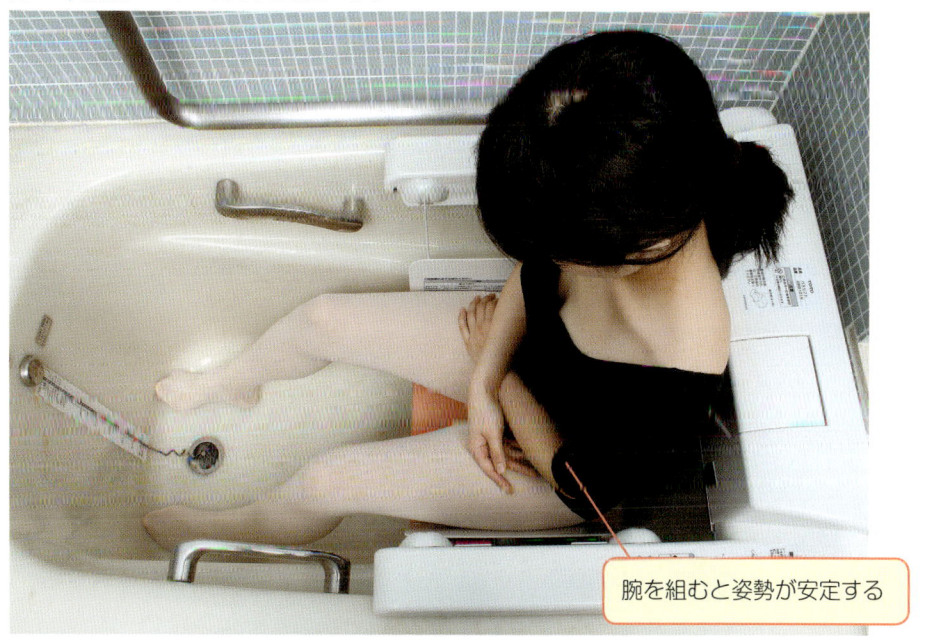

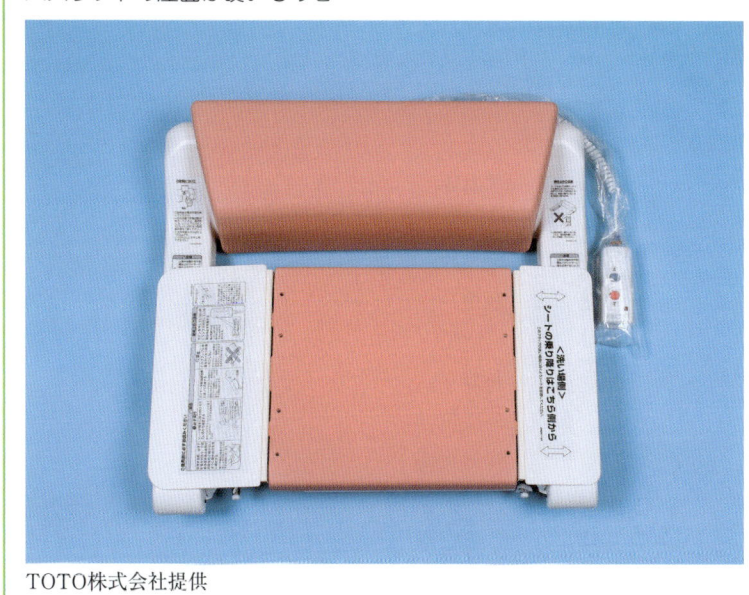

腕を組むと姿勢が安定する

バスリフトの座面は硬いものを

TOTO株式会社提供

（原田典子、田中マキ子、藤田明美、原田さをり、
宇田川正子、田中美代子、小林美代子）

文献
1．アーバーグ 著，加藤清忠 監訳：カラー図解 筋肉メカニクスとトレーニング技術．西村書店，新潟，2011：43．
2．光野有次，吉川和徳：シーティング入門-座位姿勢評価から車いす適合調整まで-．中央法規出版，東京．2007：76．

在宅患者：進行性難病患者（ALSなど） 155

索引

青字は製品

あ

アームレスト	59, 148, 149
足抜き	41, 49
圧解除	20
圧切替型マットレス	49
圧再分配	15
圧抜き	6, 29, 38, 44, 46
圧迫・ずれ	67, 90, 102
圧迫創	105
圧迫・摩擦・ずれの解除	139
圧迫療法	104
圧分散	12, 38, 39, 44, 58
アライメント評価	25
アルファプラ ソラ	137
アルファプラ すくっと	22
安静度	74
安全性	2, 5
安定	148
安定した体位	10
安定性	5, 9
安楽	12, 148
安楽感	85
安楽性	5
安楽な姿勢の保持	67
安楽の確保	12

い

椅子上座位	24
一側嚥下	45
医療関連機器圧迫創傷	135
胃瘻	38
違和感	12
咽頭期	38
陰部洗浄	78

う

美しい姿勢	5

ウレタンフォーム	13

え

ALI（急性肺傷害）	90
ALS（筋萎縮性側索硬化症）	140
栄養剤の逆流	38
栄養障害	128
嚥下	44
嚥下障害	44
嚥下低残渣	44
円背	10, 31

お

オアシス・オープンヘッドリング	118
オアシスパッド側臥位ポジショナー	115
横隔膜	81
オーバーテーブル	84
オスカー	14, 15, 22
オプサイトフレキシフィックスジェントルロール	105
オムツ	74, 76

か

臥位	12, 85
回外位	126
外旋	24
外旋位	76
角度調整	52
下肢挙上	38, 46, 49
——器	106
——器具	122
——ポイント	39
——用ピロー	40, 41
下肢固定	110, 119, 124
下肢コンパートメント症候群	122, 125, 126
下肢神経麻痺	122
下肢伸展	67
下縦隔	115

下肢用ジェルマット	108		
肩・頭固定	112		
下腿血流障害	110		
空嚥下	47		
仮の体位決め	123		
間欠的空気圧迫法	104,125		

き

機械的刺激	133
──の回避	127
起座位	82
基底面	6
機能的残気量	89
機能的肢位	16
90度座位姿勢	149
90度姿勢	32
90度側臥位	90,92
90度ルール	19
急性肺傷害（ALI）	90
教育効果	2
仰臥位	80
胸腔鏡下食道切除術	115
胸腔内臓器	81
筋萎縮性側索硬化症（ALS）	140
緊急開胸	115
筋緊張	4,10,63
筋肉と関節の関係	6
筋力低下	148

く

くずれた姿勢	5
苦痛	12
クッション	149
──ビーズ	129
首おれ	70,140,142,153
車椅子	58
車椅子サイズ	58
車椅子座面の圧迫	58
クレイド	15

け

軽度右側臥位	42
軽度屈曲位	34
軽度内旋位	110
経鼻経管栄養	38
頸部回旋	47
頸部軽度屈曲位	44,46
頸部後屈	44,53
血液循環	71
血栓摘除術	104
血栓溶解療法	104
下痢	43
牽引	95
──角度	98
──用ブーツ	101
肩支持器	112
肩峰部	86

こ

更衣	63
高機能マットレス	13,81,88
抗凝固療法	104
口腔期	38
拘縮	78
──増強	9
──予防	9
合理性	2
誤嚥	38,44
──のリスク	53
股関節90度	154
呼吸困難	80
呼吸床	151
──の縮小	80
骨盤後傾防止	145
骨盤の傾き	59
骨盤面	24
小枕	101
ゴム製便器	74
コンパートメント症候群	121

さ

座位	18, 48, 80, 82
──の安定	145
──のくずれ	24
──保持	55
座位時間の延長	28
砕石位	121
在宅患者	140
催眠効果	71
坐骨神経の過伸展	123
座面クッション	26, 59
残渣物	47
30度背上げ	20
30度頭側挙上	38

し

シーツの圧痕	130
シーポス	59
軸性骨格	146
沈み	15
姿勢の確認	52
姿勢のくずれ	6
膝蓋骨	99
自動体位変換機能付マットレス	13, 15
車軸関節	7
視野展開	115
シャワー	63
シャワーベッド	63
──上の側臥位	65
シャワー浴専用のマットレス	64
重心	6
──の位置	148
羞恥心	78
手関節	9
手指の屈曲拘縮予防	8
手術室	106
除圧固定具	112
消化機能低下	43
上肢固定	111, 118, 126
上肢保護板	111
床上排泄	74

上半身の傾き	148
踵部	95
──の圧迫	67
静脈還流	109
──障害	127
上腕三頭筋	69
褥瘡	47, 95
──形成	63
──発生	89
──予防	140
寝衣のしわ	130
腎機能低下	128
神経筋難病	148
神経損傷	111, 121
人工呼吸器装着患者	88
進行性難病患者	140
身体拘束	135
身体的過負荷	4
身体のアライメント	24
身体の対称性	7
深部静脈血栓症（DVT）	102
心理的安定	5
心理的過負荷	4
心理的要因	6

す

据え置きタイプのリフト	154
スキンケア	102, 133
ストレッチャー用のウレタンマットレス	64
スプリングバランサー	144
滑るグローブ	8
滑るシート	151
ずれ	4, 80, 121
──の発生	70
──力緩衝	99

せ

背上げ	46, 49
──30度	40
──モード	49, 151
清潔ケア	62

静止型マットレス	49
生理的角度	47
生理的前弯	146
生理的弯曲	6
脊柱姿勢	146
脊柱のねじれ	148
截石位	121
背抜き	41,44,49
セミファーラー位	87
背もたれ	58
前屈位	82,84
──姿勢	84
前傾姿勢	58
仙骨座り	7,26
仙骨部	76
──圧迫	103
洗髪	67
──台	67
前方倒れ	141

そ

僧帽筋	69
側臥位	65,86,114
足背静脈	110
足浴	71
──ベースン	71
底付き	125
ソフトナース	108,122
ソフトビーズ	107

た

体圧分散用具	12,38,44
体位管理	2
体位ドレナージ	90
体位の工夫	2
──調整	6
──保持	2
体軸の自然な流れ（アライメント）	6
大腿後面	70
大腿二頭筋	69
大転子部	86

体動	74
だるさ感	17
弾性ストッキング	104,125
弾性包帯	104

ち

中間位	16,126
蝶番関節	7
鎮静・鎮痛	89

つ

つすれ感	14
包まれる	15

て

手洗い	78
ディスポシーツ	108
低反発ウレタンフォーム	107,120,122
ティルト機能	70
テーブル	149
手袋の着用	78
転倒転落防止	137
天板	35
殿部	76
──圧	14,76,77
──圧の上昇	131
──置き直し	121
──固定	125
──の"圧抜き"	113
──の挙上保持	74

と

頭側挙上	34
頭低位	106
頭部保持困難	141
動脈ライン	118

な

内外転	24
内旋	24
75度背上げ	19

索引 159

に

握る	8
日常生活援助	2
入浴	63
入浴用ベッド	66
尿漏れ	76

ね

ネックカラー	142

の

飲み込み	141

は

肺水腫	82
排泄援助	74
肺痰手技	90
ハイパー除湿シーツ	97,138
ハイブリッドタイプ	22,137
ハイブリッドマットレス	13
背面開放型端座位保持具	23,54,55
背面の高さ調節	70
肺容量	89
バックサポート角	150
バックレストのたわみ	58
バランス調整	148
半側臥位	114
ハンモック状	58

ひ

ビーズ	56
ピーチノーマル	93
ピーチワイド	92,103
腓骨小頭部の部分圧迫	99
腓骨小頭部の保護	95
尾骨先端	123
ひねり側臥位	114
腓腹部	95
皮膚の脆弱	127
疲労感	47,53
疲労自覚調べ	17
ピロー	6
——カバー	130
——の形状	16
——の素材	16
——幅	23

ふ

不安定性	75
不安定な体位	4
フィール	14,21,137
フィルム材の貼付	138
ブーメラン型ピロー	69,86
不快感	17
腹圧	145
腹臥位	80
腹腔鏡下手術	106
腹腔内臓器	85
伏在神経麻痺	124
浮腫	127
浮腫部の挙上	131
プッシュアップ	19
フットポンプ	105,110
フットレスト	26,58,59,60
部分圧迫	4,12,28,75,80,102,121
分節構造	7
分泌物の貯留	90

へ

ベッド柵のカバー	133
ベッドシーツ	130
便器	76
変形型側臥位	114
便(尿)器選択	74
片麻痺患者	29

ほ

防水シート	71
ポジショニング・グローブ	20,99,138
保湿ケア	138,139
補助枕	119

発赤 …………………………………………… 43

ま

前滑り ………………………………………… 50
前座り ……………………………………… 26,27
摩擦力 ………………………………………… 6
マジックハンド …………………………… 107,112
末梢静脈ルート …………………………… 118
マットレス …………………………………… 6
　――の機能 ……………………………… 13
　――の構造 ……………………………… 13
満足感 ………………………………………… 7

み

右大転子部分圧 …………………………… 119
溝のつくり方 ………………………………… 87
密閉式足浴法 ………………………………… 73
ミントFタイプ ……………………………… 72

む

無気肺 ………………………………………… 89

め

免疫能 ……………………………………… 128
綿包帯 ……………………………………… 139

や

薬物の影響 ………………………………… 128

よ

よい姿勢 ……………………………………… 4
洋式便器 …………………………………… 74,75
抑制具 ……………………………………… 139
予防的スキンケア ………………………… 138

り・る

力学的安定 …………………………………… 5
リクライニング式洗髪台 …………………… 70
リクライニングポイント ………………… 34,35
立位 ……………………………………… 80,82
リハビリテーション ………………………… 44
リフト ……………………………………… 153
両下肢の踏ん張り ………………………… 145
良肢位 …………………………………… 9,17
　――保持 ……………………………… 12,102
リラクゼーション効果 ……………………… 71
リラックス効果 ……………………………… 90
リンパ性浮腫 ……………………………… 128
ルーズソックス …………………………… 133

れ

レスポオレンジ ……………………………… 59
レイボクッション …………………………… 59
レビテーター …………………… 108,122,125

ろ

60度背上げ ………………………………… 47

わ

和式便器 …………………………………… 74,75
腕神経叢損傷 ……………………………… 106
腕神経叢麻痺 ……………………………… 106

写真でわかる看護技術
日常ケア場面でのポジショニング

2014年9月3日　第1版第1刷発行	著　者	田中マキ子
	発行者	有賀　洋文
	発行所	株式会社　照林社
		〒1120002
		東京都文京区小石川2丁目3-23
		電話　03-3815-4921（編集）
		03-5689-7377（営業）
		http://www.shorinsha.co.jp/
	印刷所	共同印刷株式会社

- 本書に掲載された著作物（記事・写真・イラスト等）の翻訳・複写・転載・データベースへの取り込み、および送信に関する許諾権は、照林社が保有します。
- 本書の無断複写は、著作権法上の例外を除き禁じられています。本書を複写される場合は、事前に許諾を受けてください。また、本書をスキャンしてPDF化するなどの電子化は、私的使用に限り著作権法上認められていますが、代行業者等の第三者による電子データ化および書籍化は、いかなる場合も認められていません。
- 万一、落丁・乱丁などの不良品がございましたら、「制作部」あてにお送りください。送料小社負担にて良品とお取り替えいたします。（制作部 0120871174）

検印省略（定価はカバーに表示してあります）
ISBN978-4-7965-2330-1
©Makiko Tanaka/2014/Printed in Japan